健康营养学

高兴国 主 编
陈家德 副主编

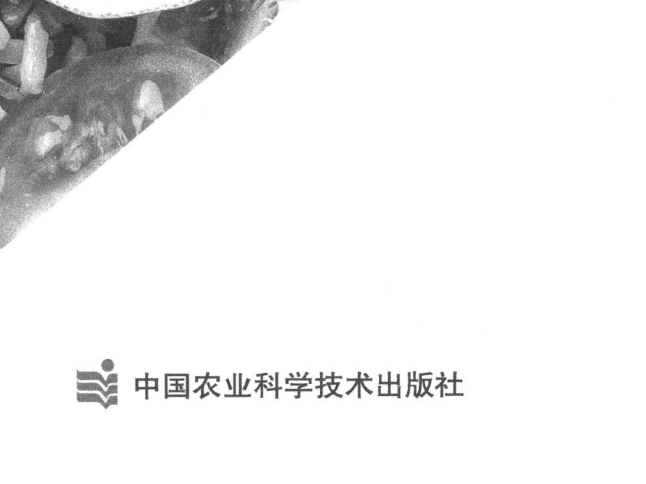

中国农业科学技术出版社

图书在版编目（CIP）数据

健康营养学 / 高兴国主编. -- 北京：中国农业科学技术出版社，2025.7 -- ISBN 978-7-5116-7348-0

Ⅰ．R151

中国国家版本馆CIP数据核字第20256KC981号

责任编辑　刁毓　任玉晶
责任校对　马广洋
责任印制　姜义伟　王思文

出 版 者	中国农业科学技术出版社
	北京市中关村南大街12号　邮编：100081
电　　话	（010）82106641（编辑室）　（010）82106624（发行部）
	（010）82109709（读者服务部）
网　　址	https://castp.caas.cn
经 销 者	各地新华书店
印 刷 者	北京捷迅佳彩印刷有限公司
开　　本	185 mm×260 mm　1/16
印　　张	13.5
字　　数	280千字
版　　次	2025年7月第1版　2025年7月第1次印刷
定　　价	58.00元

版权所有·侵权必究

前 言

在这个快节奏、高压力的时代，人们越来越意识到健康的重要性，而营养作为健康的基石之一，其作用不容忽视。健康营养学，作为一门研究食物中的营养素与人体健康关系的科学，不仅关注个体的生长发育和疾病预防，也涉及公共卫生和社会发展的方方面面。随着科学的进步和社会的发展，健康营养学已经成为一个多学科交叉、应用广泛的领域，它的目标是通过合理膳食、营养干预等手段，指导和改善人们的膳食习惯，以达到预防疾病、促进健康、延长寿命、提高生活质量的目的。

本书旨在为读者提供一个关于健康营养学的全面视角，从基础理论到实践应用，从营养素的分类到生理功能，从不同人群的营养需求到营养评估与干预，再到食品安全与卫生，以及营养与健康案例分析，内容涵盖了健康营养学的各个方面。我们希望通过这本书，读者能够深入了解营养与健康之间的复杂关系，掌握科学合理的饮食原则，从而在日常生活中作出更明智的食物选择，为自己和家人的健康保驾护航。

在编写本书的过程中，我们始终致力于确保内容的科学性、准确性和实用性。书中的每一个观点和建议都是建立在当前科学研究的基础之上，同时参照了权威机构的推荐。此外，我们还深受各位同行与前辈的指导和启发，他们在健康营养学领域的深厚学识和丰富经验为我们提供了宝贵的参考。在撰写过程中，我们广泛参考了各位前辈的大作，这些著作不仅为我们提供了坚实的理论基础，也为我们的研究方法和实践应用提供了重要的指导。

我们深知，任何学术成果的取得都离不开前人的耕耘和同行的支持。因此，我们在书中尽可能地引用和参考了相关领域的经典文献和最新研究成果，以确保我们的工作能够站在巨人的肩膀上，为读者提供最前沿、最可靠的健康营养学知识。

同时，我们也尽量使用通俗易懂的语言，让没有专业背景的读者也能够轻松理解。书中不仅包含了大量的数据和研究结果，还提供了许多实用的饮食建议和食谱，以便读者能够将理论知识应用到实际生活中。

此外，本书还特别关注了不同生理人群的营养需求，如孕妇、婴幼儿、老年人等，这些特殊人群的营养状况对其健康有着深远影响。我们希望通过对这些特定人群的营养需求的深入分析，能够为读者提供更为精准的营养指导。

在食品安全与卫生方面，本书也进行了详细的讨论。食品安全问题直接关系到每个人的健康，因此，了解食品污染的来源、预防措施以及应急处理方法，对于保护个人和公共健康至关重要。

最后，书中的案例分析部分通过具体的实例展示了营养与健康之间的实际关联，以及营养干预在疾病治疗和健康管理中的应用。这些案例不仅能够帮助读者更好地理解理论知识，还能够为营养师、医生、公共卫生工作者等专业人士提供实践参考。

尽管我们在编写本书时倾注了大量心血，力求内容的准确性和实用性，但限于作者的知识水平和经验，书中难免会存在疏漏和不足。因此，衷心希望读者和同行们能够提出宝贵的意见和建议，帮助本书不断改进和完善。您的每一条反馈都是我们前进的动力，每一次批评都是我们成长的契机。

在此，特别感谢在本书编写过程中给予我们支持和帮助的同行和前辈们。没有他们的指导和鼓励，这本书不可能如此顺利地完成。我们期待与更多的读者和专业人士交流，共同推动健康营养学的发展，为提高人们的生活质量和健康水平奉献自己微薄的力量。

目 录

第一章　绪论 ····· 1
- 第一节　健康营养学的概念 ····· 1
- 第二节　健康营养学的起源与发展 ····· 9
- 第三节　健康营养学的学科体系与相关学科 ····· 12
- 第四节　健康营养学的研究方法与技术 ····· 13
- 第五节　健康营养学的实践、应用和研究进展 ····· 19

第二章　人体所需能量与营养素 ····· 22
- 第一节　人体所需能量 ····· 22
- 第二节　碳水化合物 ····· 31
- 第三节　蛋白质 ····· 35
- 第四节　脂类 ····· 50
- 第五节　矿物质 ····· 59
- 第六节　维生素 ····· 71
- 第七节　水 ····· 78
- 第八节　植物化学物质 ····· 81
- 第九节　营养物质之间的相互关系 ····· 83

第三章　合理营养与膳食指南 ····· 86
- 第一节　合理营养的基本概念与原则 ····· 86
- 第二节　《中国居民膳食指南》解读 ····· 92
- 第三节　实用营养指导 ····· 98

第四章　不同生理人群的营养 ····· 106
- 第一节　孕妇的营养与膳食 ····· 106
- 第二节　哺乳期女性的营养与膳食 ····· 114

第三节　婴幼儿的营养与膳食 …………………………………………… 118
　　第四节　儿童的营养 ……………………………………………………… 127
　　第五节　青少年的营养与膳食 …………………………………………… 131
　　第六节　老年人的营养与膳食 …………………………………………… 136

第五章　营养评估与干预 …………………………………………………… 142
　　第一节　营养评估方法 …………………………………………………… 142
　　第二节　营养干预策略 …………………………………………………… 146
　　第三节　营养教育与传播 ………………………………………………… 158
　　第四节　营养政策与管理 ………………………………………………… 160

第六章　食品安全与卫生 …………………………………………………… 165
　　第一节　食品安全概述 …………………………………………………… 165
　　第二节　食品污染与预防 ………………………………………………… 169
　　第三节　食品添加剂 ……………………………………………………… 172
　　第四节　食品中毒的预防与应急处理 …………………………………… 176

第七章　营养与健康案例分析 ……………………………………………… 187
　　第一节　案例分析概述 …………………………………………………… 187
　　第二节　营养缺乏与过量案例分析 ……………………………………… 190
　　第三节　慢性病营养干预案例分析 ……………………………………… 193
　　第四节　特殊人群营养案例分析 ………………………………………… 197
　　第五节　营养与运动表现案例分析 ……………………………………… 199
　　第六节　食品安全与卫生案例分析 ……………………………………… 201

参考文献 ……………………………………………………………………… 205

附录 …………………………………………………………………………… 208

第一章　绪论

第一节　健康营养学的概念

一、健康的概念

健康是一个多维度的概念，它不仅是指没有疾病或身体缺陷，也是一个包含生理、心理、社会和道德等多个层面的完整状态。世界卫生组织（WHO）在1948年的宪章中将健康定义为"健康是一种完全的生理、心理和社会适应状态，而不仅仅是没有疾病和虚弱"。这一定义突出了健康的全面性，涵盖了生理健康、心理健康、社会适应能力和道德健康。

1. 生理健康

生理健康是健康的基础，它涉及身体的各个系统和器官的正常功能。生理健康的个体应具备以下特征。体重适宜，身体匀称，站立时身体各部位协调。眼睛明亮，反应敏捷，眼睑不易发炎。牙齿清洁，无龋齿，牙龈颜色正常，无出血现象。头发有光泽，无头屑。肌肉丰满，皮肤有弹性。体温正常，脉搏稳定，血压保持在正常范围内。呼吸平稳、规律，无异常胸闷或呼吸困难。饮食适量，无暴饮暴食现象。睡眠良好，无失眠或过度睡眠现象。排便排尿正常，无便秘或尿频尿急等问题。

2. 心理健康

心理健康使个体能够良好地管理和调节自身情绪，保持积极的心态，以及良好的社会适应能力。心理健康的个体应具备以下特征。情绪稳定，能够适当表达和调节自己的情绪。认知功能正常，包括记忆、注意力、思维和判断等方面。有良好的自我认同感和自尊心。能够建立和维持积极的人际关系。有较强的适应能力和应对压力的能力。能够进行有效的决策和解决问题。

3. 社会适应能力

社会适应是指个体在社会环境中能够有效地与他人交流、合作，并在社会中找到适合自己的位置。社会适应良好的个体应具备以下特征。能够有效地与不同类型的人沟通交流。能够在不同的社会环境中找到自己的角色，并能够适应这些角色的要求。能够理解和遵守社会规则和法律。能够积极地参与社会活动，为社会作出贡献。

4. 道德健康

道德健康涉及个体的道德观念、行为准则和责任感。道德健康的个体应具备以下特征。遵守社会公德和法律法规。有良好的道德观念和行为准则，能够区分对错。有责任感，对自己的行为负责，也对他人和社会负责。有同情心和爱心，愿意帮助他人，关心社会福祉。

健康是一个综合的概念，需要从多个角度进行评价。个体的健康状态不仅受到生物因素的影响，还受到心理、社会和环境等多方面因素的影响。因此，健康的综合评价应包括：生活方式的评估，包括饮食、运动、休息和娱乐等方面；环境因素的评估，如居住环境、工作环境和社会环境等；遗传因素的评估，了解家族病史和遗传倾向；心理状态的评估，包括压力、情绪和心理疾病等方面。

在现代社会，随着人们对健康的理解和追求的提高，健康的标准也在不断地发展、变化和完善。例如，随着科技的进步，人们开始更加重视睡眠质量、精神压力的管理以及生活方式的科学化。此外，随着全球化的发展，不同文化背景下的健康观念和标准也在相互影响和融合。

二、健康的重要性

1. 健康与生活质量

健康是提升生活质量的关键。一个健康的身体不仅赋予人们活力，还让他们能够充分体验生活的每一刻，无论是进行户外探险如登山远足，还是与家人温馨共度美好时光，健康的体魄都是这一切享受的基础。同时，健康并不仅仅局限于身体，心理健康同样至关重要。心理健康的人更擅长管理自己的情绪，建立和谐的人际关系，这些都有助于显著提升生活质量。良好的健康状况还能增强个人的适应能力，使人们在遭遇生活挑战时能够更加镇定自若、有效应对。

2. 健康与工作效率

在职场中，健康的人能够保持清晰的思维和良好的工作状态，这对需要高度集中注意力的工作尤为重要。与此同时，健康的身体还能减少因疾病导致的病假，这对个人的职业发展和企业的运营效率都是至关重要的。研究表明，健康的员工往往有更高的工作满意度和更低的离职率。

3. 健康与社会参与

健康的个体更愿意参与社会活动，他们能够更加积极地与他人互动，建立起积极的社会关系。参与社会活动不仅能够丰富个人的生活经验，还能够为社会带来正面的影响。健康的身体是参与体育活动、社区服务和文化活动的前提，这些都是构建和谐社会的重要元素。

4. 健康与经济成本

健康与经济成本有着密切的联系。一个健康的社会能够减少医疗资源的浪费，降低医疗费用。对于个人而言，健康意味着能够维持稳定的收入，避免因疾病导致的经济负担。对于企业而言，健康的员工意味着更高的工作效率和更低的医疗开支。

5. 健康与个人幸福感

一个人的健康状况直接关系着生活质量和心理状态，进而深刻影响其整体幸福感。健康的身体不仅能减轻疾病带来的痛苦，使人更加自由、充满活力地参与日常活动，享受生活乐趣，还能提升自信心和自我价值感。身体强健的人更有可能追求目标和梦想，这种追求本身就是幸福感的重要来源。同时，健康是良好人际关系和社会参与的基础，通过社交活动、志愿服务等，人们不仅能建立社会联系，还能在帮助他人和贡献社会中获得成就感和满足感，进一步增强幸福感。研究显示，健康者通常对生活更满意，更能积极面对挑战，感受生活的美好时刻。

6. 健康与预防疾病

健康的生活方式对于预防疾病至关重要。通过均衡的饮食、适量的运动和良好的生活习惯，人们可以有效地降低患慢性疾病的风险。例如，适量的运动可以帮助控制体重，减少患心血管疾病的风险；均衡的饮食则有助于维持血糖水平，降低患糖尿病的可能性。

7. 健康与寿命

健康的生活方式与更长的寿命有着直接的联系。研究表明，健康的人往往寿命更长，他们能够享受更加充实和高质量的晚年生活。长寿不仅意味着更多的时间，还意味着有更多的时间去实现个人的目标和梦想。

8. 健康与心理状态

健康的身体与良好的心理状态是相辅相成的。身体健康的人通常能够更好地管理压力，保持积极的心态。心理健康对于个人的幸福感和生活质量有着重要的影响。通过锻炼、冥想和良好的睡眠，人们可以有效地提高心理健康水平。

三、营养的概念

营养是指生物体摄取、消化、吸收、利用食物中的营养物质，以满足其生长、发育、繁殖、维持正常生理功能及进行各种生命活动所需的过程。

营养的概念涵盖了多个方面：一是物质的摄取，生物体通过摄食行为，从环境中获取各种食物，这些食物中蕴含着丰富的营养物质；二是食物的消化与吸收，食物进入体内后，经过消化系统的物理性破碎和化学性分解，将大分子物质转化为小分子物质，如氨基酸、单糖、脂肪酸等，这些小分子物质随后通过小肠壁被吸收进入血液或淋巴系统；三是营养物质的利用与代谢，被吸收的营养物质在体内经过一系列复杂的生化反应，被转化为能量、构建身体的组织器官、参与酶的合成与激活、维持酸碱平衡、调节渗透压等，以满足生命活动的各种需求；四是营养的平衡与调节，营养过程还涉及体内各种营养物质的平衡与调节，确保各种营养素在体内的含量处于适宜范围，避免营养不良或营养过剩对健康造成的不利影响。

营养对于生物体的健康至关重要。良好的营养状况是维持正常生理功能、促进生长发育、提高免疫力、预防疾病的基础。因此，了解营养的概念，掌握科学合理的饮食原则，对于维护个人健康具有重要意义。

在日常生活中，我们应该注重饮食的多样性，合理搭配各种食物，确保摄入足够的营养素，以满足身体的需求，营养素主要包括以下几类。

①蛋白质。蛋白质是由氨基酸连接而成的复杂有机分子，是生命体基本的组成成分之一。它不仅构建了细胞膜、细胞核等结构基础，还参与了细胞信号传导、基因表达调控等生命活动。人体内的蛋白质种类繁多，功能各异，如血红蛋白负责运输氧气，胶原蛋白维持皮肤弹性，免疫球蛋白则参与免疫反应。由于人体无法自行合成所有必需的氨基酸，因此必须通过食物摄取完整或互补的蛋白质来源以满足身体需求。

②脂肪。脂肪作为高效的能量储存形式，在人体中发挥着重要作用。它不仅能为身体提供必需的脂肪酸参与细胞膜的构建和激素的合成，还能增加食物的口感和饱腹感帮助人们更好地控制总热量摄入。然而，过量摄入不健康脂肪（如饱和脂肪和反式脂肪）会增加患心血管疾病的风险。因此应合理选择富含不饱和脂肪酸（如橄榄油、鱼油）的食物作为脂肪的主要来源。

③碳水化合物。碳水化合物作为生命活动的直接能量来源在人体中占据重要地位。它们通过消化过程分解为葡萄糖等单糖进入血液循环后供全身细胞使用。特别是对于大脑和红细胞这样的高能量需求器官来说，葡萄糖几乎是唯一的能量来源。然而并非所有碳水化合物都是等价的。简单糖类（如蔗糖、果糖）摄入过多会导致血糖波动和肥胖问题；而复杂糖类（如淀粉、膳食纤维）则能提供更为持久的能量释放和更好的饱腹感。因此合理搭配不同种类的碳水化合物食物对于维持健康至关重要。

④矿物质与维生素。矿物质和维生素作为人体所需的微量营养素虽然需求量不大但却是不可或缺的。矿物质如钙、磷、钾等是构成骨骼、维持酸碱平衡、参与神经传导和肌肉收缩的关键元素；而维生素则作为一系列生化反应的辅酶或催化剂参与到人体代谢的方方面面中。水溶性维生素（如维生素C、B族维生素）需要每日从食物中摄取以满足身体需求；而脂溶性维生素（如维生素A、维生素D、维生素E、维生素K）则能在体内储存较长时间，但过量摄入也可能引发中毒问题。因此，保持均衡饮食以获取足够的矿物质和维生素对于维护健康至关重要。

⑤水。水作为人体内含量最多的成分，约占体重的60%。水参与了几乎所有的生理活动，包括体温调节、营养物质运输、废物排泄等关键环节。保持充足的水分摄入对于维持正常生理功能至关重要；而脱水则可能导致多种健康问题，如疲劳、头痛、注意力不集中等。

⑥膳食纤维。膳食纤维虽然不能被人体消化吸收但却在维持肠道健康方面发挥着重要作用。它能促进肠道蠕动，增加粪便体积，帮助排出体内废物；同时还能降低胆固醇和血糖水平，降低患心血管疾病和糖尿病的风险。因此在日常饮食中应适当增加富含膳食纤维的食物如全谷物、豆类、蔬菜和水果的摄入量。

四、营养与健康的关系

1. 营养与疾病预防

合理的膳食可以提供身体所需的营养素，如蛋白质、碳水化合物、脂肪、维生素和矿物质等。这些营养素对身体的正常功能至关重要。蛋白质是身体组织的重要组成部分，对于细胞的修复和生长至关重要。碳水化合物是身体的主要能量来源，脂肪则用于储存能量和构建细胞膜。维生素和矿物质对于身体的代谢过程至关重要，有助于维持身体的正常功能。

合理的膳食可以降低疾病发生的风险。例如，摄入足够的膳食纤维可以帮助预防便秘，减少肠道疾病的风险；摄入足够的维生素 C 和维生素 E 可以帮助抵抗感染，预防感冒和其他疾病；摄入足够的钙和维生素 D 可以帮助预防骨质疏松症，减少骨折的风险。

营养学家通过研究食物中的营养成分与疾病之间的关系，制定科学的膳食指南和营养标准，以预防营养相关疾病。例如，美国心脏协会（American Heart Association）推荐减少饱和脂肪和反式脂肪的摄入，增加蔬菜、水果、全谷物及富含 ω-3 脂肪酸的鱼类等食物的摄入，以预防心血管疾病。世界卫生组织推荐减少盐的摄入，增加蔬菜、水果、全谷物和富含膳食纤维的食物的摄入，以预防糖尿病。

营养学家还研究了营养与特定疾病之间的关系，并提出了一些针对性的营养建议。例如，对于高血压患者，营养学家建议减少盐的摄入，增加钾的摄入，以帮助其控制血压；对于肥胖症患者，营养学家建议控制热量摄入，增加膳食纤维和蛋白质的摄入，以帮助其减肥和改善代谢；对于慢性肾病患者，营养学家建议限制蛋白质的摄入，增加水分和矿物质的摄入，以帮助其维持肾脏功能。

营养学家还通过临床试验和流行病学研究，评估了不同膳食模式对疾病发生的影响。例如，地中海膳食模式以高比例的蔬菜、水果、全谷物、坚果和橄榄油为主，低比例的红肉和加工食品，以及适量饮酒。这种膳食模式有助于降低患心血管疾病、糖尿病和肥胖等慢性疾病的风险。

2. 营养与慢性病

慢性病是一类以病程长、难治愈、并发症多、致残率和致死率高为主要特点的疾病。这些疾病与不合理的膳食和不良的生活方式密切相关。因此，通过调整膳食结构和饮食习惯，可以有效降低慢性病的发生风险，改善慢性病患者的健康状况。

此外，慢性病患者在饮食上还应注意：控制饮食中的热量摄入，避免过度饮食和暴饮暴食；增加膳食纤维的摄入，以促进肠道蠕动和预防便秘；增加维生素和矿物质的摄入，以支持身体的正常代谢和生理功能；避免摄入过多的盐、脂肪和糖，以降低慢性疾病的风险。

随着社会的发展和科技的进步，人们对营养与慢性病的关系的认识逐渐加深。普及营养与慢性病知识，帮助个体合理安排膳食，对于提高个体的健康水平具有重要意义。在未来，营养与慢性病的研究将继续深入，为个体提供更加科学的膳食建议。同时，社会也将更加关注个体的营养与慢性病问题，为个体提供更多的支持和帮助。

3. 营养与免疫

免疫系统是人体抵抗疾病的重要防线，由多种细胞、分子和器官组成。营养不良会导致免疫系统功能下降，增加感染和疾病的风险。因此，合理的膳食对于维持免疫系统的正常功能至关重要。

合理的膳食可以提供身体所需的营养素，如蛋白质、碳水化合物、脂肪、维生素和矿物质等。这些营养素对于身体的正常功能至关重要：蛋白质是身体组织的重要组成部分，对于细胞的修复和生长至关重要；碳水化合物是身体的主要能量来源，脂肪则用于储存能量和构建细胞膜；维生素和矿物质对于身体的代谢过程至关重要，有助于维持身体的正常功能。

合理的膳食可以增强免疫系统功能。例如，摄入足够的蛋白质可以帮助免疫细胞合成和修复，提高免疫功能；摄入足够的碳水化合物可以为免疫系统提供能量，支持免疫细胞的活性；摄入足够的脂肪可以提供必需脂肪酸，帮助调节免疫细胞的活性。

维生素和矿物质对于免疫系统的功能至关重要。例如，维生素 A 有助于维持正常的免疫功能，维生素 C 可以帮助抵抗感染，维生素 D、锌和硒可以帮助增强免疫细胞的活性，铁有助于免疫细胞的生成。

4. 营养与生长发育

儿童的生长发育是一个复杂的过程，需要多种营养素的参与。蛋白质是身体组织的重要组成部分，对于细胞的修复和生长至关重要。儿童应摄入足够的蛋白质，以支持身体的正常发育。碳水化合物是身体的主要能量来源，儿童应选择富含膳食纤维的碳水化合物，如米饭、面条、蔬菜等。脂肪是儿童重要的能量来源，同时对大脑和神经系统的发育至关重要。儿童应选择富含健康脂肪的食物，如鱼类、坚果、植物油等。

维生素和矿物质对于儿童的生长发育至关重要。维生素 A、维生素 D、钙、铁、锌等营养素对儿童的生长发育尤为重要。维生素 A 有助于维持正常的视力、皮肤和免疫功能，维生素 D 有助于钙的吸收和骨骼健康，钙有助于骨骼和牙齿的发育，铁有助于预防贫血，锌有助于促进免疫功能和身体发育。

合理的儿童营养不仅有助于维持儿童的身体健康，还能促进其心理和社会适应能力的发展。为了更好地促进儿童和青少年的健康成长，营养学家还研究了不同年龄段儿童和青少年的营养需求，并制定了相应的膳食指南和营养标准。例如，美国儿科协会（American Academy of Pediatrics）推荐儿童每天摄入足够的蛋白质、碳水化合物、脂肪、维生素和矿物质，以支持身体的正常发育和成长。此外，营养学家还研究了不同食物的成分和营养价值，为儿童提供多样化的食物选择，以满足他们的营养需求。

儿童和青少年的健康成长不仅需要合理的膳食，还需要良好的生活习惯和适量的运动。因此，营养学家还强调了家庭和学校在儿童和青少年健康成长中的重要作用。家庭和学校应提供健康、营养丰富的食物，并教育儿童和青少年养成良好的饮食习惯。此外，家庭和学校还应鼓励儿童和青少年参加体育活动和户外运动，以促进身体健康和心理健康的发展。

5. 营养与心理健康

心理健康是指个体在心理状态、情绪稳定、认知功能等方面的良好状态。心理健康对于个体的整体健康同样重要，它影响着人们的思考、感受和行为。合理的膳食可以提供身体所需的营养素，如蛋白质、碳水化合物、脂肪、维生素和矿物质等。这些营养素对身体的正常功能至关重要，有助于维持心理健康的状态。

摄入足够的蛋白质可以帮助大脑合成神经递质，改善情绪和认知功能。蛋白质是大脑的主要成分之一，参与神经递质的合成和释放。神经递质是大脑中传递信号的化学物质，对于情绪和认知功能至关重要。

摄入足够的 B 族维生素可以帮助大脑产生能量，提高思维能力和注意力。B 族维生素是一组维生素，包括维生素 B_1（硫胺素）、维生素 B_2（核黄素）、维生素 B_3（烟酸）、维生素 B_5（泛酸）、维生素 B_6（吡哆醇）、维生素 B_7（生物素）、维生素 B_9（叶酸）和维生素 B_{12}（钴胺素）。这些维生素在身体中参与能量代谢和神经递质的合成，对于大脑的功能至关重要。

摄入足够的 ω-3 脂肪酸可以帮助调节神经传递，改善心理状态和情绪稳定性。ω-3 脂肪酸是一类多不饱和脂肪酸，包括 EPA（二十碳五烯酸）和 DHA（二十二碳六烯酸）。这些脂肪酸在身体中参与神经传递和细胞膜的构建，对于保持正常的大脑功能至关重要。

此外，合理的膳食还可以帮助个体管理压力和情绪。例如，摄入富含镁的食物可以帮助放松肌肉和神经，缓解紧张和焦虑。镁是一种矿物质，参与身体中的许多生理过程，包括神经传递、肌肉收缩和能量代谢。因此，摄入足够的镁可以帮助放松肌肉和神经，缓解紧张和焦虑。而摄入富含钙的食物则可以帮助稳定情绪和改善睡眠质量。钙是一种矿物质，参与身体中的许多生理过程，包括神经传递、肌肉收缩和血液凝固。

随着社会的发展和科技的进步，人们对营养与心理健康的关系的认识逐渐加深。越来越多的研究表明，合理的营养不仅有助于提高个体的身体健康，还能促进其心理健康。因此，普及营养与心理健康知识，帮助个体合理安排膳食，对提高个体的心理健康水平具有重要意义。

在未来，对营养与心理健康的研究将继续深入，为个体提供更加科学的膳食建议。同时，社会也将更加关注个体的营养与心理健康问题，为个体提供更多的支持和帮助。营养与心理健康的研究成果将惠及每一个人，为个体的全面健康贡献力量。

五、健康营养学的定义、研究对象与任务

1. 健康营养学的定义

健康营养学是一门研究食物中营养素与人体健康关系的科学，通过合理膳食、营养干预等手段，指导和改善人们的膳食习惯，以达到预防疾病、促进健康、延长寿命、提高生活质量的目标。

随着科学技术的进步和社会对健康问题的关注，从个体健康到公共卫生，健康营养学的应用领域不断扩大，从膳食指导到食品政策的制定，其研究成果将惠及每一个人。

此外，健康营养学的研究成果还将推动营养健康产业的发展，包括营养产品的开发、营养咨询服务的提供等。这将有助于满足公众对高质量营养产品的需求，提高公众的营养健康水平。

2. 健康营养学的研究对象

健康营养学的研究对象具有广泛性和深入性，主要包括食物中的营养成分，人体对这些营养成分的摄取、消化、吸收、代谢和利用过程以及这些营养成分与人体健康之间的关系。

①食物中的营养素。研究食物中包含的各种营养素，如蛋白质、脂肪、碳水化合物、矿物质、维生素、水和膳食纤维等，以及它们的含量、存在形式和生物可利用性。这些营养素在人体内发挥着各自的作用，共同维持着人体的正常生理功能。

②人体对营养素的摄取、消化、吸收、代谢和利用过程。研究人体如何通过摄取食物来获得营养素，以及这些营养素在体内的消化、吸收和代谢过程。这包括研究消化酶的作用、营养素的运输机制、代谢途径以及在体内的转化和储存。

③营养素与健康、疾病之间的关系。探究营养素在维持健康和预防疾病中的作用，以及因营养素缺乏或过剩导致的健康问题。这包括研究营养素在免疫系统、神经系统、

心血管系统等各个生理系统中的作用，以及它们如何影响生长发育、衰老和疾病的发生。

3. 健康营养学的研究任务

健康营养学的研究任务旨在通过科学的方法，深入理解和利用营养素，评估、指导和改善人们的膳食习惯，以达到预防疾病、促进健康、延长寿命的目的。

（1）揭示食物中营养素的生理功能、代谢途径及其与健康的关系

这项任务要求研究者通过实验和临床研究，详细阐明每种营养素在人体内的具体作用机制，包括它们如何参与细胞的构建，能量的产生、代谢的调控以及免疫反应等。此外，还需要研究营养素之间的相互作用，以及它们如何共同影响人体的健康状态。

（2）研究不同生理阶段、不同人群的营养需要，制定营养标准和膳食指南

营养需求因年龄、性别、生理状态、生活方式和工作环境等因素而异。研究者需要对这些差异进行深入分析，以便为孕妇、婴幼儿、青少年、成年人、老年人等不同群体制定科学的营养标准和膳食指南。这些标准和指南旨在指导公众如何通过合理膳食来满足自身的营养需求，预防营养相关疾病。

（3）探讨营养相关疾病的病因、发病机制及防治措施

健康营养学的一个重要任务是研究营养素与疾病之间的关系，包括营养素缺乏或过剩是如何导致疾病发生的。这涉及肥胖、糖尿病、心血管疾病、骨质疏松症、贫血等营养相关疾病。研究者需要揭示这些疾病的病因和发病机制，并在此基础上提出有效的营养干预措施，以预防和治疗这些疾病。

（4）指导公众合理膳食，提高全民营养健康水平

健康营养学的最终目标是改善公众的营养状况，提高全民的健康水平。这需要通过营养教育、公众宣传、政策制定等手段，普及营养知识，帮助公众建立正确的膳食观念，改善饮食习惯，实现均衡营养。此外，研究者还需关注食品安全问题，确保食物供应的安全性和营养价值。

健康营养学的研究任务不仅具有科学性，还具有实践性。通过这些研究，可以有效地解决人类面临的营养问题，促进社会的健康发展。在当前全球化和快速发展的社会背景下，健康营养学的研究任务更加重要，它对提高人类生活质量、构建健康社会具有深远的影响。

第二节　健康营养学的起源与发展

健康营养学的起源和发展历程可以追溯到人类文明的早期，见证了对食物与健康关系的认识从蒙昧到科学的转变。这一学科的发展经历了古代、近代和现代三个阶段，每个阶段都对健康营养学的发展作出了重要贡献。

一、健康营养学的起源

在人类文明的早期，食物不仅仅是满足基本生理需求的手段，人们还逐渐意识到食物与健康之间的密切联系。这种认识在不同文化和地区中逐渐形成了早期的营养健康观念。

在中国古代，人们很早就开始关注食物的药用价值。《黄帝内经》中的"药食同源"观念，便是这种认识的体现。古人认为，食物和药物之间没有绝对的界限，许多食物既可以作为日常饮食，又可以用于治疗疾病。这种观念在《黄帝内经太素》中也有体现，书中提到"空腹食之为食物，患者食之为药物"。这反映出了药食同源的思想。《黄帝内经》还提出了食疗原则，"大毒治病，十去其六；常毒治病，十去其七；小毒治病，十去其八；无毒治病，十去其九。谷肉果菜，食养尽之"。这可称为最早的食疗原则。此外，《时后备急方》《食物本草》《移经集注》《食疗本草》《太平圣惠方·食》等也都有对"药食两用"食物的大量论述和对食疗食养药谱的记载。药食二者配合用以养生治病，"药疗中有食，食疗中有药"是中医治疗的一个显著特色。

在西方，古希腊医生希波克拉底提出了"把你的食物当药物，而不是把你的药物当食物"的观点，强调了饮食在预防疾病中的重要性。这与中医的"药食同源"有着异曲同工之妙，都强调了食物在维护健康中的作用。希波克拉底的这一观点在现代医学中仍然具有重要意义，促进了医学的进步和创新。他强调医生应该仔细观察患者的症状和病史，并将其与自己的观察和经验相结合，这种观察和实证研究的方法对现代医学实践仍然具有重要意义。

随着时间的推移，食疗的概念逐渐形成。在《黄帝内经》中，就有关于五味调和、食物搭配原则的详细论述，强调了饮食与健康之间的联系，并提出了"五谷为养，五果为助，五畜为益，五菜为充"的饮食结构，这是世界上最早最全面的饮食指南之一。

到了近代，随着科学的发展，人们对食物中营养成分的认识越来越深入。1838年荷兰科学家格里特发现了蛋白质，1898年"营养"一词被提出，1912年英国学者提出了"维生素"概念。20世纪初，热量的测定及计算得到了总结，微量元素的研究也逐渐系统化。这些发现为现代营养学的发展奠定了基础。

二、健康营养学的发展

1. 古代阶段：营养健康观念的萌芽

在这一阶段，人们开始关注食物与健康的关系，并尝试通过食物来治疗疾病。古代的营养健康观念虽然还处于初级阶段，但已经形成了一些基础的理论体系和实践方法。例如，中国古代的"药食同源"理念，最早见于《黄帝内经》，认为食物具有治疗疾病、保健养生的作用。这一理念体现了古代人们对食物营养价值的初步认识，以及对食物在维护健康中重要性的理解。

在《黄帝内经》中，还提出了"五谷为养，五果为助，五畜为益，五菜为充"的饮食结构，这是世界上最早最全面的饮食指南之一。此外，古代的性味理论，将食物和药物一样，分为寒、凉、温、热等不同的性质，以及酸、苦、甘、辛、咸等不同的味道，这些性质和味道影响着食物对人体的作用。

《神农本草经》和《本草纲目》等古代药物学著作，记载了大量的可食用植物和动物，为后世的食物药用价值研究提供了宝贵的资料。唐朝的《食疗本草》和元朝的《饮膳正要》等专著，更是集中体现了古代营养学和食疗学的成就，对食物的食性、功能、主治进行了详细的辨析和论述。

2. 近代阶段：健康营养学作为一门独立学科的初步形成

19世纪末至20世纪初，随着生物化学、生理学等学科的发展，健康营养学逐渐形成一门独立的学科。这一时期，科学家们陆续发现了蛋白质、脂肪、碳水化合物、矿物质和维生素等营养素，并开始研究它们在人体中的作用。这些发现为健康营养学的发展提供了科学依据。例如，1810年发现了第一种氨基酸——亮氨酸，1844年发现了血糖，1888年对蛋白质进行了命名，直到1947年发现目前认为的最后一种维生素——维生素B_{12}。这一时期是发现和研究各种营养素的鼎盛时期。对微量元素的研究始于20世纪30年代，当时认为世界各地出现的某些原因不明疾病可能与微量元素有关，如1913年发现氟牙症与饮水中氟的含量过多有关。

3. 现代阶段：健康营养学在理论研究和实践应用方面的飞速发展

20世纪中叶以来，健康营养学在研究方法、技术手段、实践应用等方面取得了显著成果，为人类健康事业作出了巨大贡献。现代健康营养学的研究方法包括实验研究、流行病学调查、队列研究、干预研究等。技术手段包括分子生物学技术、分析化学技术、生物信息学技术等。在这一阶段，健康营养学的研究成果被广泛应用于膳食指导、营养教育、疾病防治、食品安全等领域。例如，制定《中国居民膳食指南》，指导全民合理膳食；开展营养教育，提高公众营养健康素养；实施营养干预项目，预防慢性疾病等。此外，现代营养学还包含了饮食与环境保护等营养生态学的内容。营养学的发展不仅关注食物中的各种营养素以及其他膳食成分对人体健康与疾病的作用和关系，还研究不同条件下人体对营养素的需要量，以及保存与强化食物中营养素含量的方法。

三、健康营养学的展望

随着科学技术的进步和社会对健康问题的关注，健康营养学在未来的发展中将扮演更加重要的角色。从膳食指导到食品政策的制定，从个体健康到公共卫生，健康营养学的应用领域不断扩大，其研究成果将惠及每一个人，为构建健康社会作出更大贡献。个性化营养指导、营养与健康大数据、营养健康产业的发展、健康营养学的国际交流与合作等方面都将是健康营养学未来发展的重点。

1. 个性化营养指导

随着基因组学、代谢组学等技术的不断发展，健康营养学将能够为个体提供更加精准的膳食指导。通过分析个体的基因信息和代谢特征，可以为每个人制定个性化的营养干预方案，以满足其特定的营养需求。

2. 营养与健康大数据

随着信息技术的发展，健康营养学将能够利用大数据分析技术，对人群的饮食习惯、营养状况和健康结局进行大规模的调查和分析。这将有助于揭示营养与健康之间的复杂关系，为营养政策的制定提供科学依据。

3. 营养健康产业的发展

健康营养学的研究成果将推动营养健康产业的发展，包括营养产品的开发、营养咨询服务的提供等。这将有助于满足公众对高质量营养产品的需求，提高公众的营养健康水平。

4. 健康营养学的国际交流与合作

随着全球化的推进，健康营养学的研究成果将有助于促进国际的交流与合作。各国可以共享健康营养学的研究成果，共同应对全球性的营养健康问题，如营养不良、肥胖症等。

第三节　健康营养学的学科体系与相关学科

一、学科体系

健康营养学是一门综合性学科，它的学科体系涵盖了多个研究领域，主要包括以下6个分支。

①基础营养学。这是健康营养学的基石，专注于研究营养素的化学组成、生理功能、代谢途径以及在人体健康中的作用。基础营养学为其他营养学分支提供了理论依据和研究方法。

②公共营养学。公共营养学关注人群的营养状况和营养政策，旨在通过营养教育、膳食指导、食品政策等手段，改善和提升公众的营养水平，预防营养相关疾病。

③临床营养学。临床营养学侧重于研究营养在疾病治疗和康复中的作用，为患者提供个性化的营养治疗方案，包括营养评估、营养干预和营养支持。

④食品卫生学。食品卫生学关注食品的安全性，研究食品在生产、加工、储存、运输和销售过程中的卫生问题，以及如何通过有效的管理措施保障食品的安全。

⑤营养毒理学。营养毒理学研究营养素及其代谢产物对人体的潜在毒性作用，评估食品安全性和营养素摄入的安全性，为制定营养素参考摄入量和食品安全标准提供科学依据。

⑥特殊人群营养学。这个分支专注于孕妇、婴幼儿、老年人、运动员等特殊人群的营养需求，研究如何通过合理的营养干预满足这些人群的特殊营养需求。

二、相关学科

健康营养学的研究不是孤立的，它与多个学科密切相关，形成了交叉学科的研究特点。以下是一些与健康营养学密切相关的学科。

①生物学。生物学为健康营养学提供了关于生命现象的基本知识，如细胞学、遗传学、生物化学等，这些知识有助于理解营养素在人体内的作用机制。

②医学。医学与健康营养学的关系尤为紧密，因为健康营养学的研究成果可以直接应用于临床实践，帮助预防和治疗疾病。

③食品科学。食品科学关注食品的品质、加工、保存和安全，与健康营养学共同研究如何提高食品的营养价值，保障食品安全。

④心理学。心理学在健康营养学中的应用体现在研究饮食行为和心理因素对营养摄入的影响，以及如何通过心理干预改善公众的饮食行为。

⑤社会学。社会学的研究方法可以帮助健康营养学研究者更好地理解社会环境、文化背景、经济条件等因素对人群营养状况的影响，从而制定更有效的营养改善策略。

⑥经济学。经济学在健康营养学中的应用体现在研究食品经济、营养政策对食品市场和消费者行为的影响，以及如何通过经济手段促进营养素的合理分配。

⑦环境科学。环境科学关注环境因素对食物链的影响，如土壤质量、水资源、气候变化等，这些因素直接关系到食物的营养价值和安全性。

健康营养学的交叉学科特性使其研究内容更加丰富和多元，也为解决复杂的营养问题提供了多角度的思路和方法。

第四节 健康营养学的研究方法与技术

在探索营养与健康之间的复杂联系时，科学严谨的研究方法和技术手段是不可或缺的工具。可以通过营养流行病学调查、实验营养研究、营养生物化学技术、营养基因组学以及营养大数据分析等关键研究手段，为我们提供了理解营养如何影响健康的科学依据，也为营养政策的制定和营养干预措施的实施提供了重要的支持，助力我们构建科学的营养知识体系，为人类健康提供坚实的科学支撑。

一、营养流行病学调查

营养流行病学调查是健康营养学研究的重要方法之一，旨在了解人群的营养状况和营养相关疾病的发生率。通过营养流行病学调查，我们可以了解不同人群的营养需求，制定合理的膳食指南和营养标准，预防营养相关疾病，提高人群的健康水平。

营养流行病学调查可以采取多种形式，如横断面调查、队列研究、病例对照研究、干预研究和实验营养研究等。这些方法各有特点，适用于不同类型的研究问题。

1. 横断面调查

横断面调查是一种观察性研究方法，通过在特定时间点对人群的营养状况进行调查，了解特定人群的营养需求和营养相关疾病的发生率。横断面调查可以采用问卷调查、食物记录、膳食调查等方式。例如，一项针对我国城市居民的营养流行病学调查发现，城市居民普遍存在膳食纤维摄入不足、维生素 D 缺乏、钙摄入量偏低等问题。健康营养学专家根据调查结果，制定了相应的膳食指南和营养标准，以指导城市居民合理膳食，改善营养状况。

2. 队列研究

队列研究是一种前瞻性研究方法，通过跟踪观察一组人群在一定时间内的营养状况和健康结局，来研究营养因素与疾病之间的关系。队列研究有助于评估长期暴露于某种营养素对健康的影响。例如，一项队列研究发现，长期摄入高盐饮食与高血压的发生密切相关。这为制定营养政策和干预措施提供了科学依据。

3. 病例对照研究

病例对照研究是一种回顾性研究方法，通过比较患病人群和健康人群的营养状况，来研究营养因素与疾病之间的关系。病例对照研究有助于揭示营养因素与特定疾病之间的关联。例如，一项病例对照研究发现，维生素 D 缺乏与骨质疏松症的发生密切相关。这为制定营养干预策略，预防和治疗骨质疏松症提供了科学依据。

4. 干预研究

干预研究是一种实验性研究方法，通过人为地改变研究对象的饮食或生活方式，来观察营养干预对健康的影响。干预研究可以分为随机对照试验和准实验研究等。

5. 实验营养研究

实验营养研究是健康营养学研究的核心方法之一，通过在实验室条件下控制和改变变量，来观察和分析营养素对人体健康的影响。实验研究可以分为体外实验和体内实验，体外实验通常在细胞或组织水平上进行，而体内实验则在动物或人体上进行。

体外实验是健康营养学研究的基础，通过模拟体内的生理环境，研究营养素在细胞或组织水平上的作用机制。体外实验可以采用细胞培养、组织切片等技术，观察营养素对细胞增殖、分化、凋亡等过程的影响。例如，一项体外实验研究发现，补充维生素E可以抑制氧化应激诱导的细胞凋亡，保护细胞免受氧化损伤。这一研究结果为抗氧化剂在预防疾病中的应用提供了科学依据。

体内实验是在动物或人体上进行的实验研究，通过观察营养素对人体生理功能和疾病发生的影响，揭示营养素在体内的作用机制。体内实验可以采用动物模型、临床试验等技术，评估营养素对健康的影响。例如，一项体内实验研究发现，补充 ω-3 脂肪酸可以降低血脂水平，减少心血管疾病患病风险。这一研究结果为 ω-3 脂肪酸在心血管疾病防治中的应用提供了科学依据。

实验营养研究在实际应用中具有广泛的应用价值。例如，一项关于维生素C对人体免疫功能影响的实验研究发现，补充维生素C可以显著提高人体免疫细胞的活性，增强免疫力。这一研究结果为制定营养干预策略，预防和治疗营养相关疾病提供了科学依据。营养学家可以根据实验研究结果，为特定人群制定个性化的营养补充方案，如为老年人提供富含维生素C的膳食建议，以增强免疫力，预防感冒等疾病。

此外，实验营养研究还可以应用于保健食品的研究和开发。通过实验研究，可以评估保健食品对健康的影响，为消费者提供科学的营养补充建议。例如，一项实验研究发现，某款补充剂中的抗氧化成分可以显著降低氧化应激水平，改善心血管健康。这一研究结果为该款补充剂的市场推广提供了科学依据。

实验营养研究在实际应用中需要注意一些问题：首先，实验研究的结果需要经过严格的统计学分析和同行评审，确保研究的可靠性和有效性；其次，实验研究结果的推广应用需要考虑到人群的个体差异，不能一概而论；最后，实验研究需要与流行病学调查和临床研究相结合，形成完整的证据链，为营养政策和干预措施的制定提供科学依据。

总之，实验营养研究是健康营养学研究的核心方法之一，通过体外实验和体内实验，观察和分析营养素对人体健康的影响。实验研究结果可以为政府部门、医疗机构和公众提供科学的营养指导，为制定合理的膳食指南和营养标准提供依据，从而有助于营养相关疾病的预防和人群健康水平的提高。

二、健康营养学研究技术

健康营养学是一门跨学科的科学，它结合了生物学、化学、医学、食品科学和公共卫生等多个领域的知识。随着科技的不断进步，健康营养学的研究技术也在不断发展和完善。以下是一些关键的研究技术。

1. 营养生物化学技术

营养生物化学技术是健康营养学研究的重要手段，用于研究食物中的营养成分与人体健康之间的关系。这些技术包括色谱、质谱、光谱等分析方法，以及基因表达分析、蛋白质组学等技术。通过这些技术，我们可以深入了解营养素在体内的代谢过程、生理功能以及与疾病之间的关系。

色谱技术是一种分离和分析化合物的方法，广泛应用于健康营养学研究。例如，一项关于维生素 D 代谢的研究，利用色谱技术分析了人体血液和组织中维生素 D 的代谢产物，从而揭示了维生素 D 的代谢途径和活性形式。这一研究结果有助于我们更好地理解维生素 D 在体内的作用机制，并为维生素 D 的补充和利用提供科学依据。

质谱技术是一种基于质量分析的检测技术，可以用于测定化合物的分子量和结构。在健康营养学研究中，质谱技术常用于分析食物中的营养成分和代谢产物。例如，一项关于膳食纤维的研究，利用质谱技术分析了不同食物中膳食纤维的组成和结构，从而揭示了膳食纤维的生理功能和健康效应。这一研究结果有助于我们更好地理解膳食纤维的作用机制，并为膳食纤维的摄入和利用提供科学依据。

光谱技术是一种基于光学的分析技术，可以用于测定化合物的结构和性质。在健康营养学研究中，光谱技术常用于分析食物中的营养成分和代谢产物。例如，一项关于 ω-3 脂肪酸的研究，利用光谱技术分析不同食物中 ω-3 脂肪酸的含量和质量，从而揭示了 ω-3 脂肪酸的生理功能和健康效应。这一研究结果有助于我们更好地理解 ω-3 脂肪酸的作用机制，并为 ω-3 脂肪酸的摄入和利用提供科学依据。

基因表达分析是一种研究基因表达水平的方法，可以用于揭示营养素对基因表达的影响。例如，一项关于维生素 A 的研究，利用基因表达分析技术研究了维生素 A 对视网膜细胞基因表达的影响。研究发现，维生素 A 可以上调与视觉功能相关的基因表达，从而改善视力。这一研究结果有助于我们更好地理解维生素 A 的作用机制，并为维生素 A 的补充和利用提供科学依据。

蛋白质组学技术是一种研究蛋白质组成和功能的方法，可以用于揭示营养素对蛋白质表达的影响。例如，一项关于锌的研究，利用蛋白质组学技术研究了锌对免疫细胞蛋白质表达的影响。研究发现，锌可以上调与免疫功能相关的蛋白质表达，从而增强免疫力。这一研究结果有助于我们更好地理解锌的作用机制，并为锌的补充和利用提供科学依据。

综上所述，营养生物化学技术在健康营养学研究中发挥着重要作用。通过色谱、质谱、光谱等分析方法，以及基因表达分析、蛋白质组学等技术，我们可以深入了解营养素在体内的代谢过程、生理功能以及与疾病之间的关系。这些研究结果可以为政府部门、医疗机构和公众提供科学的营养指导，从而为合理的膳食指南和营养标准的制定提供依据，达到预防营养相关疾病，提高人群健康水平的目标。

2. 营养基因组学

营养基因组学是健康营养学研究的新兴领域，通过研究营养素与基因表达之间的关系，揭示营养素对人体健康的影响。营养基因组学技术包括基因敲除、基因过表达等基因编辑技术，以及高通量测序、生物信息学分析等技术。这些技术使得健康营养学研究者能够深入研究营养素如何影响基因表达和蛋白质合成，从而揭示营养素对人体健康的作用机制。

基因敲除技术是一种通过人为方式删除基因序列的方法，可以用于研究基因在生物体中的功能。例如，一项关于维生素D对人体骨骼健康影响的研究，通过基因敲除技术研究了维生素D受体基因敲除后小鼠的骨骼发育情况。研究发现，维生素D受体基因敲除后小鼠骨骼发育异常，提示维生素D对人体骨骼健康具有重要影响。这一研究结果有助于我们更好地理解维生素D的作用机制，并为维生素D的补充和利用提供科学依据。

基因过表达技术是一种通过人为方式增加基因表达水平的方法，可以用于研究基因在生物体中的功能。例如，一项关于叶酸对人体健康影响的研究，通过基因过表达技术研究了叶酸受体基因过表达小鼠的营养状况。研究发现，叶酸受体基因过表达后小鼠的营养状况得到改善，提示叶酸对人体健康具有重要影响。这一研究结果有助于我们更好地理解叶酸的作用机制，并为叶酸的补充和利用提供科学依据。

高通量测序技术是一种能够同时测定大量DNA或RNA序列的技术，可以用于研究基因表达水平和遗传变异。例如，一项关于维生素C对人体免疫功能影响的研究，利用高通量测序技术分析了维生素C对免疫细胞基因表达的影响。研究发现，维生素C可以显著上调与免疫功能相关的基因表达，从而增强免疫力。这一研究结果有助于我们更好地理解维生素C的作用机制，并为维生素C的补充和利用提供科学依据。

生物信息学分析是一种利用计算机技术和统计学方法对生物数据进行处理和分析的方法，可用于研究基因表达和蛋白质功能。例如，一项关于ω-3脂肪酸对人体心血管健康影响的研究，利用生物信息学分析技术研究了ω-3脂肪酸对心血管细胞基因表达的影响。研究发现，ω-3脂肪酸可以显著上调与心血管功能相关的基因表达，从而改善心血管健康。这一研究结果有助于我们更好地理解ω-3脂肪酸的作用机制，并为ω-3脂肪酸的补充和利用提供科学依据。

综上所述，营养基因组学是健康营养学研究的新兴领域，通过基因编辑技术和高通量测序等方法，可以深入研究营养素与基因表达之间的关系，揭示营养素对人体健康的影响。这些研究结果可以为政府部门、医疗机构和公众提供科学的营养指导，从而为合理的膳食指南和营养标准的制定提供依据，达到预防营养相关疾病，提高人群的健康水平的目标。

3. 营养大数据分析

随着信息技术的发展，营养大数据分析成为健康营养学研究的新趋势。营养大数据分析利用大数据分析技术，对人群的饮食习惯、营养状况和健康结局进行大规模的调查和分析。这种方法有助于揭示营养素与疾病之间的关联，为制定营养政策和干预措施提供科学依据。

营养大数据分析的步骤包括数据收集、数据处理、数据分析和结果解读。数据来源可以包括人口统计数据、饮食习惯调查数据、营养状况评估数据、健康记录数据等。通过整合这些数据，营养学家可以全面了解人群的营养状况和疾病风险。

例如，一项针对我国居民的营养大数据分析研究发现，高盐、高脂肪、高糖的饮食习惯与心血管疾病、糖尿病和肥胖等慢性疾病的发生密切相关。这一研究结果为制定营养政策和干预措施提供了科学依据。通过对大量数据的分析，营养学专家可以发现不同饮食习惯与疾病之间的关联，从而制定针对性的营养干预策略。

营养大数据分析还可以用于评估营养干预措施的效果。例如，一项针对我国农村地区儿童的营养干预研究，通过大数据分析技术，评估了干预措施对儿童营养状况的影响。研究发现，营养干预措施显著提高了儿童的营养摄入量，降低了营养不良的发生率。这一研究结果为制定我国农村地区儿童的营养干预政策提供了科学依据。

此外，营养大数据分析还可用于个性化营养指导。通过对个体饮食习惯和营养状况的分析，营养学家可以为个体提供针对性的营养建议，帮助其改善营养状况，预防疾病。例如，一项针对高血压患者的个性化营养指导研究，通过大数据分析技术，评估了不同饮食模式对血压的影响。研究发现，减少盐的摄入量和增加蔬菜、水果的摄入量可以显著降低高血压患者的血压水平。这一研究结果为高血压患者的营养指导提供了科学依据。

总之，营养大数据分析是健康营养学研究的新趋势，通过大数据分析技术，可以对人群的饮食习惯、营养状况和健康结局进行大规模的调查和分析。这种方法有助于揭示营养素与疾病之间的关联，为制定营养政策和干预措施提供科学依据。随着信息技术的发展，营养大数据分析将发挥越来越重要的作用，为人类健康事业作出更大贡献。

健康营养学研究方法与技术在健康营养学领域发挥着重要作用。通过营养流行病学调查、实验营养研究、营养生物化学技术、营养基因组学和营养大数据分析等方法，可以为政府部门、医疗机构和公众提供科学的营养指导，从而促进公众健康生活方式的养成。这些研究方法和技术相互补充，共同推动了健康营养学的发展，为人类健康事业作出了巨大贡献。

随着社会的发展和科技的进步，健康营养学研究方法与技术将继续发展。未来，我们将看到更多创新的研究方法和技术应用于健康营养学领域，为人类健康事业提供更多科学依据。健康营养学研究方法与技术的不断发展将为人类健康事业作出更大的贡献，帮助人们更好地理解营养与健康的关系，为政府部门和相关机构制定合理的膳食指南和营养标准提供依据,达到预防营养相关疾病,提高人群的健康水平的目标。

第五节　健康营养学的实践、应用和研究进展

一、实践与应用领域

健康营养学的实践应用领域广泛,涵盖了从个体到群体的不同层面,具体包括以下 7 个方面。

1. 膳食指导

健康营养学通过研究不同人群的营养需求,为个体提供科学的膳食指导,包括食物选择、饮食搭配、营养摄入量的建议等。膳食指导旨在帮助人们建立合理的饮食习惯,满足营养需求,预防营养相关疾病。

为指导全民合理膳食,我国相关管理部门组织健康营养学家制定了《中国居民膳食指南》。这份指南提供了针对不同年龄、性别、生理状态的人群的营养建议,包括食物种类、食物量、膳食搭配等方面的指导。通过推广《中国居民膳食指南》,可以提高公众的营养健康水平,预防营养相关疾病。

2. 营养教育

营养教育是提高公众营养健康素养的重要手段。通过营养教育,可以普及营养知识,帮助人们理解营养素与健康的关系,培养正确的饮食观念和行为。营养教育可以采取多种形式,如讲座、宣传册、在线课程等。

我国相关管理部门、科研院所、高校和民间组织等积极开展营养教育,提高公众的营养健康素养。例如,通过在学校、社区、医院等场所举办营养讲座和宣传活动,普及营养知识,帮助人们建立正确的饮食观念。此外,利用媒体和互联网平台,发布营养教育内容,让更多的人受益。

3. 疾病防治

健康营养学在疾病防治中发挥着重要作用。通过研究营养素与疾病之间的关系,可以制定营养干预策略,预防和治疗营养相关疾病。例如,糖尿病患者需要控制血糖,健康营养学可以为糖尿病患者提供个性化的饮食建议,帮助控制血糖水平。

4. 食品安全

食品安全是健康营养学的一个重要实践领域。健康营养学关注食品的生产、加工、储存和运输过程中的卫生问题,以及食品中可能存在的有害物质。通过研究和监管,可以确保食品的安全性,保障公众的健康。

5. 实施营养干预项目

为预防慢性疾病,我国实施了一系列营养干预项目。例如,为孕妇提供营养咨询

和膳食指导，帮助她们满足孕期营养需求，保障母婴健康。此外，为老年人、糖尿病患者等特定人群提供个性化的营养干预，降低其患慢性疾病的风险。

6. 制定营养政策

健康营养学的研究成果为政府制定营养政策提供了科学依据。例如，我国制定了一系列营养政策，如推行学生营养餐计划、老年人营养补贴等，旨在改善国民的营养状况，提高健康水平。

7. 营养产品的开发与推广

健康营养学的研究成果被应用于营养产品的开发，如保健食品、营养补充剂等。这些产品可以满足公众对特定营养素的需求，提高健康水平。同时，通过推广这些产品，可以普及营养知识，提高公众的营养健康素养。

健康营养学的实践与应用对提高人类生活质量、预防疾病、延长寿命具有重要作用。随着社会的发展，健康营养学的实践领域将不断扩大，其研究成果将惠及每一个人，为构建健康社会作出更大贡献。

二、最新研究进展

营养毒理学是健康营养学的一个重要分支，主要研究营养素及其代谢产物对人体健康的潜在毒性作用。近年来，随着科学技术的进步，营养毒理学的研究取得了许多重要进展。研究表明，营养素可以影响基因的表达，进而影响人体健康。例如，某些营养素可以激活或抑制特定基因的表达，从而影响细胞增殖、分化和凋亡等过程。

营养素摄入与代谢综合征的发生和发展密切相关。代谢综合征是一组与肥胖、糖尿病、心血管疾病等相关的代谢性疾病。例如，高脂肪、高糖饮食可以增加代谢综合征的风险，而适量的膳食纤维摄入可以降低代谢综合征的风险。

营养素摄入可以影响肠道菌群的结构和功能。肠道菌群对人体健康具有重要影响，如参与营养物质的消化吸收、免疫调节等。例如，膳食纤维可以促进有益菌的生长，改善肠道健康。

营养素摄入与慢性疾病的发生和发展密切相关。研究表明，营养素摄入不足或过量都可能导致慢性疾病的发生。例如，维生素 D 不足与骨质疏松症、心血管疾病等有关，而维生素 A 过量可能导致中毒。

衰老是人体功能逐渐衰退的过程，与多种因素有关。研究表明，营养素摄入与衰老过程密切相关。例如，抗氧化营养素如维生素 C、维生素 E 和硒等可以延缓衰老过程，降低患慢性疾病的风险。

这些研究进展为我们提供了健康营养学的新视角，有助于我们更好地理解营养素与健康之间的关系，制定更科学的营养政策和干预措施。

思考题

1. 名词解释:健康、营养、健康营养学。
2. 根据世界卫生组织的定义,健康的标准包括哪些维度?
3. 讨论营养与心理健康之间的关系,并给出支持你观点的科学依据。
4. 什么是"营养毒理学"?它在健康营养学中扮演什么角色?
5. 描述健康营养学的研究方法和技术手段,并给出一个具体的例子。
6. 分析营养与疾病预防之间的关系,并讨论健康营养学如何帮助降低慢性病的患病风险。

第二章 人体所需能量与营养素

能量是维持人体生命活动的基础，而食物中的营养成分则是提供能量的关键。人体每天所需的能量主要来源于食物中的三大产能营养素：碳水化合物、蛋白质和脂肪。这些营养素在体内经过代谢，释放出能量，供身体进行各种生理活动。人体每天的能量需求因年龄、性别、体重、身高和活动量等因素而异。成年人的平均能量需求为 2 000~2 400 千卡[①]。儿童、青少年、孕妇和哺乳期女性的能量需求相对较高。

人体对能量的需求主要由基础代谢率（BMR）、体力活动能量消耗（PA）和食物热效应（TEF）三个部分组成。

食物营养成分包含碳水化合物、蛋白质、脂肪、维生素、矿物质、膳食纤维、水分等，是营养学研究的基础，也是构成人体健康的重要元素。碳水化合物是人体首选的能量来源，尤其是大脑和红细胞的主要能量来源。蛋白质不仅是身体结构的组成部分，还在能量供应不足时作为备用能源。脂肪则是高效的能量储备形式，对于保护内脏、维持体温和细胞膜结构具有重要作用。

为了满足人体的能量和营养需求，需要通过均衡膳食来摄入适量的各类营养素。均衡膳食应包含充足的碳水化合物、适量的蛋白质、必需的脂肪酸、维生素、矿物质以及足够的水分。通过合理搭配食物，不仅可以确保能量供应，还能促进身体健康，预防营养缺乏症和慢性疾病。因此，了解人体所需能量和营养素的重要性，对于维护和提升健康水平具有重要意义。

第一节 人体所需能量

一、人体的能量需要与能量消耗

人体对能量的需求是多方面的，主要包括基础代谢率、体力活动能量消耗以及食

[①] 在国际单位制中，热量和能量的法定单位是焦（J）或千焦（kJ）。千卡（kcal）与卡（cal）为能量、热量的非国际单位制单位，主要用于营养学和日常生活中的热量计算。千焦与千卡换算关系是 1 kJ=0.239 kcal，1 kcal=4.184 kJ。

物热效应。这三个方面共同决定了一个人每天所需的能量总量。

1. 基础代谢率

基础代谢率（Basal Metabolic Rate，BMR）是指人体在安静状态下，即在清晨、温暖、放松的环境中，且在完全空腹的情况下，维持生命所需的最低能量消耗。BMR 是人体能量消耗的一个重要组成部分，它包括了维持体温、心跳、呼吸、细胞活动等生命活动所需的能量。

BMR 受到多种因素的影响，包括年龄、性别、体重、身高、遗传因素等。一般来说，男性比女性的 BMR 高，年轻人比老年人的 BMR 高，肌肉发达的人比脂肪多的人的 BMR 高。这是因为肌肉组织的代谢率比脂肪组织高。

基础代谢率可以通过以下公式估算：

女性：BMR = 655+9.6×体重（kg）+1.8×身高（cm）-4.7×年龄（years）

男性：BMR = 66+13.7×体重（kg）+5×身高（cm）-6.8×年龄（years）

2. 体力活动能量消耗

体力活动是指除了基础代谢以外的所有活动，它涵盖了日常生活中的各种动作，如走路、工作、运动等。这些活动都需要消耗能量，而能量消耗的多少取决于活动的类型、强度、持续时间，以及个人的体重和代谢率。

为了估算体力活动的能量消耗，可以使用活动代谢当量（Metabolic Equivalent of Task，MET）这一指标。MET 是相对于安静休息时（MET 为 1）身体活动能量消耗的标准化表示方法。例如，慢跑的 MET 值可能为 6 或更高，这意味着慢跑时的能量消耗是安静休息时的 6 倍或更多。体力活动所需能量会根据个人的活动强度和持续时间而有所差异。从轻度的日常活动到剧烈的运动，能量需求量会有显著的变化。

3. 食物热效应

食物热效应（Thermoic Effect of Food，TEF）也是能量消耗的一个方面，它指的是消化、吸收、运输和储存食物过程中所需的能量。通常，食物热效应占总能量消耗的一小部分，但对于整体能量平衡而言仍然是一个重要因素。一般来说，蛋白质的热效应最高，其次是碳水化合物，脂肪的热效应最低。

4. 总能量消耗

总能量消耗（Total Energy Expenditure，TEE）是指一个人在一天内消耗的所有能量，包括基础代谢率、体力活动能量消耗和食物热效应等。总能量消耗可以通过多种方法进行估算，如总日能量消耗、直接热量测定、间接热量测定以及各种预测公式。预测公式则是基于年龄、性别、体重、身高等因素来估算基础代谢率和总能量消耗。表 2-1 为我国居民不同年龄段总能量需求量。

表 2-1　我国居民不同年龄段总能量需求表

年龄段	男性 /（kcal/d）	女性 /（kcal/d）
0~6 个月	65~95	65~95
7~12 个月	80~100	80~100
1~3 岁	1 000~1 400	1 000~1 400
4~6 岁	1 400~1 600	1 200~1 400
7~10 岁	1 800~2 000	1 600~1 800
11~13 岁	2 000~2 400	1 800~2 200
14~18 岁	2 400~2 800	2 000~2 400
19~50 岁	2 250~3 000	1 800~2 100
51~70 岁	2 000~2 600	1 700~2 000
70 岁以上	1 800~2 400	1 600~1 900

注：这些数值是一般估计值，实际能量需求可能因个人差异而有所不同。例如，身体活动水平较高的人可能需要更多的能量，而体重较重或较轻的人可能需要相应调整能量摄入。此外，孕妇和哺乳期女性的能量需求也会增加。

常见的预测公式包括哈里斯 – 本尼迪克特公式、穆夫兰公式等。这些公式可以提供一个大致的能量消耗估算，但准确性有限。

总日能量消耗（TDEE）考虑了身体活动水平后的每日所需总能量。活动系数（Activity Multiplier）可以根据个人的活动水平进行调整（表 2-2）。

表 2-2　个人活动系数调整表

活动水平	活动系数
几乎不动	BMR × 1.2
稍微运动（每周 1~3 次）	BMR × 1.375
中度运动（每周 3~5 次）	BMR × 1.55
积极运动（每周 6~7 次）	BMR × 1.725
专业运动（2 倍运动量）	BMR × 1.9

直接热量测定是在严格控制条件下，通过测量呼出气体中的氧气和二氧化碳来计算能量消耗。这种方法准确度高，但需要特殊的设备和技术，通常只在研究环境中使用。

间接热量测定则是通过测量呼吸或心率等指标来估算能量消耗。这种方法相对简单，可以在日常生活中使用，但准确性较低。

5. 能量需求的个体差异

不同的人具有不同的能量需求，这取决于多种因素，包括年龄、性别、体重、身高、代谢率、身体活动水平等。例如，儿童和青少年处于生长发育阶段，能量需求相对较高；孕妇和哺乳期女性需要额外的能量以满足胎儿和婴儿的生长发育；运动员和重体力劳动者由于活动量大，能量需求也较高。

我国居民的能量需求因年龄、性别、体重、身体活动水平等因素而异。表2-3是根据《我国居民膳食营养素参考摄入量》（DRIs）的一般推荐，列出了不同年龄段居民的膳食能量需求估计值。

表2-3 我国居民膳食能量需要表

年龄组别	性别	体重/kg	身高/cm	轻体力活动/(kcal/d)	中体力活动/(kcal/d)	重体力活动/(kcal/d)
婴儿（0~6月）	男	—	—	540	—	—
婴儿（0~6月）	女	—	—	500	—	—
婴儿（7~12月）	男	—	—	720	—	—
婴儿（7~12月）	女	—	—	680	—	—
幼儿（1~3岁）	男	—	—	1 100	—	—
幼儿（1~3岁）	女	—	—	1 050	—	—
学前儿童（4~6岁）	男	—	—	1 350	—	—
学前儿童（4~6岁）	女	—	—	1 300	—	—
学龄儿童（7~10岁）	男	—	—	1 800	—	—
学龄儿童（7~10岁）	女	—	—	1 600	—	—
少年（11~14岁）	男	—	—	2 200	2 600	3 000
少年（11~14岁）	女	—	—	2 000	2 400	2 800

（续表）

年龄组别	性别	体重/kg	身高/cm	轻体力活动/（kcal/d）	中体力活动/（kcal/d）	重体力活动/（kcal/d）
成年人（19~50岁）	男	63	170	2 250	2 650	3 000
成年人（19~50岁）	女	56	160	1 800	2 100	2 400
老年人（51岁以上）	男	66	170	2 100	2 400	2 800
老年人（51岁以上）	女	59	160	1 700	1 900	2 200

注：轻体力活动指日常生活和工作中轻度身体活动，如坐姿工作、散步等；中体力活动指日常生活和工作中中度身体活动，如轻工业、手工艺等；重体力活动指日常生活和工作中重度身体活动，如建筑工人、农民等。

请注意，上述表格中的数据是基于一般情况的估算，实际能量需求可能会因个人差异（如基础代谢率、健康状况、气候条件等）而有所不同。

6. 能量平衡与体重管理

能量平衡是指能量摄入与能量消耗之间的平衡状态。当能量摄入等于能量消耗时，人体处于能量平衡状态，体重保持稳定；当能量摄入大于能量消耗时，人体会储存多余的能量，体重增加；当能量摄入小于能量消耗时，人体会消耗储存的能量，体重减轻。

二、能量缺乏与过量

能量是维持人体正常生理功能的基础，无论是能量缺乏还是能量过量，都会对健康产生不利影响。

1. 能量缺乏

能量缺乏是指长期摄入的能量不足以满足人体的日常能量需求。这种情况可能会导致以下问题。

①体重下降。能量摄入不足时，人体首先会消耗储存的糖原和脂肪，随后是肌肉组织，导致体重下降。

②免疫力下降。能量缺乏会影响免疫系统的正常功能，使人更容易感染疾病。

③生长发育迟缓。儿童和青少年在能量缺乏的情况下，可能会出现生长发育迟缓，影响身高和体重的增长。

④生殖功能受损。能量缺乏可能会影响性激素的分泌，导致生殖功能受损。

⑤营养不良。长期严重的能量缺乏会导致营养不良，甚至危及生命。

能量缺乏的原因可能包括贫困、食物短缺、厌食症、消化吸收不良等。解决能量缺乏问题的关键是增加能量摄入，改善膳食结构，提高食物的营养价值。

2. 能量过量

能量过量是指长期摄入的能量超过了人体的日常能量需求。这种情况可能会导致以下问题。

①体重增加。能量摄入过剩时，人体会将多余的能量以脂肪的形式储存起来，导致体重增加和肥胖。

②心血管疾病。能量过量可能会增加心血管疾病的患病风险，如高血压、冠心病、中风等。

③糖尿病。能量过量可能会导致胰岛素抵抗，增加患糖尿病的风险。

④其他健康问题。能量过量还可能导致脂肪肝、胆结石、关节炎等健康问题。

能量过量的原因包括高能量密度食物的过量摄入、缺乏身体活动、饮食习惯不良等。解决能量过量的关键是控制能量摄入，增加身体活动，改善饮食习惯。

3. 维持适宜的能量摄入

为了维持健康，需要保持适宜的能量摄入。

①了解自己的能量需求。根据年龄、性别、体重、身高、身体活动水平等因素，估算自己的能量需求。

②合理搭配膳食。根据营养学原则，合理搭配膳食，保证膳食中包含适量的碳水化合物、脂肪和蛋白质。

③控制能量摄入。避免过量摄入高能量密度的食物，如糖果、甜饮料、油炸食品等。

④增加身体活动。通过适量的身体活动，增加能量消耗，帮助维持能量平衡。增加身体活动对体重管理具有多重益处，它能够提升能量消耗、增加肌肉量从而提高基础代谢率、促进脂肪氧化、增强胰岛素敏感性、改善心血管健康、提升心理健康、增加骨密度、改善睡眠质量、提高生活质量，并有助于形成健康的饮食习惯。此外，规律的身体活动还能降低肥胖相关疾病的风险，如心血管疾病、某些类型的癌症和糖尿病，从而在减少体重的同时，全面提升身体健康。

⑤培养良好的饮食习惯。避免暴饮暴食，保持定时定量的饮食习惯。

能量平衡与体重管理是健康生活的重要组成部分。身体质量指数（BMI）是评估个体是否处于健康体重范围的常用工具。BMI 是通过体重（kg）除以身高（m）的平方来计算的，它可以帮助我们了解体重相对于身高的健康程度。

根据世界卫生组织（WHO）的标准，成年人的 BMI 分为 4 个类别：偏瘦，即 BMI<18.5；正常，即 $18.5 \leq$ BMI<24；超重，即 $24 \leq$ BMI<28；肥胖，即 BMI $\geq$ 28。

BMI 的计算和评估对于能量平衡和体重管理至关重要。例如，如果一个人的 BMI

值偏高,可能意味着需要通过增加身体活动和改善饮食习惯来减少能量摄入,以达到能量平衡,从而减轻体重。相反,如果 BMI 值偏低,可能需要通过增加能量摄入和适当增加体重来改善能量平衡。

然而,BMI 也有其局限性,它不能区分肌肉和脂肪组织,也不能反映脂肪分布。因此,对于运动员或肌肉量较大的个体,BMI 可能会高估他们的体脂率。在这些情况下,可能需要结合其他指标,如腰臀比(WHR)或体脂百分比,来进行更准确的评估。

在体重管理中,除了 BMI,还应考虑其他因素,如整体健康状况、身体活动水平、饮食习惯和生活方式。通过综合这些因素,可以更全面地理解和管理个体的能量平衡和体重。

总之,维持适宜的能量摄入对健康至关重要。通过科学的膳食搭配和适量的身体活动,可以有效地满足人体的能量需求,维持健康的体重和预防慢性疾病,提高生活质量。

三、人体能量需要量与膳食来源

人体所需能量的主要来源是食物中的碳水化合物、脂肪和蛋白质。这些营养素在人体内发挥着重要的生理功能。

1. 人体能量来源及转化

能量有 5 种常见的形式,即太阳能、化学能、机械能、热能与电能。电能很少在生物体中出现,已知电鳗能从身体中发出这种能。在人体内以热能最常见,由于体内各种产能物质的氧化都伴随着热能的散发,故过去营养学上把能量称为热能或热量。按照能量守恒定律,能量既不能被创造也不能被消灭,但可以从一种形式转变为另一种形式。植物吸收太阳能而合成碳水化合物(通过对二氧化碳及水的利用),而动物在食用植物时,实际上是从这些食物中间接地利用了太阳能,植物还可以合成脂类并利用氨来合成蛋白质,当然也是从太阳取得能源。

人类通过食用动物性或植物性食物中的碳水化合物、脂肪和蛋白质来获取能量,以维持体内各种生命活动和对外做功。每克碳水化合物、脂肪、蛋白质在体内氧化产生的能量值称为能量系数。食物中每克碳水化合物、脂肪和蛋白质在体外的测热器内充分氧化燃烧可分别产生能量 17.15 kJ、39.54 kJ 和 23.64 kJ,但食物在人体消化道内并不能完全消化吸收,习惯上按三者的消化率分别为 98%、95% 和 92% 来计算。碳水化合物和脂肪在体内可以完全氧化成水和二氧化碳,其终产物及产生的能量与体外相同;蛋白质在体内不能完全氧化,其终产物除水和二氧化碳外,还有尿素、尿酸、肌酐等含氮物质通过尿液排出体外,每克蛋白质在体内产生的这些含氮物质如在体外测热器中继续完全氧化,还可产生 5.44 kJ 的热量,三种产能营养素的净能量系数如下。

碳水化合物：17.15 kJ×98%=16.84 kJ（约 4 kcal）

脂肪：39.54 kJ×95%=37.56 kJ（约 9 kcal）

蛋白质：（23.64 kJ–5.44 kJ）×92%=16.74 kJ（约 4 kcal）

纯酒精的吸收快，一般能量系数为 7 kcal/g，但酒精在体内氧化产生的能量只以热的形式出现，并向外界散发，不能用于机体做功，故又称为空热。当食物混合着不同的产能营养素时，则分别按其不同物质的构成求出它的总能量如表 2-4 所示。

表 2-4　食物的燃烧热与在体内可用的能量

食物类别	食物	燃烧热 /（kcal/g）	尿中的损失 /（kcal/g）	可用率 /%	产热系数 /（kcal/g）
蛋白质	肉类	5.35	1.25	92	4
蛋白质	蛋	5.58			
脂肪	奶油	9.12			
脂肪	动物脂	9.37		95	9
碳水化合物	淀粉	4.12		98	4
碳水化合物	葡萄糖	3.69			
碳水化合物	酒精	7.10	微量	100	7

综上所述，食物产热能力的高低，取决于它的构成。例如，含脂肪类多的食物，其产热能力较高。在日常生活中摄入热量的高低，还取决于膳食中产热营养物质的浓度。例如，肥肉比瘦肉的脂肪浓度高，乳酪中蛋白质的浓度比鲜奶的浓度高，产热量也相对高；蔬菜和水果中含纤维素和水分较多而含脂肪和蛋白质的浓度就相对低，含有的热量少。有的学者把食物分成高热量、中等热量与低热量等类别，以指导人们对食物的选择。

产热营养物质在生物氧化中释放能量，这些能量一部分用于维持体温并向外发散，另一部分则以高能磷酸键的形式贮存于体内待用。后一过程是在食物被氧化过程中偶联发生的，即营养物质在脱氢并形成水而产生能量的同时，腺苷二磷酸（ADP）则与无机磷酸吸收这种能量而成为腺苷三磷酸（ATP）。当然，除这种氧化磷酸形成高能磷酸键外，营养物质分解的任何环节都能引起分子内部结构改变的过程（如在糖的酵解中），也可以达到同一目的，生成 ATP。而能够接受能量的键，除高能磷酸键外，还有高能硫酯键（例如，在脂肪分解中形成乙酰辅酶 A 的过程），并可把高能磷酸键转给肌酸而成为磷酸肌酸等。

在一定条件下，葡萄糖经酵解生成丙酮酸盐，而丙酮酸盐与甲酰乙酸可再合成葡萄糖，前者其过程中产生 4 mol ATP，而后者需 8 mol ATP 才能合成，那就净损失了

4 mol ATP，这被称为"无用循环"。体内存有一定的机制来控制上述两个对立的现象在同一细胞内发生，主要是通过酶的作用，但其效率如何仍未明了。同样，脂肪代谢中甘油三酯的水解与合成也有类似的现象，机体各种活动都需要能量，其大部分从 ATP 取得，因为每摩尔的高能磷酸键在水解时能放出 8 000 kcal 的能量。

2. 碳水化合物

碳水化合物是人体最主要的能量来源，尤其是脑部和肌肉在运动时的主要能源。碳水化合物在体内被分解为葡萄糖，提供能量给身体各个部位。膳食中应包含适量的碳水化合物，以维持正常的生理功能。碳水化合物含量较高的有谷物、薯类和豆类等。全谷物是富含碳水化合物的食物，如燕麦、糙米、全麦面包等，它们不仅提供能量，还富含膳食纤维、维生素和矿物质，有助于促进肠道健康和降低患慢性疾病的风险。薯类如马铃薯、红薯等也是碳水化合物的良好来源，它们含有丰富的淀粉和膳食纤维，有助于提供持久的能量和促进消化。豆类如绿豆、黑豆、红豆等不仅富含碳水化合物，还含有蛋白质、膳食纤维、维生素和矿物质，它们是植物性蛋白质的重要来源，有助于提供能量和维持肌肉健康。

3. 脂肪

脂肪是人体储存能量的主要形式，也是长时间运动时的主要能源。脂肪在体内被分解为脂肪酸和甘油，为人体提供能量。膳食中应适量加入脂肪，以维持正常的生理功能。脂肪的主要来源有植物油与动物性食品脂肪。植物油如橄榄油、花生油、葵花籽油，它们含有不饱和脂肪酸，有助于降低患心血管疾病的风险。动物性食品如肉类、鱼类、奶制品等也含有脂肪，它们可为人体提供必需的脂肪酸和脂溶性维生素，有助于维持细胞结构和生理功能。

4. 蛋白质

蛋白质主要用于维持身体组织的生长、修复和更新，但在能量不足时也可以作为能源。膳食中应包含适量的蛋白质，以维持正常的生理功能。蛋白质的来源主要包括动物性蛋白与植物性蛋白。动物性蛋白来自于动物性食品如肉类、鱼类、奶制品、蛋类等富含蛋白质的食物，它们提供完整的氨基酸组成，有助于维持肌肉健康和免疫功能。植物蛋白来自豆类和豆制品，如豆腐、豆浆等是蛋白质的良好来源，它们含有植物性蛋白质，有助于提供能量和维持肌肉健康。

5. 维生素、矿物质和膳食纤维

为了满足身体对维生素、矿物质和膳食纤维的需求，膳食中应包含充足的蔬菜和水果。蔬菜是维生素、矿物质和膳食纤维的重要来源，它们含有多种植物化学物，具有抗氧化、抗炎和抗癌等保健作用。多吃蔬菜有助于提高膳食质量，降低患慢性疾病的风险。水果也是维生素、矿物质和膳食纤维的良好来源，它们含有天然的糖分、酸味和香味，能够增进食欲，帮助消化。适量摄入水果有助于提供能量和维持健康。

第二节 碳水化合物

一、碳水化合物的分类

碳水化合物是人体所需能量的主要来源，对于维持正常的生理功能和健康至关重要。根据聚合程度的不同，我们可以将它们分为四大类。第一类是聚合程度为1~2的糖，包括单糖（如葡萄糖、半乳糖和果糖）、二糖（如蔗糖、乳糖和海藻糖）以及多元醇类（如山梨醇和甘露醇等）。第二类是聚合程度为3~9的寡糖（也称为低聚糖），这类碳水化合物包括含麦芽寡糖（如麦芽糊精）以及其他寡糖（如棉子糖和水苏四糖等）。第三类是聚合程度大于9的多糖，包括淀粉（如直链淀粉和支链淀粉）和非淀粉多糖。非淀粉多糖是人体消化液无法分解的碳水化合物，例如纤维素、半纤维素、果胶和水凝胶（hydrocolloids）等。第四类是改变性能淀粉，这类淀粉是通过工业加工改造，改变其特性的淀粉。它在化学分子上变化不大，但在构型上与普通淀粉不同，从而具有不同的特性。例如，低能量淀粉、糖醇及己酮糖等，这些多糖因其在现代工业加工中的可改造性而受到广泛关注。它们可以被用来达到保健目的，甚至可以替代食物中的某些脂肪，或者改变淀粉的特性，使得食用后血糖升高的速度减慢。这类淀粉也可以归入第三类多糖中。

根据是否可以被人体消化吸收和利用，碳水化合物可分为两类：一类是可以被人体消化吸收和利用的碳水化合物；另一类是人体不能消化吸收，但对人体有益的膳食纤维，即不可利用的碳水化合物。

1. 可利用的碳水化合物

可利用的碳水化合物包括淀粉、二糖和单糖。这些碳水化合物在人体内可以被消化吸收，提供能量。淀粉是许多植物性食物的主要储能形式，如谷物、薯类和豆类。在人体内，淀粉被分解为葡萄糖，提供能量给身体各个部位。淀粉是碳水化合物的主要形式，占据了人体能量摄入的大部分。二糖如蔗糖、乳糖等，主要存在于甜味食品和奶制品中。二糖在人体内被分解为单糖，提供能量。蔗糖是日常饮食中最常见的二糖，广泛存在于各种甜食和饮料中；乳糖主要存在于奶制品中，如牛奶、奶酪等。单糖如葡萄糖、果糖等，是碳水化合物的基本单位，广泛存在于各种食物中。单糖在人体内可以直接被利用，提供能量。葡萄糖是人体最主要的能量来源，参与糖酵解和三羧酸循环，产生ATP分子，为身体提供能量；果糖主要存在于水果和蜂蜜中，人工制作的玉米糖浆中含果糖可达40%~90%，是饮料、糖果生产的重要原料。

2. 不可利用的碳水化合物

不可利用的碳水化合物即膳食纤维，包括纤维素、半纤维素、果胶等。这些碳水化合物在人体内不能被消化吸收，但对人体有益。纤维素是植物细胞壁的主要成分，存在于各种植物性食物中。纤维素不仅有助于促进肠道蠕动，预防便秘；还具有降低血脂、血糖的作用，有助于预防心血管疾病和糖尿病。半纤维素是植物细胞壁中的一种多糖，存在于各种植物性食物中。半纤维素有助于维持肠道健康，预防慢性疾病；还可以降低食物在肠道中的消化速度，延长饱腹感，有助于控制体重。果胶是一种多糖，主要存在于水果和蔬菜中。果胶有助于降低血脂和血糖，预防心血管疾病和糖尿病；还可以作为食品添加剂，用于制作果酱、果冻等食品。

二、碳水化合物的生理功能

碳水化合物在人体中具有多种重要的生理功能，对维持正常的生理功能和健康至关重要。

1. 能量供应

碳水化合物是人体主要的能量来源，尤其是脑部和肌肉在活动时的主要能源。碳水化合物在体内被分解为葡萄糖，提供能量给身体各个部位。大脑是人体中能量消耗最大的器官，它主要依赖葡萄糖作为能源。因此，充足的碳水化合物摄入对于维持大脑的正常功能至关重要。碳水化合物也是肌肉活动的主要能源。在活动过程中，肌肉需要大量能量来维持活动，碳水化合物提供的葡萄糖可以迅速被肌肉利用。碳水化合物通过氧化分解产生能量，为人体各个器官和组织提供能量，维持身体的正常生理功能。

2. 维持肠道健康

膳食纤维可以增加肠道内容物的体积，刺激肠道蠕动，有助于预防便秘。同时，膳食纤维还是肠道益生菌的食物来源，有助于促进益生菌的生长和繁殖，维持肠道菌群的平衡。膳食纤维可以降低患肠道疾病的风险，如肠道炎症、肠癌等。

3. 降低慢性疾病患病风险

膳食纤维可以降低血液中的胆固醇和甘油三酯水平，有助于预防心血管疾病。膳食纤维可以减缓碳水化合物的消化和吸收，有助于维持血糖水平的稳定，预防糖尿病。膳食纤维还可以降低患肥胖、高血压、脂肪肝等慢性疾病的风险。

4. 饱腹感

膳食纤维可以增加食物在胃中的体积，产生饱腹感，有助于减少食物的摄入量。通过增加饱腹感和减少食物摄入量，膳食纤维有助于控制体重，预防肥胖。

三、碳水化合物的营养不良与过多

碳水化合物是人体重要的能量来源，但摄入不足或过多都会对健康产生负面影响。当碳水化合物摄入不足时，可能会导致能量供应不足、血糖水平过低、肌肉疲劳、大脑功能受损等问题。长期摄入不足还可能导致营养不良，影响身体的整体健康。因此，确保适量摄入全谷物、蔬菜、水果和豆类等健康碳水化合物对于维持正常的认知功能、体能和体重至关重要。

而过量摄入碳水化合物，尤其是来自精制糖和加工食品的简单糖，可能会导致体重增加、糖尿病风险上升、心血管疾病风险增加以及消化系统问题。此外，过量的碳水化合物摄入可能会干扰其他重要营养素的摄入，导致营养不均衡。为了避免这些问题，建议采取均衡饮食，限制精制碳水化合物的摄入，并选择富含纤维的复杂碳水化合物，以帮助维持健康的体重和降低慢性疾病的风险。

四、碳水化合物在膳食中的地位

碳水化合物在膳食中占据着重要的地位，它为人体提供了最经济的能量来源。淀粉作为多糖的一种形式，主要来源于谷类（含淀粉70%~80%）、根茎类（鲜品含量15%~25%）和豆类（21%~60%）。此外，其他植物性食物如坚果、水果和蔬菜也含有碳水化合物，但含量差异较大。例如，水果含碳水化合物为10%~20%，而坚果可达50%~70%。与淀粉相比，具有相同热量价值的双糖和单糖价格较高。

不同地区人们消费的碳水化合物占总热量消耗的比例差异较大，可达40%~80%不等。在我国多数地区，建议碳水化合物应占总热量构成的55%~65%，最低不应低于55%。碳水化合物不仅经济，而且通常是蛋白质、B族维生素和一些矿物质的重要来源。随着生产的发展，碳水化合物在膳食中的构成可能会发生变化，但由于膳食中蛋白质与脂肪比例的合理提高，碳水化合物的比例可能会降低。

然而，碳水化合物在总热量中所占的比重在60%左右时，对成年人并没有不利影响。全谷类食品还能提供更多的膳食纤维，对健康更为有利。幼儿由于胃容量较小，碳水化合物在总热量中的比例可以降低，但在成人中，高碳水化合物比例的膳食比高脂肪比例的膳食更为健康。

在人体每日总热能摄入中，约60%的热量（相当于每日摄入2 600 kcal的人中有1 500 kcal）应由碳水化合物提供。目前的研究表明，过量摄入食糖（每日100 g以上）加上总热量超过需求，可能与冠状动脉粥样硬化性心脏病有关，而谷类、全谷类、膳食纤维和植物性蛋白质的摄入与这种病呈负相关。因此，以淀粉为主的膳食结构，辅以其他类型的糖（不超过10%），对健康是有益的。

有些人认为随着生活水平的提高，不必消费大量淀粉性食物，这种观点是不科学的。糖尿病患者在得到医学治疗后，利用多糖类食物也比其他糖类更有利。在特殊劳动条件、低气温和其他环境条件下，热能的供给方式和比例可以根据实际情况适当调整。

五、碳水化合物的参考摄入量与食物来源

碳水化合物是人体所需能量的主要来源，对于维持正常的生理功能和健康至关重要。根据我国居民膳食指南，成年人每日能量摄入量应主要来自碳水化合物（55%~65%）。合理摄入碳水化合物有助于维持健康。

1. 全谷物

全谷物是富含碳水化合物的食物，如燕麦、糙米、全麦面包等。全谷物不仅提供能量，还富含膳食纤维、维生素和矿物质，有助于促进肠道健康和降低患慢性疾病的风险。燕麦是一种低血糖指数（Glycemic Index，GI）食物，含有丰富的膳食纤维和B族维生素，可以提供持久的能量，有助于控制体重。糙米是一种全谷物，含有完整的胚乳和胚芽，富含膳食纤维和B族维生素，有助于降低血糖和血脂水平，预防心血管疾病。全麦面包是由全麦面粉制成的，含有丰富的膳食纤维和维生素E，有助于降低血糖和血脂水平，预防心血管疾病。

2. 薯类

薯类如马铃薯、红薯等也是碳水化合物的良好来源。薯类含有丰富的淀粉和膳食纤维，有助于提供持久的能量和促进消化。马铃薯是一种高GI食物，含有丰富的淀粉和维生素C。马铃薯可以提供快速的能量，有助于提高运动表现。红薯是一种GI值较低的食物，含有丰富的膳食纤维和维生素A。红薯有助于降低血糖和血脂水平，预防心血管疾病。

3. 豆类

豆类如绿豆、黑豆、红豆等不仅富含碳水化合物，还含有蛋白质、膳食纤维、维生素和矿物质。它们是植物蛋白质的重要来源，有助于提供能量和维持肌肉健康。绿豆含有丰富的蛋白质、膳食纤维和B族维生素，可以提供持久的能量，有助于控制体重。黑豆含有丰富的蛋白质、膳食纤维和铁质，有助于降低血糖和血脂水平，预防心血管疾病。红豆含有丰富的蛋白质、膳食纤维和维生素E，可以提供持久的能量，有助于控制体重。

4. 蔬菜和水果

蔬菜和水果也是碳水化合物的来源，尤其是膳食纤维的重要来源。多吃蔬菜和水果有助于提高膳食质量，降低慢性疾病的患病风险。蔬菜如菠菜、胡萝卜、西蓝花等含有丰富的维生素、矿物质和膳食纤维，有助于降低血糖和血脂水平，预防心血管疾病。水果如苹果、香蕉、橙子等含有丰富的天然糖分、维生素和矿物质，可以提供快速的能量，有助于提高运动表现。

各种常见食物碳水化合物含量如表2-5所示。

表 2-5 常见食物碳水化合物含量

食物类别	食物名称	每 100 g 中碳水化合物含量 /g
谷类	大米	28
谷类	面粉	76
谷类	粥	10
蔬菜类	土豆	17
蔬菜类	胡萝卜	9
蔬菜类	西蓝花	3.6
水果类	香蕉	20
水果类	苹果	15
豆类	大豆（黄豆）	25
豆类	绿豆	59
豆类	红豆	58
豆类	花豇豆	58
豆类	豌豆	58
豆类	蚕豆	49
根茎类	芋头	16
坚果类	花生仁（炒熟）	20

注：这些数据仅供参考，实际含量可能因食物的具体品种、成熟度、加工方式等因素而有所不同。

第三节 蛋白质

一、蛋白质概述

蛋白质是人体细胞和组织的基本构成成分，对于维持正常的生理功能和健康至关重要。蛋白质的化学组成主要包括氨基酸和非蛋白氮物质。

1. 氨基酸

氨基酸是蛋白质的基本组成单元，共有 20 种氨基酸，包括必需氨基酸和非必需氨基酸。必需氨基酸是指人体无法自行合成，必须通过饮食摄入的氨基酸，共有 9 种。非必需氨基酸是指人体可以自行合成的氨基酸，共有 11 种。氨基酸的结构通式为 $H_2NCH(R)COOH$。氨基酸的种类由 R 基决定，R 基的不同决定了氨基酸的不同性质和功能。氨基酸的结构特点是至少含有一个氨基和一个羧基，并且这两个基团连接在同一个碳原子上，这个碳原子上还连接一个氢原子和一个侧链基团 R 基。这种结构使得氨基酸能够参与肽键的形成，从而构成蛋白质。氨基酸的组成元素主要包括碳（C）、氢（H）、氧（O）、氮（N）等，有些氨基酸还含有硫（S）等元素。

2. 非蛋白氮物质

非蛋白氮物质（Non-Protein Nitrogen，NPN）是指分子结构中不含有肽键的一类含氮化合物。这类物质主要包括氨基酸、含氮脂、生物碱、胺、嘌呤、嘧啶、铵盐、硝酸盐、B族维生素等。

植物源性食品中NPN含量的变化情况如下：

①快生的叶菜中NPN约占总氮的1/3；

②植物种子在成熟早期NPN含量较高，成熟后大大减少；

③完全成熟的植物源性食品中NPN含量较少；

④块根和块茎中NPN占总氮的50%以上。

非蛋白氮物质还包括肽和蛋白质的衍生物。肽是由两个或多个氨基酸通过肽键连接而成的化合物。蛋白质的衍生物包括蛋白质的降解产物和蛋白质的修饰产物等。

二、蛋白质的结构、分类及性质

1. 蛋白质的结构

蛋白质是生命的物质基础，是构成细胞和生物体的重要组成部分。它们是由氨基酸组成的大分子，具有复杂的结构和多样的功能。蛋白质的结构可以从多个层面进行描述，其中最为重要的就是其四级结构：一级结构、二级结构、三级结构和四级结构。

（1）一级结构

一级结构又称为蛋白质的氨基酸序列，是蛋白质结构的基础。它指的是蛋白质多肽链中氨基酸的线性排列顺序。每种氨基酸都有一个共同的部分（一个中心的碳原子、一个氨基、一个羧基、一个氢原子）和一个不同的侧链，这些侧链的化学性质决定了氨基酸的性质。蛋白质的一级结构由基因编码决定，并通过核糖体合成。一级结构是蛋白质功能多样性的关键，因为即使是序列的微小变化也可能导致蛋白质功能的巨大差异。

（2）二级结构

二级结构是指蛋白质分子内部的局部空间结构，主要通过氢键形成稳定的结构，包括 α-螺旋和 β-折叠。α-螺旋是一种常见的二级结构，其中氨基酸残基的羧基和第四个氨基酸残基的氨基之间形成氢键，使多肽链呈现螺旋状。β-折叠则是由氢键连接的，多个氨基酸残基的羧基和相隔几个氨基酸残基的氨基之间形成氢键，使多肽链形成折叠的片状结构。这两种结构是蛋白质分子中最常见的二级结构，它们为蛋白质提供了稳定性和初步的形态。

（3）三级结构

三级结构是指蛋白质分子整体的空间结构，它是由二级结构通过各种非共价键（如氢键、疏水作用、离子键、范德华力等）进一步折叠形成的。三级结构决定了蛋白质的三维形态，这对于蛋白质的功能至关重要。例如，酶的活性位点通常是在特定的三级结构中形成的，而抗体的抗原结合位点也是由其独特的三级结构决定的。

（4）四级结构

四级结构是指由多个多肽链（亚基）组成的蛋白质分子的结构。这些亚基可以是相同的，也可以是不同的，它们通过非共价键相互作用，共同构成一个完整的蛋白质分子。许多功能性蛋白质，如血红蛋白和肌肉蛋白，都是由多个亚基组成的，这些亚基的相互作用对于蛋白质的功能至关重要。

2. 蛋白质的分类

蛋白质的分类方法很多，下面介绍两种常用的分类方法。

（1）根据蛋白质分子的形状、溶解性和化学组成分类

①纤维状蛋白质。这类蛋白质分子的外形呈纤维状或细棒状，分子轴比（长轴/短轴）大于10。纤维状蛋白主要包括胶原蛋白、弹性蛋白和角蛋白等。胶原蛋白是软骨和结缔组织的主要蛋白质，富含羟脯氨酸，在水中煮沸可变成可溶性易消化的白明胶；弹性蛋白为弹性组织如肌腱和血管的主要蛋白质；角蛋白为毛发、指甲、动物的被毛、喙、蹄、角、鳞甲等的主要蛋白质，富含半胱氨酸，不易溶解，也很难被消化。

②球状蛋白质。这类蛋白质分子的形状近于球状，分子轴比小于10。球状蛋白质主要包括白蛋白、球蛋白、组蛋白、鱼精蛋白和谷蛋白等。白蛋白又称清蛋白，广泛存在于人和动物体内，如血清白蛋白、乳清白蛋白、卵清白蛋白等；球蛋白普遍存在于人和动、植物体内，如血清球蛋白、肌球蛋白和植物种子球蛋白等；组蛋白分子中组氨酸、赖氨酸较多，为碱性蛋白质，如胸腺组蛋白等；鱼精蛋白分子中碱性氨基酸特别多，因此呈碱性，如蛙精蛋白等；谷蛋白是谷实中的主要蛋白质，如麦谷蛋白、玉米谷蛋白、大米的米精蛋白等。

③结合蛋白质。这类蛋白质分子组成中除蛋白质外，还有非蛋白质成分，这种成分被称为辅基或配基。主要包括核蛋白、脂蛋白、糖蛋白和黏蛋白、磷蛋白、色蛋白以及金属蛋白等种类。核蛋白由蛋白质与核酸结合而成，如脱氧核糖核蛋白、核糖体等，辅基是核酸，存在于所有细胞中。脂蛋白以卵磷脂、胆固醇、中性脂等作为辅基，如血中的 α-脂蛋白和 β-脂蛋白以及细胞膜中的脂蛋白等。脂蛋白中蛋白质与辅基的结合较松弛，因而蛋白质与辅基易分离。脂蛋白的这种特点，对人体内的脂类物质运输具有重要意义。糖蛋白和黏蛋白其辅基为半乳糖、甘露糖、己糖、己糖醛酸、唾液酸、硫酸等，如硫酸软骨素蛋白、唾液中的黏蛋白与细胞膜中的糖蛋白等。磷蛋白

由简单蛋白质与磷酸结合而成,磷酸是辅基,如酪蛋白、卵黄蛋白、胃蛋白酶等。色蛋白由简单蛋白质与色素结合而成,如血红蛋白、血蓝蛋白、黄素蛋白、叶绿蛋白、细胞色素以及视紫质蛋白等。以金属离子(如铁、锌、钙、铜等)作为辅基与蛋白质结合的一类结合蛋白质,如铁蛋白、铜蓝蛋白、钙调蛋白等。

(2)根据蛋白质的功能分类

根据蛋白质的功能,可将其分为以下九类:一是酶类;二是储存蛋白质类,如卵清蛋白等;三是运输蛋白质类,如血红蛋白、血蓝蛋白等;四是收缩蛋白质类,如肌动蛋白(肌纤蛋白)、肌球蛋白(肌凝蛋白)等;五是防御蛋白质类,如抗体等;六是激素类;七是受体蛋白质类:如G蛋白等;八是结构蛋白质类,如纤维状蛋白质等;九是毒素类,如麻蛋白、棉籽毒蛋白、白喉毒素等。

3. 蛋白质的性质

蛋白质的性质与其组成和结构密切相关。大多数蛋白质在水中可形成亲水胶体,表现出胶体性质。它具有亲水胶体的一般特性,能与水结合,在其分子外围形成一层水膜。细胞原生质正是水分子与蛋白质形成的胶体体系。这种胶体体系可保证细胞新陈代谢的正常进行;若遭受破坏,将会严重影响细胞的正常代谢,甚至导致死亡。蛋白质凭借游离的氨基和羧基而具有两性特征,在等电点易沉淀。不同的蛋白质等电点不同,该特性常被用作蛋白质的分离提纯。蛋白质的两性特征使其成为很好的缓冲剂。蛋白质在维持体液渗透压(胶体渗透压)方面也起着重要作用。紫外线照射、加热煮沸以及用强酸、强碱、重金属盐或有机溶剂处理,可使蛋白质的理化性质改变,这种现象被称为蛋白质的变性。变性的蛋白质一般会失去其相应的功能。

三、蛋白质的生理功能

蛋白质在人体中具有多种重要的生理功能,对于维持正常的生理功能和健康至关重要。

1. 作为结构物质

蛋白质在人体的构成中扮演着至关重要的角色。它们是身体各种组织和器官的主要成分。

①肌肉主要由肌原纤维构成,肌原纤维是由肌动蛋白和肌球蛋白等蛋白质组成的。这些蛋白质负责肌肉的收缩和运动。

②结缔组织包括骨骼、肌腱、韧带和皮肤等,它们都含有大量的胶原蛋白和弹性蛋白,这些蛋白质提供了结构的强度和弹性。

③毛发主要由角蛋白构成,角蛋白是一种坚硬的蛋白质,给予毛发和指甲其特有的强度和形状。

④器官如心脏、肝脏、肾脏等都含有大量的蛋白质,它们在器官的功能和结构中

起着关键作用。

⑤血液中血红蛋白是血液中的一种蛋白质,负责携带氧气并将其输送到全身各个部位。

⑥大多数酶是蛋白质,它们催化生物体内的各种化学反应,使生命活动得以进行。

人体内蛋白质含量约占总固体质量的45%,这一比例反映了蛋白质在维持身体结构和功能中的重要性。蛋白质约占人体质量的16.3%,也就是一个体重60 kg的成年人,体内约有9.8 kg的蛋白质。当然,这个数值是一个平均值,实际的蛋白质含量会因个体差异、年龄、性别、健康状况和身体活动水平等因素而有所不同。

2. 维持组织生长和修复

蛋白质是细胞和组织的基本构成成分,对于维持组织的生长和修复至关重要。蛋白质在细胞分裂、组织修复和伤口愈合过程中发挥重要作用。缺乏蛋白质会导致生长发育迟缓、肌肉萎缩、皮肤松弛等问题。

①蛋白质参与细胞分裂过程,有助于维持细胞的正常生长和更新。例如,蛋白质在DNA复制和细胞周期调控中起着关键作用,确保细胞能够准确无误地分裂成两个遗传信息相同的子细胞。

②蛋白质参与组织的修复和再生过程,如骨折愈合、伤口愈合等。例如,胶原蛋白是骨折修复中的重要结构蛋白,它为新生骨组织提供支撑和框架,促进骨骼的愈合和恢复。

③蛋白质是肌肉组织的主要构成成分,有助于维持肌肉的健康和力量。例如,进行重量训练的运动员需要充足的蛋白质摄入,以支持肌肉纤维的修复和增长,从而增强肌肉的力量和耐力。

如一个年轻的运动员,他在进行高强度的训练后,肌肉组织会受到微小的损伤。为了修复这些损伤并促进肌肉生长,他的饮食中需要包含高质量的蛋白质,如鸡胸肉、鸡蛋或乳清蛋白粉。这些蛋白质来源提供了必需氨基酸。通过摄入这些蛋白质,运动员的肌肉能够在训练后得到修复和增长,从而提高他的肌肉力量。

3. 调节生理功能

蛋白质参与多种生理功能的调节,如激素分泌、酶活性等。蛋白质在人体内起着信号传递、调控代谢和维持稳态的作用。

①蛋白质参与激素的合成和分泌,如胰岛素、生长激素等。这些激素在调节血糖水平、促进生长和发育等方面发挥关键作用。

②蛋白质是酶的主要构成成分,酶能够加速生物体内的化学反应,使得这些反应能够在生物体的温度和压力条件下有效进行,以维持生理过程的顺利进行。

③蛋白质参与细胞间的信号传递,如细胞因子、生长因子等。这些信号分子在细胞间的通信中起着至关重要的作用,它们可以影响细胞的行为,包括细胞的增殖、分

化和凋亡。

以糖尿病患者为例，胰岛素是一种由胰腺 β 细胞分泌的蛋白质激素，它在调节血糖水平方面起着至关重要的作用。当人体摄入食物后，血液中的葡萄糖水平会升高，此时胰腺会分泌胰岛素。胰岛素通过与身体细胞表面的胰岛素受体结合，促进葡萄糖进入细胞内，从而降低血糖水平。如果胰岛素分泌不足或者身体对胰岛素的反应减弱，血糖水平就会升高，导致糖尿病的发生。因此，胰岛素的正常分泌和功能对于维持血糖稳定和整体健康至关重要。

4. 免疫功能

蛋白质参与免疫系统的正常功能，有助于抵抗感染和疾病。蛋白质在免疫系统中起着识别病原体、激活免疫反应和产生抗体等作用。

①蛋白质参与抗体的合成，抗体是免疫系统的重要组成部分，有助于抵抗病原体的入侵。抗体能够识别并结合到特定病原体的表面抗原，标记它们以便其他免疫细胞进行清除。

②蛋白质参与免疫细胞的激活和功能，如 T 细胞、B 细胞等。这些细胞在免疫反应中扮演着关键角色，T 细胞帮助激活和调节免疫反应，而 B 细胞则负责产生抗体。

③蛋白质参与免疫系统的调节，如细胞因子、趋化因子等。这些分子在免疫细胞间的通信和协调中起着至关重要的作用，它们可以促进免疫细胞的迁移、增殖和活化。

5. 运输和储存

蛋白质参与血液、淋巴液等体液的运输和储存，维持体液平衡。蛋白质在体内起着运输营养物质、代谢废物和维持血液渗透压等作用。

①营养物质运输。蛋白质参与运输营养物质，如血红蛋白运输氧气、载体蛋白运输葡萄糖等。血红蛋白是血液中的一种蛋白质，它能够与氧气结合并在体内运输，确保身体各组织和器官能够得到足够的氧气供应。

②代谢废物运输。蛋白质参与运输代谢废物，如胆红素、尿酸等。例如，血液中的白蛋白可以结合并运输胆红素，这是一种在红细胞分解过程中产生的废物。胆红素随后被肝脏处理并通过胆汁排入肠道后排出体外。

③血液渗透压维持。蛋白质参与维持血液渗透压，对于维持正常的生理功能至关重要。血浆中的蛋白质，尤其是白蛋白，有助于维持血液与组织之间的水分平衡。它们通过吸引水分进入血管，帮助维持血液的体积和压力。

人在献血时，除了失去血液，也会失去一部分血浆中的蛋白质，尤其是白蛋白。献血后，身体需要补充这些蛋白质以维持正常的血液容量和渗透压。通常，通过正常的饮食和身体的合成机制，白蛋白的水平会逐渐恢复。但如果献血过于频繁，没有足够的时间让身体补充这些蛋白质，可能会导致血液渗透压下降，影响体液平衡和整体健康。因此，献血者需要确保有充足的蛋白质摄入，以帮助身体恢复和维持正常的生理功能。

6. 调节体液渗透压

蛋白质参与维持体液的渗透压平衡，对于维持正常的生理功能至关重要。蛋白质在体内起着调节细胞内外液体平衡、维持血压和渗透压等作用。

①蛋白质参与调节细胞内外液体平衡。细胞膜上的通道蛋白、泵蛋白等帮助控制水分和溶质在细胞内外的移动，确保细胞内环境的稳定。

②蛋白质参与维持血压。血管紧张素转换酶抑制剂等在调节血管紧张度和血压中发挥作用，有助于血管的舒张和收缩。

③血浆中的蛋白质，尤其是白蛋白，有助于维持血液的渗透压，从而影响水分在血管内外的分布。

以一个肝病患者为例，肝病可能导致血液中的白蛋白合成减少。白蛋白是维持血液渗透压的关键蛋白质之一，它能够吸引水分进入血管，维持血液体积和压力。当白蛋白水平降低时，血液的渗透压可能下降，导致水分从血管中渗出到周围组织，引起水肿。在这种情况下，医生可能会推荐患者摄入富含蛋白质的饮食，或者在某些情况下，可能会考虑白蛋白的补充治疗，以帮助恢复血液渗透压的平衡，减少水肿，并维持正常的生理功能。

7. 提供能量

蛋白质在能量不足时可以作为能源，提供能量给身体各个部位。蛋白质在体内通过氨基酸的氧化分解产生能量，参与能量代谢过程。

①蛋白质在体内通过氨基酸的氧化分解产生能量，如丙氨酸、谷氨酸等。这些氨基酸在能量需求增加时，可以通过脱氨基作用释放出能量。

②蛋白质参与能量代谢过程，如糖异生、脂肪酸氧化等。在长时间禁食或碳水化合物摄入不足的情况下，身体会通过糖异生过程将某些氨基酸转化为葡萄糖，以供能量使用。

③蛋白质在能量不足时可以作为能源，提供能量给身体各个部位，如肌肉、大脑等。在高强度运动或长时间运动后，身体可能会分解肌肉蛋白质以提供额外的能量。

一个正在进行马拉松比赛的长跑运动员。在比赛的后半段，当体内的糖原储备接近耗尽时，运动员的身体可能会开始分解蛋白质以提供持续的能量。在这种情况下，肌肉中的蛋白质，尤其是那些含有高比例的氧化氨基酸如丙氨酸的蛋白质，可能会被用来产生能量。丙氨酸通过糖异生过程转化为葡萄糖，为肌肉提供能量，帮助运动员完成比赛。这种情况下，蛋白质的分解显示了其在能量代谢中的重要作用，尤其是在长时间或高强度的体力活动中。因此，长跑运动员在训练期间和比赛后需要确保摄入足够的蛋白质，以支持能量需求和肌肉恢复。

四、食物蛋白质的营养学评价

食物蛋白质的营养学评价是评估食物蛋白质营养价值的重要环节,主要包括以下几个方面。

1. 蛋白质含量

蛋白质含量是评价食物蛋白质营养价值的首要指标。蛋白质含量高的食物能够提供更多的必需氨基酸和其他营养素,有助于满足人体的蛋白质需求。蛋白质含量的测定通常采用凯氏定氮法,这是一种通过测定食物中氮的含量来估算蛋白质含量的方法。

2. 蛋白质质量

蛋白质质量主要取决于其氨基酸组成,特别是必需氨基酸的含量。蛋白质的氨基酸组成越接近人体需要的氨基酸模式,其质量越高。反之,其营养价值就越低。若两者相吻合,就说明该食物蛋白质中氨基酸组成是平衡的。体现其平衡程度的主要参数包括四类:一是必需氨基酸和非必需氨基酸之间的比例;二是必需氨基酸的含量;三是赖氨酸与蛋氨酸之间的比例;四是赖氨酸与精氨酸之间的比例。根据这些参数,可大致判断食物蛋白质营养价值的高低。一些食物蛋白质主要氨基酸含量及其比值见表2-6。

表2-6 一些食物蛋白质主要氨基酸含量及其比值

类别	粗蛋白/%	赖氨酸/%	蛋氨酸/%	精氨酸/%	赖氨酸:蛋氨酸	赖氨酸:精氨酸
大米	8.8	0.34	0.18	0.67	100:52	100:197
玉米	8.6	0.27	0.13	0.44	100:48	100:163
大麦	10.8	0.37	0.13	0.51	100:35	100:137
高粱	8.7	0.22	0.08	0.32	100:36	100:145
鱼干	62.0	4.35	1.65	4.08	100:40	100:93
肉粉	53.4	2.60	0.67	3.34	100:26	100:128

注:表格中包括不同食物的粗蛋白含量以及特定氨基酸的比例。这些数据对于评估食物蛋白质的营养价值和氨基酸平衡非常重要。赖氨酸、蛋氨酸和精氨酸是蛋白质合成中重要的必需氨基酸,它们在人体内不能自行合成,必须通过饮食摄取。表格中的比值有助于了解不同食物中这些氨基酸的相对含量,从而评估它们的蛋白质营养价值。

3. 蛋白质消化率

蛋白质的消化率是指蛋白质在人体内的消化和吸收程度。评估一种食物的蛋白质含量是否丰富非常重要,但这些蛋白质是否能被人体消化吸收才是一个关键的前提条件。消化率(Digestibility,D)可以通过以下公式来表示:

$$D = [I-(F-FK)]/I$$

在这个公式中，*I* 代表摄入的氮，*F* 代表粪便中的氮，而 *FK* 代表内源性氮。这个公式的含义是，摄入的氮量减去排出的氮量，剩余的部分就是被吸收的氮量，也就是蛋白质消化的结果。然而，即使在没有蛋白质摄入的情况下，人体也会通过粪便排出氮（*FK*），因此在计算消化率时必须减去这部分内源性氮，以得到真正的消化率（True Digestibility）。如果没有减去 *FK* 的值，那么计算出的消化率则被称为表观消化率（Apparent Digestibility）。

表 2-7 中列出了一些常见食物的消化率，但这些数值仅供参考，因为不同的实验结果之间可能存在一些差异。例如，有报道指出鸡蛋和牛奶的消化率比表中的数值低，这可能是由于分析方法的不一致所导致的。

表 2-7 一些食物的蛋白质消化率

食物来源	真蛋白质消化率（儿童）	真蛋白质消化率（成人）
鸡蛋	0.92，0.97	0.97
牛奶	0.93，0.97，0.90	0.97
玉米	0.62	0.78
大米（磨）	0.85	0.84
全麦	—	0.79
精面	0.93	0.89
大豆	—	0.78
大豆分离蛋白	0.92，0.95，0.88	—
混合食物	—	—
玉米+豆	0.78	
小麦+大豆蛋白	0.83	
玉米+豆+奶	0.84	
玉米+大豆+奶	0.94	—
鱼粉+小米+花生粉	0.83	

注：本表摘自北京大学医学出版社 2009 年出版的《中国食物成分表》，表格中的"—"表示原文中未提供相应的数据。儿童和成人的真蛋白质消化率以小数形式表示，小数点后两位。混合食物部分未提供具体的消化率数据。

消化率高的蛋白质更容易被人体吸收利用。蛋白质的消化率也受到食物加工方式、烹饪方法和个体差异等因素的影响。

4. 蛋白质利用率

蛋白质利用率是指人体对食物蛋白质的利用程度，包括蛋白质的合成和分解。蛋白质利用率受多种因素影响，如蛋白质的来源、氨基酸组成、消化吸收率等。蛋白质利用率越高，其营养价值越高。表 2-8 中是一些常见食物蛋白质的利用率。

表 2-8 常见食物蛋白质的利用率表

食物类别	食物	蛋白质利用率
动物性食物	鸡蛋	94%
动物性食物	牛奶	85%
动物性食物	鱼	83%
动物性食物	牛肉	76%
动物性食物	鸡肉	75%
植物性食物	大豆	73%
植物性食物	藜麦	64%
植物性食物	燕麦	57%
植物性食物	玉米	54%
植物性食物	大米	52%
植物性食物	面粉（全麦）	25%

注：这些数据是大致的估计，实际的蛋白质利用率可能会因个体差异、食物的加工方式和与其他食物的组合等因素而有所不同。

5. 蛋白质的生物学价值

蛋白质的生物学价值是指蛋白质在人体内的生物利用程度，即蛋白质在体内的合成和分解程度。

生物学价值（PBV）是评价食物蛋白质营养价值的一个重要指标，由 Thomas 于 1909 年首次提出。这一概念旨在衡量食物蛋白质在人体内的利用效率。具体来说，生物学价值指的是食物蛋白质在体内的储留量与其吸收量之间的比率。

PBV 的高低直接关联到蛋白质在体内的实际效用。一个高生物学价值的蛋白质，意味着它在消化吸收后，能够被身体更多地保留并用于构建和修复组织。

具体计算公式如下：

PBV=［食入氮－（粪氮＋尿氮）］/（食入氮－粪氮）×100%（蛋白质的表观生物价）

然而，粪中氮除了来自食物中的氮，还包括消化道脱落黏膜的氮、残余消化液的氮和消化道微生物的氮，这些通常合称为代谢氮（Metabolic Nitrogen）。同样，尿中的氮除了来自食物中的氮，还包括身体组织降解产生的少量氮，这部分通常称为内源氮（Endocrine Nitrogen）。因此，Mitchel 在 1924 年对公式进行了修正，以更准确地反映食物蛋白质的生物学价值：

PBV=｛食入氮－［（粪氮－代谢氮）＋（尿氮－内源氮）］/［食入氮－（粪氮－代谢氮）］｝×100%

蛋白质的营养实质上是氨基酸的营养。蛋白质生物学价值高的食物能够提供更多的净蛋白质，有助于维持和修复组织。通过将不同氨基酸组成的多种蛋白质按照一定比例配合，可以利用氨基酸的互补作用提高蛋白质的生物学价值。此外，通过在食物中添加限制性氨基酸，改善氨基酸的平衡性，也可以提高蛋白质的生物学价值。表2-9列举了一些食物蛋白质的生物学价值，这些数据有助于评估不同食物来源蛋白质的营养价值。下表列举了一些食物蛋白质的生物学价值。

表2-9 一些食物蛋白质的生物学价值

类别	生物学价值	类别	生物学价值	类别	生物学价值
大米	77	花生	59	鸡蛋蛋白	83
小麦	39~67	马铃薯（熟）	67	鸡蛋蛋黄	96
面粉	52	红薯	72	牛奶	85
大麦	46~52	白菜	76	猪肉	74
玉米	42~60	生大豆	57	牛肉	76
小米	57	熟大豆	64	鱼干	75~83
燕麦	59	扁豆	72		
高粱	34	鸡蛋	94		

在综合评价食物蛋白质的营养价值时，需要考虑蛋白质含量、质量、消化率、利用率和生物学价值等多个方面。只有综合评价食物蛋白质的营养价值，才能更好地指导人们的膳食选择和营养健康。

五、蛋白质营养不良

蛋白质营养不良是指长期摄入的蛋白质不足，导致身体组织的生长和修复受阻、免疫功能下降、生理功能受损等问题。

1. 生长发育迟缓

蛋白质是儿童和青少年生长发育的重要营养素。在蛋白质营养不良的情况下，可能会出现生长发育迟缓，影响身高和体重的增长。长期蛋白质摄入不足会导致肌肉和骨骼发育不良，影响正常的生长发育。

2. 免疫力下降

蛋白质是免疫系统的重要组成部分。蛋白质营养不良会影响免疫系统的正常功能，使人更容易感染疾病。长期蛋白质摄入不足会导致免疫力下降，增加患病的风险。

3. 生理功能受损

蛋白质在体内参与多种生理功能的调节，如激素分泌、酶活性等。蛋白质营养不良可能导致生理功能受损，如贫血、水肿等。贫血是由于蛋白质摄入不足导致红细胞生成受阻，影响氧气的运输和供应；水肿是由于蛋白质摄入不足导致血浆蛋白水平下降，引起组织液滞留。

4. 组织损伤

蛋白质是维持组织健康的重要营养素。蛋白质营养不良可能导致身体组织的损伤和修复受阻，如肌肉萎缩、皮肤松弛等。长期蛋白质摄入不足会导致肌肉萎缩，影响肌肉力量和功能。皮肤松弛是由于蛋白质摄入不足导致皮肤弹性下降，影响皮肤的健康和美观。

5. 营养不良性疾病

蛋白质营养不良还可能导致营养不良性疾病的发生，如蛋白质-能量营养不良、蛋白质-热能营养不良等。这些疾病严重影响患者的身体健康和生活质量。

6. 心理和行为问题

蛋白质营养不良还可能对心理和行为产生影响。蛋白质摄入不足可能导致注意力不集中、记忆力下降、情绪波动等问题。这些问题会影响学习和工作效率，对个人和社会产生负面影响。

7. 慢性疾病风险增加

蛋白质营养不良还可能导致慢性疾病风险增加。长期蛋白质摄入不足与心血管疾病、糖尿病、肥胖等慢性疾病的发生和发展有关。蛋白质摄入不足还可能增加癌症、骨质疏松等疾病的发病率。

诊断人体蛋白质缺乏的标准主要通过检测人血清蛋白质类型的正常含量与反映人体蛋白质营养状况的血液生化指标来体现（表2-10和表2-11）。

表2-10 人血清蛋白质类的正常含量

蛋白质类型	正常含量范围/（g/L）	蛋白质类型	正常含量范围/（g/L）
总蛋白	60~80	α2-球蛋白	0.4~0.9
白蛋白	35~50	β1-球蛋白	0.6~1.2
球蛋白	20~30	β2-球蛋白	0.7~1.4
纤维蛋白原	2~4	γ-球蛋白	0.9~1.8
α1-球蛋白	0.2~0.6		

注：这些数值仅供参考，具体的正常范围应以所在地区的医疗标准和实验室测试结果为准。

表2-11 反映人体蛋白质营养状况的血液生化指标

指标	正常范围	说明
血清总蛋白	60~80 g/L	反映肝脏合成功能和营养状况
血清白蛋白	35~50 g/L	主要反映肝脏合成能力，也与营养状况相关
血清前白蛋白	200~400 mg/L	半衰期短，反映近期营养状况

(续表)

指标	正常范围	说明
转铁蛋白	2.0~4.0 g/L	反映铁代谢和蛋白质合成能力
血清氨基酸水平	正常范围因氨基酸种类而异	直接反映体内氨基酸的可用性
尿素氮	2.5~7.2 mmol/L	反映蛋白质代谢和肾脏功能
肌酐	男性：62~115 μmol/L 女性：53~97 μmol/L	反映肌肉质量，间接反映蛋白质摄入
血清胆固醇	总胆固醇：3.6~6.2 mmol/L HDL 胆固醇：1.0~2.0 mmol/L	反映脂蛋白代谢，与蛋白质营养状况间接相关

注：上述正常范围可能因实验室、年龄、性别、种族和其他因素而有所不同。此外，单一指标往往不能全面反映蛋白质营养状况，通常需要结合多个指标和临床评估来综合判断。在实际应用中，医生可能会根据患者的具体情况选择适当的指标进行检测，并结合患者的饮食史、体重变化、身体检查结果等信息来评估其蛋白质营养状况。

蛋白质营养不良的主要原因有以下几方面。

①膳食中蛋白质摄入不足。食物中蛋白质含量低，或者膳食中蛋白质的比例不足。膳食中蛋白质摄入不足是蛋白质营养不良最常见的原因。蛋白质含量低的食物，如某些蔬菜和水果，以及蛋白质比例不足的饮食，如素食主义或过度依赖加工食品的饮食，都可能导致蛋白质摄入不足。

②不良的饮食习惯。如偏食、素食主义、过度依赖加工食品等，导致蛋白质摄入不足。不良的饮食习惯也是蛋白质营养不良的重要原因。偏食可能导致某些必需氨基酸的摄入不足，如素食可能无法提供所有必需氨基酸。过度依赖加工食品可能导致蛋白质摄入不足，因为这些食品往往含有较少的蛋白质。

③疾病或健康状况。如消化系统疾病、肾脏疾病、癌症等，都会影响蛋白质的摄入和利用。某些疾病或健康状况不良可能导致蛋白质摄入和利用受阻。例如，患胃肠道炎症或做过消化系统手术可能导致蛋白质消化和吸收不良；肾脏疾病可能影响蛋白质的代谢和排泄；癌症患者在治疗期间可能因为食欲下降或营养吸收不良而导致蛋白质摄入不足。

④生活方式因素。如长时间不进食、过度节食、运动量过大等，也会导致蛋白质营养不良。长时间不进食或过度节食可能导致蛋白质摄入不足，影响身体的正常功能。运动量过大可能导致蛋白质消耗增加，如果没有足够的蛋白质摄入，也可能导致蛋白质营养不良。人进食过多的蛋白质，不仅造成浪费，而且多余的氨基酸在肝中脱氨基，合成尿素到肾随尿排出，加重肝脏、肾脏负担。长期进食过多的蛋白质，可能引起肝、肾疾病。人进食过多的蛋白质时，也往往伴随着进食过多的嘌呤类物质，因此还可能诱发痛风病。痛风是由尿酸盐沉积所致的晶体相关性关节病，与嘌呤代谢紊乱和（或）尿酸排泄减少所致的高尿酸血症直接相关，特指急性特征性关节炎和慢性痛风石疾病，

主要包括急性发作性关节炎、痛风石形成、痛风石性慢性关节炎、尿酸盐肾病和尿酸性尿路结石，重者可出现关节残疾和肾功能不全。

六、蛋白质的参考摄入量与食物来源

蛋白质是人体所需的重要营养素，对于维持正常的生理功能和健康至关重要。根据我国居民膳食指南，成年人每日蛋白质摄入量应占总能量摄入的11%~14%。合理摄入蛋白质有助于维持健康，预防疾病。人体对蛋白质的大致需要量如表2-12所示。

表2-12 人体对蛋白质的大致需要量

	生理阶段	蛋白质需要量/（g/d）
成年男子	轻体力工作	70
	重体力工作	105
成年女子	轻体力工作	65
	重体力工作	85
哺乳期女性		90~110
少年男子		80~90
少年女子		80
孕妇	第4~6个月	80~100
	第7~9个月	90~110
儿童（初生至13岁）		4~70

注：这些数据提供了不同生理阶段和不同活动水平人群对蛋白质的大致日推荐摄入量。实际需要量可能会因个人差异、健康状况、饮食习惯等因素而有所不同。蛋白质的需求量与个体的能量消耗、生长速度、怀孕和哺乳状态等因素密切相关。

蛋白质的食物来源可分为植物性蛋白质和动物性蛋白质两大类。

1. 动物性蛋白

动物性蛋白如肉类、鱼类、奶制品、蛋类等是富含蛋白质的食物，它们提供完整的氨基酸组成，有助于维持肌肉健康和免疫功能。

①肉类。肉类包括猪肉、牛肉、羊肉等。肉类是蛋白质的重要来源，含有丰富的必需氨基酸和B族维生素。适量摄入肉类有助于维持肌肉健康和提供能量。

②鱼类。鱼类含有丰富的蛋白质和不饱和脂肪酸，如 ω-3 脂肪酸。鱼类对心脏健康有益，有助于降低心血管疾病的风险。

③奶制品。奶制品包括牛奶、奶酪、酸奶等。奶制品含有丰富的蛋白质、钙和维生素D。适量摄入奶制品有助于维持骨骼健康和提供能量。

④蛋类。蛋类含有丰富的蛋白质、维生素和矿物质。蛋类是优质蛋白质的来源，有助于维持肌肉健康和提供能量。

2. 植物性蛋白

植物性蛋白如豆类、豆制品、坚果等也是蛋白质的良好来源，它们有助于提供能量和维持肌肉健康。

①豆类。豆类包括绿豆、黑豆、红豆等。豆类含有丰富的蛋白质、膳食纤维、维生素和矿物质。豆类是植物性蛋白质的重要来源，有助于提供能量和维持肌肉健康。

②豆制品。豆制品包括豆腐、豆浆等。豆制品含有丰富的蛋白质、膳食纤维、维生素和矿物质。豆制品是植物性蛋白质的良好来源，有助于提供能量和维持肌肉健康。

③坚果。坚果如核桃、杏仁、腰果等。坚果含有丰富的蛋白质、健康脂肪、膳食纤维、维生素和矿物质。适量摄入坚果有助于提供能量和维持肌肉健康。表2-13为常见食物蛋白质含量，以供参考。

表2-13 常见食物蛋白质含量表

食物类别	食物名称	每100 g蛋白质含量/g	食物类别	食物名称	每100 g蛋白质含量/g
谷类	大米	7.5	谷类	粥	1.2
谷类	小米	9.7	谷类	面条	11.0
谷类	面粉	12.0	蔬菜类	黄花菜（鲜）	2.9
蔬菜类	土豆	2.0	蔬菜类	菠菜	2.0
蔬菜类	西蓝花	4.1	蔬菜类	胡萝卜	0.6
水果类	香蕉	1.2	水果类	苹果	0.5
豆类	黄豆（大豆）	39.2	豆类	花豇豆	22.6
豆类	红豆	21.5	豆类	绿豆	22.1
豆类	蚕豆	28.2	豆类	豌豆	24.0
畜肉类	牛肉	20.1	畜肉类	猪肉	16.9
畜肉类	羊肉	11.1	禽肉类	鸭肉	16.5
禽肉类	鸡肉	23.3	蛋类	鸡蛋（全）	14.8
鱼类	鲤鱼	18.1	鱼类	带鱼	17.7
鱼类	鲫鱼	13.0	鱼类	草鱼	16.6
鱼类	三文鱼	20.4	大豆类	豆腐（北豆腐）	8.0
大豆类	豆浆	1.6	坚果类	花生仁（炒熟）	26.5
坚果类	杏仁	22.5	坚果类	核桃	14.9
乳类	牛奶（鲜）	3.1			

注：这些数据仅供参考，实际含量可能因食物的具体品种、成熟度、加工方式等因素而有所不同。

不同食品中蛋白质含氮量有一定的差异，食品中蛋白质含量也可通过"总氮量"乘以"换算系数"，或食品中各氨基酸含量的总和来确定。在测定出"总氮量"后，食品中蛋白质含量的计算公式如下：

$$蛋白质含量（g/100g）= 总氮量（g/100g）\times 换算系数$$

不同食品蛋白质的含氮量与换算系数如表2-14所示。

表2-14 不同食品蛋白质的含氮量与换算系数

食物	蛋白质含氮量/%	换算系数	食物	蛋白质含氮量/%	换算系数
大米蛋白	16.8	5.95	棉籽蛋白	18.9	5.30
小麦蛋白	17.2	5.81	鸡蛋蛋白	16.0	6.25
大麦蛋白	17.2	5.81	猪肉蛋白	16.0	6.25
燕麦蛋白	17.2	5.81	酪蛋白	15.7	6.38
玉米蛋白	16.0	6.25	大豆蛋白	17.5	5.71

为了维持健康的体重和预防慢性疾病，除了关注蛋白质摄入，还应该注意食物的烹饪方式和饮食习惯。例如，减少油炸、煎炒等高脂肪烹饪方式，增加蒸、煮、炖等低脂肪烹饪方式；减少糖分和盐分的摄入，增加膳食纤维的摄入；避免暴饮暴食，保持定时定量的饮食习惯等。

总之，蛋白质在人体中具有多种重要的生理功能，合理摄入蛋白质对于维持健康至关重要。通过科学的膳食搭配和适量的身体活动，可以有效地满足人体的蛋白质需求，维持健康的体重和预防慢性疾病，提高生活质量。

第四节 脂类

一、脂类的分类

脂类是人体所需的重要营养素，对维持正常的生理功能和健康至关重要。脂类可分为两大类：一类是脂肪，另一类是类脂。

1. 脂肪

脂肪是脂类的主要形式，包括饱和脂肪、单不饱和脂肪和多不饱和脂肪。

①饱和脂肪。饱和脂肪主要存在于动物性食品中，如肉类、奶制品等。饱和脂肪在室温下呈固态，如黄油、猪油等。饱和脂肪的摄入过多可能会增加心血管疾病的风险。

②单不饱和脂肪。单不饱和脂肪主要存在于橄榄油、花生油等植物性食品中。单不饱和脂肪有助于降低胆固醇水平，对心脏健康有益。

③多不饱和脂肪。多不饱和脂肪主要存在于鱼类、坚果等食品中。多不饱和脂肪包括 ω-3 和 ω-6 脂肪酸,对心脏健康和大脑功能有益。

2. 类脂

类脂包括磷脂、固醇和脂溶性维生素等。

①磷脂。磷脂是细胞膜的主要构成成分,有助于构建细胞膜,维持细胞的结构和功能。磷脂在蛋黄、肝脏、坚果等食品中含量较高。

②固醇。固醇包括胆固醇、性激素等。胆固醇是合成胆汁酸、维生素 D 和性激素的前体。胆固醇主要存在于动物性食品中,如肉类、奶制品等。性激素参与性腺的发育和生殖过程。

③脂溶性维生素。脂溶性维生素包括维生素 A、维生素 D、维生素 E、维生素 K 等。这些维生素在脂肪中溶解。维生素 A 主要存在于动物性食品中,如肝脏、鱼肝油等;维生素 D 主要通过皮肤暴露在阳光下合成,也可通过食物摄入;维生素 E 主要存在于植物油、坚果等食品中;维生素 K 主要存在于绿叶蔬菜、肝脏等食品中。

二、脂类的功能

脂类在人体中具有多种重要的生理功能,对维持正常的生理功能和健康至关重要。

1. 供应与储存能量

脂肪是人体储存能量的主要形式,也是长时间运动时的主要能源。脂肪在体内被分解为脂肪酸和甘油,提供能量给身体各个部位。脂肪的能量密度高,1 g 脂肪可以提供约 9 kcal 的能量,是碳水化合物和蛋白质的两倍多。脂肪在身体中的主要功能是储存能量以及在长时间运动时作为能源供应。

2. 维持体温

脂肪有助于维持体温,减少热量的散失。脂肪在皮下形成一层保温层,有助于保持体温稳定,特别是在寒冷的环境中。脂肪还能在体内形成隔热层,保护内脏免受外界环境的直接影响。

3. 保护内脏

脂肪在体内形成一层保护膜,保护内脏免受外界的冲击和损伤。脂肪在腹腔内形成一个缓冲层,保护内脏免受外力的直接撞击。脂肪还能在血管周围形成一层保护层,减少血管的机械损伤。

4. 促进脂溶性维生素的吸收

脂肪是脂溶性维生素的溶剂,有助于脂溶性维生素的吸收和利用。脂溶性维生素包括维生素 A、维生素 D、维生素 E、维生素 K 等,它们需要脂肪的帮助才能被肠道吸收。脂肪还能帮助这些维生素在体内的运输和储存。

5. 构建细胞膜

磷脂是细胞膜的主要构成成分，磷脂分子具有亲水性头部和疏水性尾部，这种结构使得磷脂能够在水中形成双层结构，构成细胞膜的基本框架。细胞膜不仅保护细胞内部结构，还控制物质的进出，维持细胞内外环境的稳定。

6. 调节生理功能

固醇类物质如胆固醇、性激素等参与调节生理功能。胆固醇是合成胆汁酸、维生素 D 和性激素的前体。胆汁酸有助于消化脂肪，维生素 D 有助于钙和磷的吸收，性激素参与性腺的发育和生殖过程。胆固醇还参与血液中脂质的运输，维持血液的流动性。

7. 影响神经传导和信号传递

脂类在神经传导和信号传递中起着重要作用。神经细胞之间的连接需要脂质分子的参与，这些脂质分子被称为神经鞘磷脂。神经鞘磷脂有助于神经冲动的快速传递，维持神经系统的正常功能。

8. 影响胆固醇代谢

脂类对胆固醇代谢有重要影响。高密度脂蛋白（HDL）是一种脂蛋白，它有助于血液中多余胆固醇的清除，将其带回肝脏进行代谢。低密度脂蛋白（LDL）是另一种脂蛋白，它将胆固醇从肝脏输送到身体各个部位。适当的脂类摄入有助于维持正常的胆固醇水平，预防心血管疾病。

9. 影响免疫系统功能

脂类对免疫系统功能有重要影响。脂质分子如脂多糖能够激活免疫系统，引发免疫反应。此外，脂质分子还能作为免疫细胞的信号分子，调节免疫细胞的活性和功能。

10. 影响激素合成

脂类对激素合成有重要影响。脂质分子是激素的前体，如胆固醇是合成性激素和肾上腺皮质激素的前体。适当的脂类摄入有助于维持正常的激素水平，调节身体的生理功能。

11. 影响生殖功能

脂类对生殖功能有重要影响。脂质分子如性激素参与性腺的发育和生殖过程。适当的脂类摄入有助于维持正常的生殖功能，促进生育。

12. 影响皮肤健康

脂类对皮肤健康有重要影响。脂质分子如脂肪酸和脂质酸有助于保持皮肤的水分和弹性，减少皮肤干燥和老化。适当的脂类摄入有助于维持健康的皮肤，预防皮肤疾病。

13. 影响眼睛健康

脂类对眼睛健康有重要影响。脂质分子如维生素 A 是视网膜感光细胞的重要营养素，有助于维持正常的视力。适当的脂类摄入有助于维持健康的眼睛，预防视力下降。

14. 影响大脑功能

脂类对大脑功能有重要影响。脂质分子如 ω-3 脂肪酸是大脑细胞膜的重要构成成分，有助于维持大脑细胞的结构和功能。适当的脂类摄入有助于维持正常的脑功能，预防认知障碍。

15. 影响脂质代谢

脂类对脂质代谢有重要影响。脂质分子如脂蛋白参与脂质的运输和代谢。适当的脂类摄入有助于维持正常的脂质代谢，预防脂质代谢紊乱。

16. 影响细胞信号传导

脂类对细胞信号传导有重要影响。脂质分子如鞘磷脂参与细胞膜的信号传导。适当的脂类摄入有助于维持正常的细胞信号传导，预防细胞功能障碍。

三、膳食脂肪的营养学评价

膳食脂肪的营养学评价是评估膳食脂肪营养价值的重要环节，主要包括以下几个方面。

1. 脂肪种类

膳食脂肪的种类包括饱和脂肪、单不饱和脂肪和多不饱和脂肪。饱和脂肪主要存在于动物性食品中，如肉类、奶制品等。单不饱和脂肪主要存在于橄榄油、花生油等植物性食品中。多不饱和脂肪主要存在于鱼类、坚果等食品中。

饱和脂肪的摄入量应控制在一定范围内，因为过量摄入饱和脂肪可能会增加患心血管疾病的风险。单不饱和脂肪和多不饱和脂肪的摄入量应适当增加，因为它们有助于降低胆固醇水平，对心脏健康有益。

2. 脂肪酸组成

膳食脂肪的脂肪酸组成应符合人体需要，特别是必需脂肪酸的摄入量应充足。必需脂肪酸包括 ω-3 和 ω-6 脂肪酸，它们对人体健康至关重要。

ω-3 脂肪酸主要存在于鱼类、亚麻籽油等食品中，对心脏健康和大脑功能有益。ω-6 脂肪酸主要存在于植物油、坚果等食品中，对维持细胞结构和功能有益。

3. 脂肪消化率

脂肪的消化率是指脂肪在人体内的消化和吸收程度。脂肪的消化率越高，其营养价值越高。脂肪的消化率受到食物加工方式、烹饪方法和个体差异等因素的影响。

4. 脂肪利用率

脂肪的利用率是指人体对食物脂肪的利用程度，包括脂肪的合成和分解。脂肪利用率受多种因素影响，如脂肪的来源、脂肪酸组成、消化吸收率等。脂肪利用率越高，其营养价值越高。

5. 脂肪生物价值

脂肪生物价值是指脂肪在人体内的生物利用程度，即脂肪在体内的合成和分解程度。脂肪生物价值越高，其营养价值越高。脂肪生物价值的评价通常采用氮平衡实验和生物化学方法。

四、脂类在膳食中的地位

脂肪是食物的基本构成部分，它可能以可见的形式存在于食物中，也可能不易被察觉。植物性脂肪的主要来源包括硬果和种子油，如花生油、豆油、芝麻油、葵花籽油、玉米油等，这些油类通常含有丰富的不饱和脂肪酸。而动物脂肪则包括陆地动物和海洋动物的体脂、奶脂等。脂肪不仅能够改善食物的风味和增加饱腹感，还有助于消化和吸收溶解于脂肪中的营养物质，如脂溶性维生素。作为高浓度的热量来源，脂肪为人体提供必需的脂肪酸，因此在膳食中占有特殊的地位。

尽管脂类的种类繁多，但日常饮食中摄取的大部分脂肪都是以甘油三酯的形式存在。从营养平衡的角度来看，过量摄入蛋白质、碳水化合物、脂肪或酒精都会转化为脂肪组织中的热量储存，长期过量摄入热量可能导致超重和肥胖。脂肪在人体营养中的作用不仅是提供必需脂肪酸，它几乎是每个细胞，尤其是细胞膜的构成成分。脂肪对于携带脂溶性维生素和提供必需脂肪酸至关重要，它还能增加食物的丰富感和独特风味，使人体感到饱足。因此，随着生活水平的提高，人们往往会先增加膳食中的脂肪和高脂肪肉类的比重。

脂肪是食物中能量含量最高的成分，它具有双重性质：一方面，过高的脂肪摄入容易导致脂肪堆积，对成年人产生一系列负面影响；另一方面，脂肪是人体最佳的能量储备，能保护体内器官的稳定性，起到保温作用。对于婴幼儿来说，膳食中脂肪的比例应高于成人，母乳中的脂肪含量占总热量的50%以上，包括各种中链和长链脂肪酸，如n-3、n-6和n-9型脂肪酸以及饱和脂肪酸。这表明快速生长发育不仅需要更多的能量，还需要脂肪作为细胞，包括神经细胞的构成成分。成人同样需要各种脂肪酸，但应该更关注它们在总热量中的比例。多数研究认为，脂肪在总热量中的占比不应超过30%，大多数建议倾向于25%~30%。成人膳食中的脂肪酸比例应包含单不饱和、多不饱和和长链多不饱和脂肪酸，以及相对较少的饱和脂肪酸。一些实验表明，一定量的饱和脂肪酸有助于高密度脂蛋白的形成。因此，没有绝对好或绝对坏的脂肪酸，只有相对好或相对不好的脂肪酸比例。我国大多数人有使用植物油烹饪的传统，这种习惯有助于膳食中n-3和n-6型不饱和脂肪酸的摄入，这些脂肪酸通常占总热量的5%左右，主要是亚油酸和亚麻酸。因此，应尽量减少反式脂肪酸的摄入，因为长期食用含有反式脂肪酸的食物可能对人体健康产生不利影响。此外，长期食用油炸食物可能导致脂肪酸发生多聚化反应，这种变化可能影响细胞膜的正常功能，干扰体内代谢过程，甚至增加患心血管疾病和其他健康问题的风险。

五、脂类的缺乏与过量

脂类是人体所需的重要营养素，对于维持正常的生理功能和健康至关重要。然而，脂类的缺乏和过量都会对健康产生不良影响。

1. 脂类缺乏

脂类缺乏可能导致营养不良、生长发育迟缓、免疫力下降等问题。脂类是人体所需的重要营养素，对于维持正常的生理功能和健康至关重要。

2. 脂类过量

脂类过量可能导致肥胖、心血管疾病、糖尿病等问题。脂类是人体所需的重要营养素，对于维持正常的生理功能和健康至关重要。脂肪是人体储存能量的主要形式，过量摄入脂肪会导致能量摄入过剩，从而导致体重增加。长期过量摄入脂肪会增加肥胖风险，进而增加患心血管疾病、糖尿病等慢性疾病的风险。脂肪在体内沉积会导致动脉硬化，过量摄入脂肪尤其是饱和脂肪和反式脂肪，会增加患心血管疾病的风险。心血管疾病是全球范围内导致死亡的主要原因之一，包括冠心病、中风等。同时，过量摄入脂肪会增加胰岛素抵抗，从而导致血糖升高。长期高血糖会导致糖尿病，糖尿病是一种慢性代谢性疾病，会对身体多个系统产生不良影响，包括心血管系统、肾脏、眼睛等。脂类过量还可能导致其他健康问题，如脂肪肝、胆结石等。脂肪肝是肝脏内脂肪沉积过多导致的肝脏疾病，可能会导致肝脏功能受损。胆结石是胆汁中胆固醇和胆色素沉积过多导致的疾病，可能会引起胆绞痛、胆囊炎等。因此，合理摄入脂类对于维持健康至关重要。

六、脂类的参考摄入量与食物来源

1. 脂类的参考摄入量

不同人群对脂类的需求量有所差异，不同人群对脂肪的适宜摄入量见表2-15、表2-16。

表2-15 婴儿与少儿每日对脂肪的适宜摄入量

年（月）龄	男/（g/d）	女/（g/d）	年（月）龄	男/（g/d）	女/（g/d）
1月龄以下	19		7月龄	31~41	29~38
1月龄	25		8月龄	32~43	30~40
2月龄	31		9月龄	34~45	32~42
3月龄	36		10月龄	35~46	33~44
4~6月龄	40		11月龄	36~48	34~45

（续表）

年（月）龄	男/(g/d)	女/(g/d)	年（月）龄	男/(g/d)	女/(g/d)
1岁	30~36	29~35	10岁	58~70	55~67
2岁	33~40	31~38	11岁	61~73	58~70
3岁	37~45	35~43	12岁	64~76	61~73
4岁	40~48	39~47	13岁	67~80	63~76
5岁	44~53	41~50	14岁	69~83	62~76
6岁	47~57	43~53	15岁	72~87	63~78
7岁	50~60	47~57	16岁	75~90	65~80
8岁	53~63	50~60	17岁	78~93	65~80
9岁	55~67	51~63			

表2-16　成年人每日对脂肪的适宜摄入量

年龄/阶段	劳动强度	男/(g/d)	女/(g/d)
18~44岁	极轻度劳动	53~66	47~58
	轻度劳动	58~72	51~64
	中度劳动	67~83	60~75
	重度劳动	76~94	67~83
	极重度劳动	89~111	—
孕妇（4~6个月）	—	—	增加4~6
孕妇（7~9个月）	—	—	增加4~6
哺乳期女性	—	—	增加18~22
45~59岁	极轻度劳动	49~61	42~53
	轻度劳动	53~66	47~58
	中度劳动	60~75	53~66
	重度劳动	67~83	—
60~69岁	极轻度劳动	44~56	38~47
	轻度劳动	49~61	42~58
	中度劳动	55~69	47~58
70~79岁	极轻度劳动	40~50	36~44
	轻度劳动	44~56	40~50
	80岁以上	36~44	31~39

假设一个成年男性,年龄在 18~44 岁,从事轻度劳动,根据表 2-16 所示,他每日对脂肪的适宜摄入量为 58~72 g。如果他一天的食物摄入如下。

500 g 大米(假设含脂肪 0.8 g/100 g)——脂肪摄入 4 g;

100 g 豆腐干(假设含脂肪 15 g/100 g)——脂肪摄入 15 g;

50 g 瘦猪肉(假设含脂肪 6 g/100 g)——脂肪摄入 3 g;

100 mL 牛奶(假设含脂肪 3.5 g/100 mL)——脂肪摄入 0.35 g;

1 个鸡蛋(假设含脂肪 5 g/ 个):脂肪摄入 5 g。

加上蔬菜中可能含有的少量脂肪,以及日常烹调使用的食用油(假设使用 20 g 食用油,含脂肪约 20 g),那么他一天的脂肪总摄入量大约为:

4(大米)+15(豆腐干)+3(瘦猪肉)+0.35(牛奶)+5(鸡蛋)+20(食用油)= 47.35 g

这个例子显示,该成年男性通过日常饮食已经接近达到他每日对脂肪的适宜摄入量的下限。如果他的劳动强度较大,或者他希望增加脂肪的摄入量以达到推荐范围的上限,可以通过增加一些含脂较多的食物,如坚果(如核桃、杏仁等)、鱼类或海鲜、全脂乳制品,或增加食用油的使用量或选择高脂的烹饪方式等,根据自身的能量消耗和营养需求来适当调整饮食中的脂肪摄入量。

2. 脂类的合理摄取

合理摄入脂类有助于维持健康,预防疾病。根据我国居民膳食指南,成年人每日脂肪摄入量应占总能量摄入的 20%~30%。具体到食物选择上,应适量食用动物性食品和植物性食品以获取脂肪。

(1)动物性食品

动物性食品如肉类、鱼类、奶制品等是富含脂肪的食物。它们提供饱和脂肪、单不饱和脂肪和多不饱和脂肪。

①肉类。肉类包括猪肉、牛肉、羊肉等。肉类是蛋白质的重要来源,含有丰富的必需氨基酸和 B 族维生素。适量摄入肉类有助于维持肌肉健康和提供能量。

②鱼类。鱼类含有丰富的蛋白质和不饱和脂肪酸,如 ω-3 脂肪酸。鱼类对心脏健康有益,有助于降低心血管疾病的风险。

③奶制品。奶制品包括牛奶、奶酪、酸奶等。奶制品含有丰富的蛋白质、钙和维生素 D。适量摄入奶制品有助于维持骨骼健康。

(2)植物性食品

植物性食品如橄榄油、花生油、坚果等是富含脂肪的食物。它们提供单不饱和脂肪和多不饱和脂肪。

①橄榄油。橄榄油含有丰富的单不饱和脂肪,对心脏健康有益。橄榄油适合用于凉拌、蒸煮等低脂肪烹饪方式。

②花生油。花生油含有丰富的单不饱和脂肪和多不饱和脂肪，对心脏健康有益。花生油适合用于炒菜、煎炸等烹饪方式。

③坚果。坚果如核桃、杏仁、腰果等。坚果含有丰富的蛋白质、健康脂肪、膳食纤维、维生素和矿物质。适量摄入坚果有助于提供能量和维持肌肉健康。

动物性食品如肉类、鱼类、奶制品等是富含脂肪的食物，植物性食品如橄榄油、花生油、坚果等也是脂肪的良好来源。常见食物脂肪含量见表2-17。

表2-17 常见食物脂肪含量表

食物类别	食物名称	每100 g中脂肪含量/g
动物性脂肪	黄油	81.0
	猪油	88.7
	牛油	92.0
	蛋黄	15.6
	奶酪	25.0~35.0
植物油	花生油	49.9
	橄榄油	88.9
	玉米油	86.4
	葵花籽油	100.0
坚果类	杏仁	52.2
	核桃	65.2
	花生	49.2
	腰果	37.6
鱼类	三文鱼	7.8
	鳕鱼	0.1
	金枪鱼	15.5
肉类	牛肉（瘦）	2.3
	猪肉（瘦）	6.3
	鸡肉（去皮）	1.2
乳制品	牛奶（全脂）	3.6
	酸奶（普通）	3.8
谷物	米饭	0.3
	面包（全麦）	1.0
	燕麦	7.0

（续表）

食物类别	食物名称	每100 g中脂肪含量/g
蔬菜	马铃薯	0.2
水果	香蕉	0.3
	苹果	0.3

注：这些数据仅供参考，实际含量可能因食物的具体品种、成熟度、加工方式等因素而有所不同。

为了维持健康的体重和预防慢性疾病，除了关注脂类摄入，还应该注意食物的烹饪方式和饮食习惯。例如，减少油炸、煎炒等高脂肪烹饪方式，增加蒸、煮、炖等低脂肪烹饪方式；减少糖分和盐分的摄入，增加膳食纤维的摄入；避免暴饮暴食，保持定时定量的饮食习惯。

总之，脂类在人体中具有多种重要的生理功能，合理摄入脂类对于维持健康至关重要。

第五节 矿物质

一、概述

矿物质是人体所需的重要营养素，对于维持正常的生理功能和健康至关重要。矿物质主要包括钙、铁、锌、碘、硒等。矿物质在人体内发挥着多种重要的生理功能，如构建骨骼、参与血液凝固、调节生理功能等。

矿物质是食物中除去碳、氢、氧、氮四种元素以外的其他元素的统称。由于食品经过灼烧后，有机物常成为气体逸去，而无机物大部分为不挥发性的残渣，故矿物质又称灰分。

矿物质在食品中主要以无机盐形式存在，如碘以碘化物或碘酸盐的形式存在，磷则以磷酸盐的形式存在。矿物质在食物中的功能也很丰富。可用它们调节水分活度、pH值、离子平衡和离子强度。可溶性盐可降低溶解氧的浓度，水果加工中有时利用这种方法护色。钙离子可使果胶酸交联，可用于防止植物组织过度软化。

二、矿物质的分类和生理作用

根据其在人体内的含量，可分成大量元素、微量元素和痕量元素，如表2-18所示。

表 2-18　矿物元素在人体内的含量与类别

在体内的含量 / %	元素	类别
1~9	Ca	大量元素
0.1~0.9	P、K、Na、S、Cl	
0.01~0.09	Mg	
0.001~0.009	Fe、Zn、F、Mo、Cu 等	微量元素
0.000 1~0.000 9	Br、Si、Cs、I、Mn、Pb 等	
0.000 01~0.000 09	Cd、B 等	
0.000 001~0.000 009	Se、Co、V、Cr、As、Ni、Li、Ge 等	痕量元素

占人体重量 0.01% 以上、每人每日需要量在 100 mg 以上的矿物质称为大量元素，包括钙（Ca）、磷（P）、钠（Na）、钾（K）、氯（Cl）、镁（Mg）和硫（S）。这些元素对于维持生命活动至关重要，如钙和磷是构成骨骼和牙齿的主要成分，钠和钾则参与神经传导和肌肉收缩，在细胞内外液中与蛋白质一起调节细胞膜的通透性、控制水分、维持正常的渗透压和酸碱平衡，维持神经肌肉兴奋性。

微量元素则是指在人体中含量小于 0.01% 的元素，包括铁（Fe）、锌（Zn）、铜（Cu）、锰（Mn）、碘（I）、硒（Se）、钴（Co）、铬（Cr）、钼（Mo）、硅（Si）、氟（F）和硼（B）等。尽管这些元素的含量微小，但它们在生长发育、营养、健康、疾病和衰老等生理过程中发挥着重要作用。许多微量元素是酶的必需活性因子，参与催化生物体内的各种化学反应，有的还参与构成某些激素或在激素的作用中发挥作用。

在实际应用中，痕量元素通常也被归类为微量元素。此外，某些元素在人体内的含量可能受到地理位置和膳食组成的影响，如碘和硒的摄入量可能因地区而异。

根据矿物质元素的生物学意义，可将其分成必需元素（生物元素、生命元素）、可能必需元素（在一定条件下必需）、作用不太清楚或未知的元素。目前已知 20 多种矿物元素（如钙、磷、钠、钾、氯、镁、硫、铁、锌、铜、锰、碘、硒、钴、铬、钼、硅、氟、硼、锶等）在人和动物体内具有营养或其他积极作用，基本上认定这 20 多种矿物元素为人和动物的必需矿物元素。简单地说，作为必需矿物元素，需要满足下面四个条件：该元素在人体内以差异不大的浓度存在；该元素在不同组织中的含量遵照同一次序；用缺乏该元素的合成饲粮饲喂，实验动物产生特定的缺乏症，组织或细胞表现特定的生化变化；向缺乏该元素的饲粮加入该元素，可预防或消除缺乏症和生化变化。

人体必需的矿物元素大多数为金属元素，少数为半金属元素和非金属元素，在元素周期表中都排列在前部。人体必需的微量元素的原子序数多为23~34，多在第四周期内。在元素周期表中属于同一族的部分必需微量元素一般可相互置换，这一特点对以微量元素为组分的活性物质（如酶）发挥正常生理功能不利。例如，铅能置换锌，钼可置换铜，砷可置换磷，铑可置换钴，从而使酶失活，导致代谢紊乱。

矿物元素之间存在协同或拮抗作用。协同作用表现为相互促进吸收，并相互强化各自的作用；拮抗作用则有相反的表现。例如，铜可促进铁的吸收和利用；铜、锰、钴与铁在造血方面有协同作用：锰促进钼的利用。相反，高钙能抑制锌和锰的吸收；铜–锌、铜–钼、砷–硒间相互拮抗，彼此相互抑制吸收和作用。

三、矿物质对人体的基本营养作用

自然界存在的化学元素有100多种，在人体内可找到的化学元素达60种以上。人体内的矿物元素主要源于食物和饮水。植物源性食品中的矿物元素可能源于种植环境中的土壤和水，也有可能源于肥料，甚至空气。植物源性食品中矿物元素的含量受种植地土壤和水中矿物元素含量、存在形式、气候条件、所施肥料中矿物元素含量以及植物对矿物元素的吸收能力等因素影响。不同地区土壤中矿物元素含量的差异很大。例如，有些地区土壤缺硒（如我国黑龙江克山、淮北一些地区、四川西昌等地）；有些地区土壤又富硒，如我国湖北恩施，此地生产的玉米含硒达 17 mg/kg，可谓高硒地区。我国许多地方的土壤都缺锌。干旱气候条件下，植物源性食品中钙含量增加；高湿气候条件下，植物源性食品中钙含量减少，而磷含量增加。除块根、块茎外，植物营养器官中的矿物质含量较繁殖器官高，但磷、镁例外。一般来说，植物源性食品中矿物元素含量随着生长期进程而逐渐降低。

天然食品和饮水中的矿物元素在人体中扮演着多种关键角色。

首先，它们是构成人体结构的重要成分。钙、磷和镁是骨骼和牙齿的主要成分，硫是蛋白质的一部分，而磷则是生物膜的关键组成部分。

其次，矿物质对于维持体液的正常渗透压至关重要。钾离子、钠离子、氯离子、钙离子和镁离子等共同维持着人体的晶体渗透压，这是影响水和其他可溶性物质在组织或细胞间迁移的重要生理参数。细胞外液的渗透压主要由钠离子、氯离子和碳酸氢根离子维持，而细胞内液则依赖于钾离子、镁离子和有机质。矿物质也是酶、激素和载体等生物分子的重要组成部分。例如，硒是某些抗氧化酶的组成部分，碘是甲状腺激素合成的必需元素，铁是血红蛋白的关键成分，钴则是维生素 B_{12} 的一部分。

再次，矿物质如钾离子、钠离子、钙离子和镁离子等保持适宜的比例，对于维持细胞膜的通透性以及神经和肌肉的兴奋性至关重要。这些矿物质以离子形式直接参与生物膜的结构与功能。

最后，矿物质还参与维持体内的酸碱平衡。钠离子、钾离子、氯离子、磷酸根离子和碳酸氢根离子等都在这一过程中发挥重要作用，确保体内环境的稳定。

四、常见的矿物质

1. 钙

钙是人体内含量最多的矿物质之一，主要存在于骨骼和牙齿中，钙在人和动物体重中的占比为1%~2%，其中98%~99%的钙储存在骨骼和牙齿中，剩余的1%~2%存在于软组织和体液内。钙还参与血液凝固过程，有助于形成血凝块，阻止出血。此外，钙还参与细胞信号传导、酶活性调节等生理过程。

骨骼中的钙主要以两种形式存在：一是结晶型化合物，包括羟基磷灰石 $[Ca_5(PO_4)_3(OH)_2]$，它具有特定的晶体形状和一定的表面积；二是非结晶型化合物，包括 $Ca_3(PO_4)_2$、$CaCO_3$ 等。

正常情况下，血液中的钙几乎全部存在于血浆中，健康成年人的血清钙浓度为90~110 mg/L。血浆中的钙存在三种类型：蛋白结合钙约占血钙总量的40%；可扩散结合钙与有机酸结合的钙，约占13%；血清游离钙（离子钙）与上述两种类型的钙不断交换并处于动态平衡之中，其含量与血液pH值有关，约占47%。

不同组织的含钙量有所差异，细胞内离子钙浓度远低于细胞外离子钙浓度，细胞外离子钙是细胞内离子钙的储存库。细胞内的钙主要以储存钙、结合钙、游离钙三种类型存在，其中约80%的钙储存在细胞器内，10%~20%的钙分布在胞质中，而游离钙仅占0.1%。只有离子钙才起直接的生理作用，激素也是针对离子钙进行调控并受离子钙水平的反馈调节。

钙的摄入不足可能导致骨质疏松、骨折等问题。骨质疏松是一种骨密度降低、骨微结构破坏的疾病，导致骨骼脆性增加，容易发生骨折。随着年龄的增长，人体对钙的吸收能力下降，钙的摄入不足会增加骨质疏松的风险。

为了维持正常的钙水平，建议成年人每日摄入钙的量为800~1 000 mg。然而，钙的吸收和利用受到多种因素的影响，包括维生素D、磷酸盐、蛋白质等。因此，除了增加钙的摄入量，还应注重均衡饮食，并保持适量的户外活动，以促进维生素D的合成和钙的吸收。

2. 铁

（1）铁在食品中的含量、存在形式与分布情况

铁是人体内含量最多的矿物质之一，是人体必需的微量元素，它在植物性食品中的含量和分布受多种因素影响。大多数植物的含铁量在100~300 mg/kg（风干计），叶菜类作物如菠菜、莴苣、绿叶甘蓝含铁量较高，可达800 mg/kg（风干计），而禾本科作物如水稻、玉米含铁量相对较低，为60~180 mg/kg（风干计）。豆科植物的含铁量通常高于禾本科植物。铁在植物中的分布不均匀，例如玉米茎节中铁的沉淀量高，而叶片中含铁量低。

植物主要吸收 Fe^{2+} 形式的铁，而在高 pH 值条件下，Fe^{2+} 的溶解度低，不易被植物利用。除禾本科植物外，Fe 需要在根系表面还原成 Fe^{2+} 后才能被吸收。多种金属离子如 Mn^{2+}、Cu^{2+}、Mg^{2+}、K^+、Zn^{2+} 与 Fe^{2+} 有竞争作用，影响铁的吸收。

豆类、动物性蛋白质食品和绿色多叶蔬菜中含铁丰富，谷类籽实中含铁量也较多，块根、块茎和瓜果类食品中含铁量相对较少，动物乳汁中含铁量较低（5~10 mg/L）。植物中铁含量与叶绿素含量成正比，幼嫩植物的铁含量高于老熟植物，且同一植株不同部位的含铁量也不同。植物中铁易与有机酸、蛋白质和糖类形成不稳定的化合物。表 2-19 为常见食品的含铁量。

表 2-19　常见食品中含铁量

食物	含铁量/（mg/kg）	食物	含铁量/（mg/kg）	食物	含铁量/（mg/kg）
釉米	12	茄子	5	鸡肉	14
糯米	14	番茄	4	鸡蛋	23
小米	51	紫菜	549	带鱼	12
面粉	35	辣椒	60	苹果	11
莜麦面	136	荠菜	54	草莓	21
藕粉	418	菠菜	29	蚌肉	500
黄豆	82	油菜	12	猪肉（瘦）	16
扁豆	192	冬菇	211	猪肝	226
绿豆	65	干香菇	105	猪血	87
豆腐皮	308	黑木耳	974		
豆腐干	233	红枣	23		

（2）铁的营养生理作用

①血红蛋白和肌红蛋白的组成成分。铁是血红蛋白和肌红蛋白的重要成分，这些蛋白质作为氧的载体，保证血液和肌肉组织中氧的正常输送。铁在肝中以铁蛋白和血红素的形式存在，在胎盘中以转铁蛋白的形式存在，在胰液、乳汁、泪液与白细胞胞浆中以乳铁蛋白的形式存在，在禽卵和爬行类卵蛋白中以卵转铁蛋白的形式存在。

②与酶的活性有关。铁是细胞色素氧化酶、过氧化物酶、过氧化氢酶、黄嘌呤氧化酶、乙酰辅酶 A、琥珀酸脱氢酶等的组成部分。铁作为激活剂，活化糖类化合物代

谢中的多种酶。

③参与蛋白质合成和能量代谢。铁的含量直接影响含磷量，缺铁时肝细胞 DNA 的合成可能因缺磷而受到抑制。缺铁时，肝细胞和其他组织细胞中的线粒体和微粒体出现异常，细胞色素 C 含量下降，影响蛋白质的合成。铁与能量代谢密切相关，三羧酸循环中有一半以上的酶和因子含铁。

④提升免疫机能。铁与细胞免疫和体液免疫机能都有关系，缺铁可严重影响免疫力。缺铁时，T 细胞数量减少，抗体合成下降，淋巴细胞转化受阻。转铁蛋白和乳铁蛋白具有增强抗病力、预防疾病的作用。

⑤参与电子传递。细胞色素和细胞色素 C 氧化酶是含有铁－卟啉辅基的蛋白质，是体内重要的电子传递体。这些蛋白质通过分子中铁的价态变化起着电子与氢的传递作用。

（3）铁的营养需要量、缺乏与过量后果

人体缺铁的主要后果是贫血，特别是小细胞性低色素性贫血，这是因为血红蛋白合成量不足的结果。缺铁不仅影响身体健康，还可能引起心理活动和智力发育的损害及行为的改变，对儿童的认知能力造成损害，即使补铁后这种损害也可能难以恢复。此外，缺铁还可能导致肌肉病理性变化，肌红蛋白浓度下降。长期铁缺乏会明显降低身体耐力和免疫力，在寒冷环境中保持体温的能力也会受损。

然而，人体摄入的铁过多，又会导致铁中毒。急性铁中毒多见于儿童，当过量口服铁补充剂后不久，儿童可能会出现腹部不适、腹痛、恶心呕吐、腹泻黑便等症状，严重时甚至会出现面部发紫、昏睡或烦躁，以及急性肠坏死或穿孔，最严重的情况可能导致休克和死亡。慢性铁中毒则多见于 45 岁以上的中老年人，长期服用铁制剂或从食物中摄入过量铁，体内铁含量可能超过正常值的 10~20 倍，导致肝脏、脾脏大量铁沉着，可能出现肝硬化、骨质疏松、皮肤变色、糖尿病等慢性中毒症状。

铁摄入过量时，会在肝脏、胰腺、心脏和皮肤等器官沉积，从而损害这些器官，严重时可能导致器官纤维化。研究表明，铁含量过多可能损害心血管、内分泌、肝脏、肾脏、神经系统等多个系统，导致多种疾病的发生。青少年如果铁摄入过多，还可能影响生殖器官的发育。因此，维持适当的铁摄入量对于预防缺铁和铁过量引起的健康问题至关重要，表 2-20 为人体不同生理阶段对铁的摄入参考量。

表 2-20　人体不同生理阶段对铁的摄入参考量表

生理阶段	日摄入量 /mg	生理阶段	日摄大量 /mg
0~0.5 岁	<10	11~14 岁	16（男）~18（女）
0.5~1 岁	10	14~18 岁	20（男）~25（女）

（续表）

生理阶段	日摄入量 /mg	生理阶段	日摄大量 /mg
1~4 岁	12	18~50 岁	15（男）~20（女）
4~7 岁	12	50 岁以上	15
7~11 岁	12	孕妇（早期）	15
11~14 岁	16（男）~18（女）	孕妇（中期）	25
14~18 岁	20（男）~25（女）	孕妇（后期）	35
18~50 岁	15（男）~20（女）	哺乳期女性	25

注：表格中"日摄入量 /mg"和"日摄大量 /mg"两列分别表示不同生理阶段的铁元素推荐摄入量，其中一些阶段根据性别有不同的推荐值。

当然，铁的吸收效率受到多种因素的影响，其中最重要的因素之一是铁的存在形式。血红素铁，主要来源于动物性食品，其吸收率相对较高；而非血红素铁，常见于植物性食品，吸收率则较低。维生素 C 能够显著提高非血红素铁的吸收，因为它可以将铁还原成更易吸收的形式。然而，某些食物成分，如植酸盐、多酚类物质和钙，会与铁形成不溶性复合物，从而降低铁的生物利用率。此外，胃酸的分泌对铁的溶解至关重要，尤其是在非血红素铁的吸收过程中，胃酸分泌不足会减少铁的溶解和吸收。个体的铁储存状态也会影响铁的吸收，当体内铁储存量低时，身体会增加铁的吸收率以补充铁的储存；而当铁储存量高时，吸收率则会相应降低。年龄也是一个重要因素，儿童和青少年通常具有更高的铁吸收率，以支持其快速生长和发育。最后，肠道健康和遗传因素也会影响铁的吸收效率。

3. 锌

（1）锌在食品中的含量与分布情况

锌是一种重要的微量矿物质，广泛存在于各种食品中。其含量和存在形式因食品种类而异。动物性食品通常是锌的良好来源，尤其是红肉、家禽和海鲜。以牛肉为例，每 100 g 中含锌 6~8 mg；而牡蛎的锌含量更高，约达到 70 mg/100 g；其他海鲜如螃蟹和虾也含有丰富的锌。相较之下，植物性食品中的锌含量通常较低，且以非血红素锌的形式存在，吸收率相对较低。例如，豆类、坚果和全谷物中锌的含量较高，通常在 2~5 mg/100 g，但由于植酸等成分的存在，植物性锌的生物利用率受到限制。

锌在食品中的分布也与植物的种类和生长条件有关。例如，某些绿叶蔬菜和根茎类蔬菜中锌的含量较低，而坚果和种子则是较好的植物性锌来源。锌的存在形式主要包括锌离子（Zn^{2+}）和锌蛋白复合物，后者在体内发挥着重要的生理功能。锌的吸收受多种因素影响，包括食物的组成、肠道健康以及个体的生理状态等。表 2-21 为部分常见食品锌的含量。

表2-21 部分常见食品锌含量表

食品名称	锌含量（mg/100g）	食品名称	锌含量（mg/100g）	食品名称	锌含量（mg/100g）	食品名称	锌含量（mg/100g）
牡蛎	70	牛肉	6~8	杏仁	2~3	鹰嘴豆	1~2
螃蟹	6~8	火鸡肉	1~2	花生	1~2	西蓝花	0.5~1
虾	2~3	南瓜子	3~4	菠菜	0.5~1	酸奶	0.3~0.5
全麦面包	1~2	燕麦	1~2	牛奶	0.4~0.6	核桃	2~3
苹果	微量	鸡蛋	微量	麦片	0.5~1	鲑鱼	1~2
奶酪	0.3~0.7	豆腐	0.5~1	鳕鱼	1~2		
腰果	3~4	芝麻	2~5	黑豆	1~2		
羊肉	3~5	鸡肉	1~2	红豆	1~2		

注：锌含量的数值是一个大概范围，实际含量可能因食品的种类、产地、成熟度以及加工方式等因素而有所不同。此外，植物性食品中的锌由于受植酸等抗营养因素的影响，其生物利用率可能较低。

（2）锌的营养生理作用

①锌在人体中发挥着多种重要的生理作用。首先，锌是超过300种酶的组成部分，这些酶参与了多种生物化学反应，包括蛋白质合成、DNA合成和细胞分裂。其次，锌在免疫系统中也扮演着关键角色，它有助于维持免疫细胞的正常功能，促进抗体的合成，从而提高机体对感染的抵抗力。

②锌在伤口愈合和皮肤健康方面也具有重要作用。研究表明，锌能够促进细胞增殖和再生，有助于加速伤口的愈合过程。锌还参与了味觉和嗅觉的维持，缺锌可能导致味觉减退和嗅觉障碍。锌的抗氧化特性也有助于保护细胞免受自由基的损伤，从而降低患慢性疾病的风险。

③在神经系统中，锌参与神经传递和神经保护，影响认知功能和情绪调节。缺锌可能导致注意力不集中、记忆力下降和情绪波动。因此，确保足够的锌摄入对于维持整体健康至关重要。

④锌是维持生殖机能的关键微量元素。尤其在男性生殖健康中扮演着至关重要的角色。它不仅作为肾上腺皮质的固有成分，而且在垂体和性腺中含量丰富，影响着垂体促性腺激素的释放和丘脑下部垂体-性腺轴的功能活动。锌对于睾酮的合成至关重要，缺锌会导致睾酮的生物合成受阻分泌量减少，进而影响促卵泡素和促黄体素的活性。锌在睾丸、附睾、输精管、前列腺等生殖器官中的含量很高，缺锌可能导致性腺发育成熟时间推迟和性腺萎缩。锌对精子的形成和功能具有显著影响，精子尾部浓集锌，且锌与精子头部的DNA、RNA聚合酶、胸腺嘧啶核苷酸酶等的合成与激活密切相关。锌直接参与精子的生成、成熟、激活和获能过程，并有助于维持精子膜的稳定性

和防止过早衰老。因此，锌的充足摄入对于保持精子的活力和质量至关重要。近年来，人们越来越重视锌与男性不育之间的联系。研究显示，不育症患者精浆中常常缺乏锌，缺锌已成为不育的主要病因之一。锌制剂在男性不育治疗中的应用已取得良好疗效，进一步证实了锌在生殖健康中的重要性。

（3）锌的营养需要量、缺乏与过量后果

锌的每日推荐摄入量因年龄、性别和生理状态而异。一般来说，成年男性的锌摄入量建议为 11 mg，成年女性为 8 mg。孕妇和哺乳期女性的需求量更高，分别为 11 mg 和 12 mg。儿童和青少年的锌需求量也较高，以支持其生长发育。人体内的锌正常含量应保持在 0.55~1.50 mg/L 的血清浓度范围内。锌缺乏会导致一系列健康问题，包括味觉和食欲下降、食量减少。在青少年中，缺锌可能引起厌食、偏食、异食癖、口腔溃疡、伤口愈合缓慢、痤疮、发育迟缓和频繁的感冒发烧，还可能影响智力发育。孕妇缺锌可能会导致恶心呕吐加剧、流产风险增加、胎儿发育迟缓、早产以及胎儿畸形率上升等问题。成年男性可能会遇到性功能问题，如精子数量和质量下降、精液不液化和前列腺炎等。

长期或大量摄入硫酸锌可能引起不良反应，包括食欲不振、胃肠不适、恶心呕吐、腹痛，严重时甚至可能导致口唇和四肢麻木、胃出血或胃穿孔。锌的最小致死剂量为 50 mg/kg 体重，儿童对锌的毒性更为敏感，摄入 80~100 mg 即可能发生中毒。锌中毒的迹象之一是尿锌含量超过 1 mg/L。过量的锌还会抑制免疫系统的功能，降低人体的抗病能力，并且可能干扰铁的正常利用，导致难以治疗的缺铁性贫血。

长期大剂量摄入锌可导致铜缺乏，进而引起心肌细胞氧化代谢紊乱、骨质疏松、脑组织萎缩和一种特殊的贫血。锌过量还可能抑制白细胞的活性和杀菌能力，从而降低整体的免疫功能。此外，锌与铜的平衡对维持健康至关重要，因为过量的锌摄入会干扰铜的正常代谢，引发一系列与铜缺乏相关的健康问题。因此，锌的摄入量需要谨慎管理，以确保既不缺乏也不过量。

锌的吸收效率受到多种因素的影响，包括食物的组成、肠道健康、个体的生理状态等。某些食物成分如植酸、钙和铁可能与锌竞争吸收，降低其生物利用率。因此，合理搭配饮食、选择富含锌的食物，并注意摄入的平衡，对于维持健康的锌水平至关重要。

4. 碘

碘是一种在人体内含量较少但对健康至关重要的矿物质。它在体内的主要功能是参与甲状腺激素的合成。甲状腺激素是一种关键的内分泌激素，对身体的生长发育、新陈代谢、心血管系统功能等发挥着重要作用。

（1）**碘在食品中的含量与分布**

碘的主要来源是海产品，尤其是海带、紫菜、海鱼和贝类，这些食品中的碘含量丰富，可以满足人体对碘的需求。此外，乳制品、鸡蛋和某些地区的水源也含有一定的碘。表 2-22 为一些常见食品的碘含量。

表 2-22　常见食品的碘含量

食品名称	碘含量/（μg/100g）	食品名称	碘含量/（μg/100g）	食品名称	碘含量/（μg/100g）
海带	2 000	虾	50~60	鸡肉	10~20
紫菜	1 700	贝类（蛤蜊）	100~200	猪肉	10~20
海藻	200~800	鸡蛋	20~40	羊肉	15~25
海参	60~80	奶酪	30~60	豆腐	10~20
海带芽	100~150	牛奶	10~30	黄豆	5~15
海鱼（鳕鱼）	80~100	酸奶	20~40	燕麦	50~100
玉米	5~10	面包	5~15	红薯	25~50
苹果	1~5	香蕉	1~5	花生	5~10
南瓜	10~20	蘑菇	20~40	番茄	5~10
洋葱	5~10	土豆	5~10	西蓝花	50~100
黄瓜	1~5	胡萝卜	5~10	糙米	20~40
菠菜	25~50	辣椒	10~20		
海带结	1 000~1 500	牛肉	10~30		

注：表中的碘含量数据是近似值，实际含量可能因食品的种类、产地、成熟度以及加工方式等因素而有所不同。此外，某些食品可能经过特殊加工，其碘含量可能有所变化。

然而，不同地区的土壤和饮用水中碘含量差异较大，这直接影响了当地生产食品的碘含量。在内陆地区，碘缺乏病主要流行于山区、丘陵以及远离海洋的内陆地区，这些地方的土壤和水源中碘含量较低。全球著名的重病区包括亚洲的喜马拉雅山区、拉丁美洲的安第斯山区和非洲的刚果河流域。在中国，除上海市外，其他地区几乎都存在不同程度的碘缺乏病流行，特别是东北的大小兴安岭、长白山山脉，华北的燕山山脉、太行山，西北的秦岭、六盘山，西南的云贵高原以及华南的十万大山等地区。这些地区的共同特点是地形倾斜、洪水冲刷严重，以及降水量大导致水土流失，使碘元素极度缺乏。

（2）碘的营养生理作用

碘的营养生理作用非常广泛，它在人体内发挥着至关重要的作用，尤其是在甲状腺激素的合成中。以下是碘的一些主要生理功能。

①甲状腺激素的组分。碘是合成甲状腺激素，特别是甲状腺素（T4）和三碘甲状腺原氨酸（T3）的重要成分，这些激素对调节身体的新陈代谢和能量产生有显著影响。

②代谢调节。碘支持甲状腺素促进糖和脂肪的代谢，影响糖原和脂肪分解，以及血清胆固醇和磷脂的浓度。

③蛋白质代谢。甲状腺素在蛋白质合成和分解中起调节作用，对毛发角质蛋白等特殊蛋白质的代谢至关重要。

④酶活性增强。碘支持甲状腺素活化体内多种酶，如细胞色素酶系、琥珀酸氧化酶系、碱性磷酸酶等，这些酶在物质代谢中发挥作用。

⑤水和盐代谢。甲状腺素促进组织中水和盐分进入血液，并通过肾脏排出。碘缺乏可能导致水和盐在组织中滞留，引起黏液性水肿。

⑥维生素吸收和利用。甲状腺素有助于促进某些维生素的吸收和利用，如烟酸、胡萝卜素转化为维生素A，以及核黄素转化为黄素腺嘌呤二核苷酸。

⑦神经系统和身体发育。碘对维持中枢神经系统的正常结构和功能至关重要，它影响精神和身体状态，对儿童的大脑发育和认知功能发展尤为重要。

（3）碘的营养需要量、缺乏与过量后果

中国营养学会和世界卫生组织都给出了不同年龄段人群的碘摄入推荐量。根据中国营养学会2023年的推荐，婴幼儿每日需要50 μg碘；儿童90~120 μg；成年人150 μg，同时设定了800 μg的安全上限。世界卫生组织在2001年的推荐中，为0~59月龄学前儿童设定了90 μg的每日碘供给量；6~12岁儿童120 μg；12岁以上至成人150 μg；而孕妇和哺乳期女性的需求量更高，为200 μg。这些建议确保了不同人群的碘摄入能满足生理需求，同时避免过量摄入。

碘缺乏在不同年龄段人群中有不同的表现。在胎儿和新生儿中，碘缺乏可能导致流产、死胎、先天性畸形以及出生死亡率上升等问题。婴儿和儿童可能会出现甲状腺功能低下、甲状腺肿大，以及大脑功能受损、发育迟缓和呆小病。成人碘缺乏时则可能导致甲状腺肿大和甲状腺功能低下，影响大脑功能。这些症状强调了碘对各个年龄段人群健康的重要性。

虽然碘是人体必需的微量元素，但过量摄入同样会带来健康风险。成年人若每日碘摄入量超过1 000 μg，可能会遇到高碘性甲状腺肿大和甲状腺功能亢进等问题。除此之外，高剂量的碘摄入还可能引起急性碘中毒症状，如腹部绞痛、十二指肠溃疡和肾衰竭等。

（4）碘的吸收效率的影响因素

碘的吸收效率受到多种因素的影响。胃酸分泌正常时，碘的吸收效率较高。然而，食物中的植酸和某些水果中的黄酮类物质可能会干扰碘的吸收。个体的健康状况、年龄和生理状态也会影响碘的吸收和需求。例如，孕妇和儿童对碘的需求量增加，相应地，他们对碘的吸收效率也会有所提高。

为了维持正常的碘水平，建议通过均衡饮食，适量摄入富含碘的食物，如海带、紫菜、海鱼等，并保持适量的户外活动，以促进碘的吸收和利用。这有助于确保足够的碘摄入，同时避免过量摄入可能带来的风险。

5. 硒

(1) 硒的分布情况

硒在自然界中主要以三种形式存在：独立矿物形式、类质同相形式以及黏土矿物吸附形式。

植物中的硒主要以含硒氨基酸、亚硒酸盐离子和硒酸盐离子的形式存在。

动物源性食品如动物肝脏、肾脏、肉类、鱼类和蛋类含硒量较高。

全世界有40多个国家和地区属于缺硒地区，中国存在一条明显的低硒地带，包括东北、华北、西北等地区。

(2) 硒的营养生理作用

硒是人体必需的微量元素，对于维持甲状腺功能、抗氧化等方面发挥着重要作用。

①抗氧化作用。硒在人体内最主要的营养生理作用是参与谷胱甘肽过氧化物酶（GSH-Px）的合成，该酶对体内氢或脂过氧化物有较强的还原作用，可以保护生物膜结构完整和功能正常。

②甲状腺激素调节。硒是5'-脱碘酶（5'-DI）的组分，该酶催化甲状腺激素T4（活性弱）转化为T3（活性强），对甲状腺激素的合成和代谢有重要作用。

③胰腺保护。硒对胰腺组织结构完整和功能有保护作用。

④促进脂肪吸收。硒能维持肠道脂肪酶活性，促进乳糜微粒的正常形成，从而促进脂类包括脂溶性维生素物质的消化吸收。

⑤辅酶合成。硒参与辅酶A和辅酶Q的合成，两者在能量代谢和细胞保护中起着关键作用。

⑥蛋白质合成。硒能促进蛋白质的生物合成。

⑦增强生殖功能。硒能增强生殖功能。缺硒可能导致射精障碍，精子活力低下、发生畸形，受胎率降低，子宫炎发病率升高等症状。

(3) 硒的营养需要量、缺乏与过量后果

成年人每日硒的推荐摄入量为50~200 μg。

硒缺乏可能导致免疫系统功能下降，以及患克山病、大骨节病、心血管疾病风险增加等问题。克山病，也称为地方性大颈病，是一种与硒元素缺乏密切相关的地方性疾病，主要影响甲状腺和心脏，典型表现为甲状腺肿大和心脏损害。克山病多发生在土壤、水源和食物链中硒含量较低的地区，如我国黑龙江克山地区。预防和治疗克山病的方法包括补充硒元素，食用富含硒的食品，如巴西坚果、海鲜、肉类、蛋类和全谷物，以及在低硒土壤中施用含硒肥料来提高作物的硒含量。

硒摄入过量时，可能引起中毒症状，如脱发、指甲脆弱、皮肤疹、呼吸急促、指甲和脚趾甲变厚等。

（4）硒的吸收效率的影响因素

硒的吸收效率受到多种因素的影响，包括土壤中的硒含量、饮食习惯、肠道健康状况等。

土壤硒含量低的地区生产的食品硒含量也较低，导致该地区居民可能存在硒摄入不足的风险。某些食物成分，如植酸，可能会干扰硒的吸收。

第六节 维生素

一、维生素概述

维生素是人体所需的重要营养素，对于维持正常的生理功能和健康至关重要。维生素主要包括脂溶性维生素和水溶性维生素。脂溶性维生素包括维生素 A、维生素 D、维生素 E 和维生素 K，它们可以在体内储存，主要在小肠被吸收，并且需要脂肪的帮助才能被有效吸收和利用。水溶性维生素则包括 B 族维生素和维生素 C，它们在体内不易储存，多余的通常会随尿液排出，因此需要通过日常饮食不断补充。维生素在人体内发挥着多种重要的生理功能，如促进生长发育、增强免疫力、维持正常代谢等。

维生素是一组有机化合物，它们在人体内不能自行合成，或者合成量不足以满足身体的需要，因此必须通过食物摄入。表 2-23 为常见食品中几种重要维生素的含量。

表 2-23 常见食品中几种重要维生素的含量

食品	维生素 A/（μg/100g）	维生素 C/（mg/100g）	维生素 D/（IU/100g）	维生素 E/（mg/100g）	维生素 K/（mg/100g）	维生素 B_1/（mg/100g）	维生素 B_2/（mg/100g）	维生素 B_3/（mg/100g）	维生素 B_6/（mg/100g）	维生素 B_{12}/（μg/100g）
胡萝卜	高	8	0	0.2	13	0.03	0.04	0.3	0.2	0
柑橘	0	60	0	0.1	0.1	0.05	0.07	0.4	0.3	0
牛奶	150	1	100	0.2	1.3	0.03	0.18	0.1	0.1	1.2
鸡蛋	200	1	20	0.3	20	0.07	0.31	0.2	0.3	0.6
菠菜	3 000	28	0	0.7	960	0.08	0.16	0.6	0.2	0
杏仁	0	0	0	1.7	7.1	0.7	0.2	2.5	0.2	0
牛肉	10	1	2	0.2	10	0.04	0.17	4.8	0.4	2.6
鳕鱼肝油	10 000	0	1 000	0.1	1	0.01	0.03	0.3	0.1	5
鸡肝	18 000	5	20	1.1	30	0.43	1.8	18	1.1	4.9

(续表)

食品	维生素A/ (μg/100g)	维生素C/ (mg/100g)	维生素D/ (IU/100g)	维生素E/ (mg/100g)	维生素K/ (μg/100g)	维生素B_1/ (mg/100g)	维生素B_2/ (mg/100g)	维生素B_3/ (mg/100g)	维生素B_6/ (mg/100g)	维生素B_{12}/ (μg/100g)
金枪鱼	0	8	60	0.9	20	0.09	0.18	3.1	0.7	1.3
猕猴桃	2	93	0	0.3	14	0.06	0.05	0.9	0.1	0

注：这些数据是近似值，并且维生素含量可以在不同品种和生长条件下有所变化。

为了维持正常的维生素水平，建议成年人每日摄入适量的维生素。然而，维生素的摄入和利用受到多种因素的影响，包括饮食中的维生素含量、消化吸收能力、药物相互作用等。因此，除了增加维生素的摄入量外，还应注重均衡饮食，适量摄入富含维生素的食物，并避免长期过量摄入维生素，以免引起维生素中毒。

二、脂溶性维生素

脂溶性维生素是指能在脂肪中溶解的维生素，包括维生素A、维生素D、维生素E和维生素K。脂溶性维生素在人体内储存量较大，过量摄入可能导致中毒。

1. 维生素A

（1）维生素A的发现

维生素A的发现可以追溯到19世纪初，当时人们注意到鱼肝油可以治疗夜盲症。1913年，美国生物化学家Elmer McCollum和他的同事通过试验确定了维生素A作为一种必需的营养物质。随后，科学家们从鳕鱼肝油中成功提取出了维生素A的纯晶体，并在1919年确定了它的化学结构。维生素A对于维持视力，尤其是夜视能力至关重要。此外，它还对生殖、生长发育和免疫系统有着显著的影响。

（2）维生素A的理化性质

维生素A实际上是指一类具有视黄醇生物活性的脂溶性化合物，其中最重要的是视黄醇（维生素A_1）和3-脱氢视黄醇（维生素A_2）。视黄醇主要存在于动物性食品中，而3-脱氢视黄醇则主要存在于淡水鱼中。维生素A对光、热和氧化敏感，因此在食品加工和储存过程中容易被破坏。它通常以酯类形式存在于食物中，在小肠中水解为游离的视黄醇后被吸收。

（3）维生素A的来源

维生素A可以在多种食物中找到。最好的来源是动物性食品，如肝脏、鱼肝油、蛋黄和乳制品。此外，一些植物性食品含有β-胡萝卜素和其他前体物质，这些物质在人体内可以转化为视黄醇，如胡萝卜、甜红薯、南瓜、菠菜、西蓝花和芒果等。植物性食品中含有的这类物质被称为维生素A原类胡萝卜素，其中β-胡萝卜素是最活跃的一种。

（4）维生素 A 的生理功能

维生素 A 在体内扮演着多种重要角色。首先，它是构成视觉细胞内感光物质（视紫红质）的关键成分，对维持正常视觉功能至关重要。其次，维生素 A 对维持皮肤和黏膜的健康、增强免疫反应、调节细胞的生长和分化以及促进生殖功能都有积极作用。此外，维生素 A 还参与调节基因表达和维护心血管健康。

（5）维生素 A 缺乏与过量后果

维生素 A 缺乏是一个全球性的健康问题，尤其在发展中国家。缺乏维生素 A 可能导致夜盲症、干眼症、皮肤干燥、免疫功能下降和儿童生长迟缓等问题。然而，维生素 A 摄入过量同样有害，可能导致头痛、肝损伤、骨骼畸形和出生缺陷等中毒症状。成人每日推荐摄入量为男性 900 μg 视黄醇当量，女性 700 μg 视黄醇当量；孕妇和哺乳期女性的需求量略高，分别为 770 μg 和 1 300 μg 视黄醇当量。通过平衡饮食，可以避免维生素 A 的缺乏和过量。

2. 维生素 D

（1）维生素 D 的发现

维生素 D 的作用是逐渐被科学界认识到的。早在 19 世纪，人们就发现鱼肝油可以治疗佝偻病，但当时并不知道是哪种物质起了作用。直到 20 世纪初，科学家们才从鱼肝油中提取出一种能够预防佝偻病的物质，并将其命名为维生素 D。随后，研究者发现人体皮肤在阳光照射下可以自行合成维生素 D，这进一步揭示了维生素 D 与骨骼健康之间的密切联系。

（2）维生素 D 的理化性质

维生素 D 是一类脂溶性类固醇分子，主要包括维生素 D_2（麦角钙化醇）和维生素 D_3（胆钙化醇）。维生素 D_3 是最为活跃的形式，可以通过皮肤中的 7- 脱氢胆固醇在阳光（紫外线 B）照射下合成。维生素 D 对热和酸稳定，但对光敏感，尤其在紫外线下容易分解。在食物中，维生素 D 通常与磷脂质和脂肪酸一起存在，需要在小肠中被释放出来才能被吸收。

（3）维生素 D 的来源

维生素 D 可以通过阳光照射、食物和补充剂等几种途径获得。皮肤在阳光照射下合成是人体自然产生维生素 D 的主要方式。食物来源包括油性鱼类（如鲑鱼、鳕鱼和金枪鱼）、鱼肝油、蛋黄、牛奶和某些蘑菇。强化食品，如某些乳制品、橙汁和谷物，也是维生素 D 的良好来源。在日光照射不足的情况下，维生素 D 补充剂成为重要的补充手段。

（4）维生素 D 的生理功能

维生素 D 在体内的生理功能十分广泛。它帮助调节血液中钙和磷的浓度，对骨骼矿化、神经肌肉功能、免疫系统调节和细胞生长都有重要作用。维生素 D 还参与调节细胞增殖、分化和凋亡，对维持正常心血管功能和心理健康也非常重要。此外，越来越多的研究表明，维生素 D 可能在预防某些癌症、自身免疫疾病和感染性疾病方面发挥作用。

（5）维生素 D 缺乏与过量后果

维生素 D 缺乏是一个全球性问题，尤其在冬季和高纬度地区。缺乏维生素 D 可能导致儿童佝偻病和成人骨质软化症，表现为骨痛、肌无力和容易骨折。长期缺乏还与患骨质疏松症、某些癌症、心血管疾病和自身免疫疾病风险增加有关。然而，维生素 D 过量也可能导致高钙血症、肾脏损害和软组织钙化等问题。因此，监测血液中 25-羟维生素 D 水平是评估维生素 D 状态的重要手段。成人每日推荐摄入量为 15~20 μg（600~800 IU），但这个量可能因个体差异、地理位置和季节变化而有所不同。

3. 维生素 E

（1）维生素 E 的发现

维生素 E 的发现源于对生殖功能障碍和神经系统疾病的研究。20 世纪 20 年代，科学家发现，尽管在饲料中提供了充足的营养素，但实验室动物仍然出现了生殖和神经系统的问题。直到 1936 年，科学家 Evans 和 Bishop 从小麦胚芽油中提取出了一种脂溶性物质，能够预防和治疗这些疾病，将其命名为"生育酚"（维生素 E）。维生素 E 的发现为理解其在抗氧化防御、免疫功能和细胞信号传导中的作用奠定了基础。

（2）维生素 E 的理化性质

维生素 E 是一组脂溶性化合物，包括 α、β、γ、δ 生育酚和 α、β、γ、δ 生育三烯酚 8 种不同的形式。α-生育酚是自然界中活性最高的形式，也是人体内最常见的形式。维生素 E 是优良的抗氧化剂，能够保护细胞膜中的多不饱和脂肪酸免受自由基的攻击。它对热相对稳定，但易受光照和脂肪氧化的影响。维生素 E 在小肠中被吸收，并与脂蛋白结合在体内运输。

（3）维生素 E 的来源

维生素 E 主要存在于植物油、坚果、种子和绿叶蔬菜中。在小麦胚芽油、向日葵籽油、杏仁、榛子、花生、鳄梨和菠菜等食品中含量丰富。此外，肉类、牛奶和鸡蛋也含有一定量的维生素 E。通过平衡饮食，人们通常可以满足维生素 E 的需要。强化食品和补充剂也是获取维生素 E 的途径。

（4）维生素 E 的生理功能

维生素 E 在人体内扮演着多种重要角色。作为主要的脂溶性抗氧化剂之一，它保护细胞膜免受自由基的伤害，有助于预防氧化应激相关的疾病，如心血管疾病和癌症。维生素 E 还参与免疫功能的调节，支持免疫功能的发育和维持。此外，它对 DNA 修复、神经系统健康和生殖健康也至关重要。

（5）维生素 E 缺乏与过量后果

维生素 E 缺乏比较少见，但可能发生在某些特定情况下，如脂肪吸收不良（例如囊性纤维化和胆汁淤积症）时。缺乏维生素 E 可能导致神经系统功能障碍、贫血和免疫功能下降。然而，维生素 E 摄入过量通常是无害的，因为人体会通过控制吸收和排泄来调节维生素 E 的水平。成年人维生素 E 的每日推荐摄入量通常为 15 mg（22.5 IU）。尽管维生素 E 过量很少导致毒性，但高剂量可能会影响血液凝固，并与某些药物产生相互作用。

4. 维生素 K

（1）维生素 K 的发现

维生素 K 的发现是 20 世纪初科学界的重要成就之一。它的发现源于对血液凝固机制的研究。在 1929 年，丹麦生物化学家 Henrik Dam 在研究胆固醇时，注意到一种脂溶性物质能够促进血液凝固，他将这种物质命名为 "koagulations vitamin"（凝血维生素），后来简称为维生素 K。随后，研究者在 1939 年确定了维生素 K 的化学结构，并在 1940年成功合成。维生素 K 对于人体血液凝固和骨骼健康至关重要。

（2）维生素 K 的理化性质

维生素 K 是一类脂溶性化合物，主要包括维生素 K_1（叶绿醌）和维生素 K_2（甲基纳醌）两种形式。维生素 K_1 主要存在于绿叶蔬菜中，而维生素 K_2 则由肠道细菌合成，并可在某些发酵食品中找到。维生素 K 对光和热敏感，因此在食品加工过程中容易被破坏。它在小肠中被吸收，并与脂蛋白结合在体内运输。

（3）维生素 K 的来源

维生素 K 有绿叶蔬菜和肠道细菌合成两种主要来源。富含维生素 K_1 的食物包括菠菜、芥蓝、花椰菜、青豆和芦笋。维生素 K_2 主要来源于肉类、乳制品和某些发酵食品，如纳豆和某些类型的奶酪。通过平衡饮食，人们通常可以满足维生素 K 的需要。

（4）维生素 K 的生理功能

维生素 K 在人体内扮演着多种重要角色。它对血液凝固至关重要，参与至少四种凝血因子的合成。维生素 K 也对骨骼健康非常重要，参与调节骨骼矿化，并影响骨钙素的合成，骨钙素是一种重要的非胶原蛋白，对维持骨骼强度和密度起关键作用。此外，维生素 K 还参与细胞生长调控和细胞信号传导。

（5）维生素 K 缺乏与过量后果

维生素 K 缺乏比较少见，但可能发生在使用某些药物（如抗生素）导致肠道细菌失衡的情况下，或者在有脂肪吸收障碍的个体中发生。维生素 K 缺乏可能导致血液凝固障碍，出现出血倾向和易于瘀伤。然而，维生素 K 过量的情况罕见，因为任何过量的维生素 K 都会通过肠道排出。成年人维生素 K 的每日推荐摄入量为男性 120 μg，女性 90 μg。尽管维生素 K 过量很少导致毒性，但高剂量可能会影响口服抗凝血药物的效果,并与某些药物产生相互作用。

三、水溶性维生素

水溶性维生素是指能在水中溶解的维生素,包括 B 族维生素和维生素 C。水溶性维生素在人体内储存量较小,过量摄入不会导致中毒,但过量摄入可能导致某些健康问题。

1. B 族维生素

(1) B 族维生素的发现

B 族维生素的发现源于对脚气病、糙皮病和贫血等疾病的研究。19 世纪末,荷兰医生克里斯蒂安·艾克曼发现食用糙米可以预防和治疗脚气病,由此揭示了维生素 B_1 的作用。随后,科学家们陆续发现了其他 B 族维生素,并认识到它们在预防和治疗多种疾病中的重要作用。1936 年,罗恩·霍普金斯和艾德温·戈德堡第一次从米糠中分离出维生素 B_1。此后,B 族维生素中的其他成员,如 B_2、B_3、B_5、B_6、B_7、B_9 和 B_{12} 等也相继被发现。B 族维生素对于维持身体的新陈代谢、神经系统和血液健康至关重要。

(2) B 族维生素的理化性质

B 族维生素是一组水溶性维生素,包括多种不同的化合物,每种都有其独特的化学结构和生理功能。由于它们是水溶性的,多余的 B 族维生素成员通常通过尿液排出,不会在体内蓄积,因此很少出现中毒现象。B 族维生素在酸性环境中相对稳定,但在碱性或中性环境中容易被破坏。它们在烹饪过程中,尤其是在高温和碱性环境中容易损失。

(3) B 族维生素的来源

B 族维生素的成员广泛存在于各种食物中。全谷物、肉类、鱼类、蛋类、乳制品和蔬菜是 B 族维生素的重要来源。例如,维生素 B_1 主要存在于全谷物、豆类和坚果中;维生素 B_2、B_3 和 B_5 在肉类、鱼类、蛋类和乳制品中含量丰富;维生素 B_6 主要来自肉类,尤其是肝脏;维生素 B_7 广泛存在于蛋黄、奶制品和某些蔬菜中;叶酸(维生素 B_9)主要存在于绿叶蔬菜、豆类和柑橘类水果中;维生素 B_{12} 则主要存在于动物性食品中,如肉类、鱼类和奶制品。

(4) B 族维生素的生理功能

B 族维生素在人体中扮演着多种重要角色。它们是细胞代谢过程中的辅酶,参与能量的产生、红细胞的生成、神经系统的维护以及同型半胱氨酸的代谢。维生素 B_1 有助于将葡萄糖转化为能量,缺乏时可能导致脚气病。维生素 B_2 对细胞的氧化还原反应至关重要,缺乏可能导致口腔炎和皮炎。维生素 B_3 参与 DNA 修复和细胞能量代谢,缺乏可能导致糙皮病。维生素 B_6 对氨基酸的代谢至关重要,缺乏可能导致皮肤问题和神经系统功能障碍。叶酸和维生素 B_{12} 对红细胞的生成和中枢神经系统的发育至关重要，缺乏可能导致贫血和胎儿神经管缺陷。

（5）B族维生素缺乏与过量后果

B族维生素的缺乏症状与它们的生理功能密切相关。例如，维生素 B_1 缺乏可能导致脚气病，表现为肌肉无力、水肿和心脏问题；维生素 B_2 缺乏可能导致口角炎、皮炎和视觉问题；维生素 B_3 缺乏可能导致糙皮病，表现为皮肤炎症和消化系统问题；维生素 B_6 缺乏可能导致贫血、皮肤问题和神经系统功能障碍；叶酸和维生素 B_{12} 缺乏可能导致巨幼红细胞性贫血和胎儿神经管缺陷。因为B族维生素是水溶性的，过量摄入通常不会导致严重问题，多余的维生素会通过尿液排出。然而，某些B族维生素成员的过量摄入，如维生素 B_6，可能会导致严重的副作用，包括神经损伤。

2. 维生素C

（1）维生素C的发现

维生素C，也称为抗坏血酸，其发现与历史上臭名昭著的坏血病有关。早在16世纪，人们就观察到柑橘类水果可以预防和治疗这种疾病。然而，直到20世纪初，维生素C的化学结构才被确定，1932年，匈牙利科学家 Albert Szent-Györgyi 成功从牛肾上腺提取出维生素C，并因此获得了诺贝尔奖。随后，1933年，维生素C被成功合成。维生素C对人类健康至关重要，它是一种抗氧化剂，对维持身体各种功能发挥着重要作用。

（2）维生素C的理化性质

维生素C（抗坏血酸）是一种水溶性维生素，化学式为 $C_6H_8O_6$。它在工业上主要有L-抗坏血酸（活性形式）和D-异构体两种形式。维生素C极易溶于水，但不溶于石油或有机溶剂。它对热、光和氧非常敏感，尤其在碱性条件下容易被氧化破坏。因此，在食品加工过程中，尤其是在高温和碱性环境中，维生素C的损失较大。

（3）维生素C的来源

维生素C主要存在于新鲜的水果和蔬菜中。柑橘类水果（如橙子、柚子、柠檬）和果汁是维生素C的最佳来源。其他富含维生素C的食物还包括草莓、猕猴桃、菠萝、番茄、辣椒、绿叶蔬菜（如菠菜、花椰菜）和马铃薯。维生素C在储存和烹饪过程中容易流失，特别是当食物被切开、碾碎或加热时。

（4）维生素C的生理功能

维生素C在人体内扮演着多种重要角色。它是一种抗氧化剂，可以保护身体免受自由基的伤害。维生素C对于胶原蛋白的合成至关重要，胶原蛋白是维持皮肤、骨骼、肌腱和血管健康的重要结构蛋白。此外，维生素C还参与铁的吸收、免疫调节、皮肤健康和伤口愈合。它还有助于维护牙齿和牙龈的健康，并可能在预防某些类型的癌症和其他慢性疾病中发挥作用。

（5）维生素 C 缺乏与过量后果

维生素 C 缺乏会导致坏血病，这是一种潜在的致命疾病，表现为牙龈出血、皮肤瘀点、关节疼痛、贫血和易感染。维生素 C 缺乏还会影响伤口愈合和增加氧化应激。尽管维生素 C 过量通常不会导致严重问题，因为多余的维生素 C 会通过尿液排出，但高剂量摄入可能会引起一些胃肠不适，如腹泻、恶心和腹痛。此外，长期大剂量摄入维生素 C 可能会提升草酸盐水平，增加患肾结石的风险。成人每日推荐维生素 C 摄入量为 60~90 mg，吸烟者可能需要更多。

第七节 水

一、水的生理作用

水是人体最基本的营养素之一，对于维持正常的生理功能和健康至关重要。水的生理功能主要包括以下几个方面。

①体温调节与代谢。水在人体内调节体温，通过出汗散热，同时也是消化、吸收、运输和代谢尾产物排泄的载体。体内的水作为运输载体，将吸收的营养物质运送到各器官、组织，同时将细胞内的代谢尾产物运送到肾、皮肤、肺、肠等，随尿、汗、呼吸和粪排到体外。例如，当人体在炎热环境下，水通过汗液的形式帮助散发多余的热量，维持体温稳定。

②渗透压调节。水调节细胞内外渗透压，保持水分平衡。

③物质运输与细胞结构。水作为溶剂，溶解和运输营养物质和废物，维持生理功能，同时也是细胞结构的重要组成部分。血液中的水分帮助溶解和运输氧气和营养物质，供细胞使用。

④血液循环与消化促进。水调节血液浓度，维持血液循环和血压，同时促进食物消化和吸收，预防便秘。例如，消化液中的水分有助于食物的分解，使其更容易被小肠吸收。

⑤生化反应与润滑剂。水参与体内许多化学反应，如合成、分解、氧化、还原等，促进营养物质的代谢。此外，水作为润滑剂，存在于骨关节腔内、胸腹腔内脏器官间、唾液、消化液、泪液和肺液中，减少摩擦，保护组织器官，促进食物的吞咽和运动。泪液中的水分可以润滑眼球，减少眼球在眼睑中的摩擦，保护角膜。

水在人体内发挥着多种重要的生理功能，对于维持正常的生理功能和健康至关重要。合理摄入水分有助于维持健康，预防疾病。通过科学的膳食搭配和适量的身体活动，可以有效地满足人体的水分需求，维持健康的体重和预防慢性疾病，提高生活质量。

二、水的来源与人体内水平衡的调节机制

1. 人体内水的来源

水的来源主要包括饮水、食物和代谢产生的水分。

①饮水。饮水是人体摄入水分的主要途径。成年人每日建议饮水量为 2 000~3 000 mL。

②食物。食物中也含有一定量的水分。例如，水果和蔬菜中的水分含量较高。

③代谢产生的水分。人体在代谢过程中也会产生一定量的水分。有机营养物质中含氢量不同，代谢产生的水量亦不同。1g 蛋白质氧化生成的水量少于淀粉，而脂肪氧化生成的水量最多。但以相同能量的营养物质氧化产水量来看，蛋白质最少，而淀粉最多，脂肪则介于二者之间，如表 2-24 所示。

表 2-24 有机营养物质的代谢水生成量

养分	代谢水生成量 / (mL/100 g)
糖类	55
蛋白质	41
脂肪	107

2. 人体内水的含量与分布

人体内的水分含量受多种因素影响，包括年龄、生理状态和脂肪含量。随着年龄的增长，人体的含水量逐渐减少，从胚胎期的 90% 降至婴儿期的 70%~80%，再到成人的 50%~70%。此外，含水量与体脂成反比，体脂越高，含水量越低。水分主要分布在细胞内液（占体重的 50%），其次是细胞外液（占 20%，包括血浆 5% 和细胞间液 15%）。不同组织含水量不同，血液含水量最高，血浆中含水量可达 90%；而牙齿中水分含量最低，仅为 10%，各组织器官具体含水量见表 2-25。

表 2-25 人体组织和器官的含水量

器官和组织	水分含量 / %	器官和组织	水分含量 / %
脂肪组织	7	心、肺	80
牙齿	10	肾脏	81
骨骼	28	全血	82
皮肤	58	脑（灰质）	86
肌肉	75	肝脏	70

无脂体重中水分的比例通常在 70%~75%，平均为 73%。利用这一比例，可以通过测量人体的水分含量来估算体脂含量。具体的计算公式是：

$$体脂含量（\%）=[100-水含量（\%）]/0.73$$

这种方法提供了一种评估个体体脂含量的简便方式。

3. 人体内水的排出途径

人体内水的排出主要通过以下几种途径。

①排尿。通过肾脏过滤血液，将多余的水分和废物以尿液的形式排出体外，这是最主要的水分排出途径。

②出汗。通过皮肤汗腺排出水分和一些电解质，有助于调节体温和排出少量废物。

③呼吸。在呼吸过程中，呼出的空气中含有一定量的水分。

④排便。通过肠道排出粪便时，粪便中也含有水分。

⑤唾液分泌。在进食过程中，唾液腺分泌唾液帮助食物消化，其中含有水分，随吞咽动作部分水分进入胃肠道参与消化过程，但也有一部分水分在口腔内蒸发或随着食物残渣排出体外，不过这部分水分相对较少。

⑥眼泪。眼睛分泌的泪液在保护眼睛的同时，部分泪液也会通过泪道排出。

⑦其他体液。包括鼻液、阴道分泌物等，这些体液中也含有水分。

每种排出途径都有其特定的生理功能和调节机制，共同维持体内水分和电解质的平衡。

4. 人体内水平衡的调节机制

人体内的水分含量保持相对稳定，主要通过调节饮水和肾排水来实现。成年人每天的水分进出量大致相等，其中进量包括食物中的水分（1 000 mL）、代谢水（300 mL）和饮水（1 200 mL），总计 2 500 mL；出量包括呼吸蒸发（350 mL）、皮肤蒸发（500 mL）、排尿（1 500 mL）以及其他途径（50 mL），也总计 2 500 mL。

（1）摄水调节

人体对水的摄入主要依靠渴觉调节。渴觉产生是因为身体失水导致细胞外液渗透压升高，刺激下丘脑视前区的渗透压感受器。当体内水分充足时，渗透压恢复正常，人无渴感而不饮水。此外，身体缺水还会降低唾液腺的分泌，使口腔黏膜和喉咙发干，产生渴感和饮水意识。

（2）排水调节

人体水的排出主要依靠肾的排尿量来调节。如果身体缺水，则尿量减少；反之，如果人大量饮水，则尿量增加。排尿量受脑垂体后叶分泌的抗利尿激素（加压素）调节，该激素根据血浆渗透压的变化调整肾小管对水的重吸收，从而影响尿量。肾上腺皮质分泌的醛固酮激素在促进肾小管对钠离子重吸收的同时，也增强对水的重吸收。

三、人体的需水量

1. 人体的需水量及影响因素

人体的需水量是指为了维持正常的生理功能和健康状态，人体每天需要摄入的水分总量。这个量受多种因素影响，包括年龄、性别、体重、身体活动水平、气候和环境温度、健康状况、怀孕和哺乳期、饮食习惯、酒精和咖啡因摄入等。例如，儿童和老年人的需水量通常低于成年人，男性的需水量通常高于女性，体重较重的人和身体活动量大的人需要更多的水分，炎热或干燥的气候也会增加水分需求。

根据美国国家科学院、工程与医学研究院的建议，成年男性每天的水分摄入量约为 3.7 L，成年女性约为 2.7 L。这些推荐量包括了所有饮料和食物中的水分。然而，这些推荐量是一般性的指导，个体的实际需水量可能会有所不同。在某些情况下，如在极端气候条件下工作或进行高强度运动时，可能需要更多的水分摄入。因此，个人应根据自己的具体情况和生活习惯来调整水分摄入量。

2. 水的缺乏和过量

（1）水的缺乏

水的缺乏可能导致脱水、电解质失衡、血液循环障碍等问题。脱水是指身体失去过多的水分，导致血液浓缩、体温升高、皮肤干燥等症状。电解质失衡是指身体失去过多的电解质，如钠、钾等，出现肌肉抽搐、心律不齐等症状。血液循环障碍是指血液浓度过高导致的血液循环不畅，进而可能导致心脏病、高血压等问题。

（2）水的过量

水的过量可能导致水中毒、电解质失衡等问题。水中毒是指身体摄入过多的水分，导致血液稀释、电解质失衡等症状。电解质失衡是指水分摄入过多导致的电解质失衡，可能出现肌肉抽搐、心律不齐等症状。

为了维持正常的水平衡，建议成年人每日摄入适量的水分。然而，水分的摄入和利用受到多种因素的影响，包括饮食中的水分含量、身体活动水平、环境温度等。因此，除了增加水分的摄入量外，还应注重均衡饮食，适量摄入富含水分的食物，并保持适量的身体活动，以促进水分的代谢和排泄。

第八节　植物化学物质

一、植物化学物的分类与来源

植物化学物质种类繁多，植物化学物质是一类存在于植物中的天然化合物，对于人体健康具有多种潜在益处。根据其化学结构和生物学作用可以分为以下几大类。

①酚类化合物。包括黄酮类、花青素、类胡萝卜素等，主要存在于水果、蔬菜、茶叶、红酒等食物中。

②萜类化合物。包括多酚类、类黄酮类、类胡萝卜素等，主要存在于柑橘、坚果、

茶叶等食物中。

③硫化物。包括硫代葡萄糖苷、硫化物等，主要存在于十字花科蔬菜（如西蓝花、花椰菜）中。

④类胡萝卜素。包括 α-胡萝卜素、β-胡萝卜素等，主要存在于深绿色和橙色蔬菜及水果中。

⑤生物碱类。包括咖啡因、可可碱等，主要存在于咖啡、巧克力等食物中。

植物化学物质广泛存在于各种植物性食物中，如水果、蔬菜、谷物、豆类、坚果等。这些食物中的植物化学物质不仅为人体提供了必要的营养素，还具有多种生物学作用，对维护人体健康具有重要意义。

二、植物化学物的主要生物学作用

植物化学物是一类天然存在于植物中的生物活性化合物，它们为植物提供保护，抵御害虫和疾病的侵袭。对人类而言，这些化合物在饮食中扮演着重要的角色，因为它们具有多种对人体有益的生物学作用。

①抗氧化作用。植物化学物中的抗氧化成分可以帮助清除体内的自由基，减少氧化应激，从而有助于预防心血管疾病、癌症等慢性疾病。例如，蓝莓富含的花青素就是一种有效的抗氧化剂。

②抗炎作用。一些植物化学物具有抗炎作用，可以帮助减轻炎症反应，对维护关节健康、心血管健康等有积极作用。例如，樱桃中的花青素和类黄酮化合物具有显著的抗炎效果。

③免疫调节作用。植物化学物可以调节免疫系统的功能，有助于提高免疫力，预防感染性疾病。例如，大蒜中的硫化合物能够增强免疫细胞的活性。

一些植物化学物具有抗癌作用，可以帮助预防癌症的发生和发展。例如，番茄中的番茄红素已被研究证实具有抗癌潜力。

④心血管保护作用。植物化学物中的抗氧化成分可以帮助降低血液中的坏胆固醇水平，从而有助于预防心血管疾病。例如，坚果和种子中的不饱和脂肪酸有助于心血管健康。

⑤抗高血压作用。一些植物化学物可以帮助降低血压，对高血压患者具有潜在的治疗作用。例如，香蕉中的钾有助于调节血压。

⑥促进消化。植物化学物中的膳食纤维有助于促进肠道蠕动，预防便秘。例如，全谷物和豆类中的纤维素对肠道健康特别有益。

⑦改善视力。类胡萝卜素等植物化学物质对眼睛健康有益，有助于预防视力下降。例如，菠菜和其他绿叶蔬菜中的叶黄素和玉米黄质对眼睛健康至关重要。

⑧促进骨骼健康。植物化学物中的某些成分可以帮助维持骨骼健康，预防骨质疏

松。例如，大豆食品中的异黄酮有助于增强骨密度。

⑨调节血糖。植物化学物中的某些成分可以帮助调节血糖水平，对糖尿病患者具有潜在的治疗作用。例如，苦瓜中的多肽类物质有助于降低血糖。

第九节　营养物质之间的相互关系

人体内糖、脂、蛋白质、维生素、矿物质和水等的代谢不是彼此孤立的，而是相互依从和制约，部分营养物质还可相互转化。

一、有机营养物质之间的相互关系

人体中的三大有机营养物质——糖、脂和蛋白质。虽然它们各自有着不同的代谢途径，但它们在代谢过程中却紧密相连。例如，三羧酸循环是它们共同的代谢途径，通过这一过程释放的能量被储存为三磷酸腺苷（ATP）。尽管这些物质都可以作为能源，但它们在体内扮演着不同的角色：蛋白质主要负责构建身体和作为活性物质，如肌肉组织和各种酶；糖则主要作为能量来源；而脂类物质，尽管在饮食中占比不大，却因为其高能量值而成为人体主要的能量储存形式。

在代谢过程中，糖和脂可以相互转化。当体内糖过多时，它可以转化为脂肪储存；而脂肪也可以通过甘油异生过程转化为糖。同样，糖和氨基酸之间也存在着代谢联系，例如糖可以转化为某些氨基酸，而这些氨基酸又可以通过不同的代谢途径转化为糖。脂类物质中的甘油可以转化为丙酮酸，进而转化为多种氨基酸。此外，氨基酸不仅是核酸合成的原料，而且在代谢过程中，它们可以转化为糖或脂。

维生素在这些代谢过程中也扮演着重要角色。例如，维生素C可以还原被氧化的维生素E，使其能够继续发挥作用。维生素E和维生素C都是抗氧化剂，分别在水相和脂相中起作用。维生素E还能保护维生素A和类胡萝卜素免受氧化破坏，并有助于维生素A在肝脏中的储存。此外，维生素C能促进叶酸从氧化型转化为有活性的还原型，而色氨酸在体内可以合成为烟酸。

这些有机营养物质的代谢过程受到精细的调节，包括细胞水平的调节和神经-内分泌水平的调节。细胞水平的调节主要通过细胞内物质代谢的区域化隔离分布和关键酶活性的改变来实现，而神经-内分泌水平的调节则通过对靶细胞或靶组织的影响来保证物质代谢的正常进行。这种精细的调节机制确保了营养物质在体内的平衡和有效利用。

二、无机营养物质之间的相互关系

无机营养物质在人体内发挥着重要作用，它们之间的相互关系对于维持健康至关重要。钙和磷是构成骨骼的基本成分，它们在饮食中的比例对骨骼的生长发育有显著影响。然而，钙和磷的比例失衡，如高钙低磷，可能会相互制约它们在肠道中的吸收和在骨骼中的沉积。此外，钙和锌之间也存在拮抗关系，钙或锌的水平过高或过低都不利于对方的吸收和利用。

铜对于铁的正常代谢至关重要，它有助于血红蛋白的合成和红细胞的成熟。如果饮食中铜的摄入量不足，铁的吸收会受到影响；同样，铜过量也会阻碍铁的吸收。铜蓝蛋白含有铜，它在血红蛋白合成中的作用是帮助铁从铁蛋白中释放出来，并使三价铁转化为二价铁。因此，如果体内缺铜或铜蓝蛋白不足，铁蛋白中的铁就不能释放，可能导致小细胞性贫血。

其他矿物质元素，如钾、钠、镁、氯、硫、锰、钴、碘、硒、钼、氟、硅、铬、砷、镍、矾、镉、锡、铅、锂、硼、溴等，虽然在体内具有独特的生理作用，但它们并非孤立作用，而是通过协同或拮抗的方式相互作用。这些相互作用可能发生在消化吸收过程或中间代谢过程中。因此，饮食中各种矿物质元素的比例需要得到适当的注意。

三、无机营养物质与有机营养物质之间的相互关系

矿物质元素与有机营养物质之间的关系也非常密切。例如，矿物质元素是许多酶的组成部分或激活剂。钙可以激活血凝过程中的一系列酶，镁能活化多种酶，铁是多种酶的组成部分，铜是细胞色素氧化酶等酶的组分，锌参与了200多种酶的构成，锰是非特异性激活剂，硒是谷胱甘肽过氧化物酶等酶的组成部分，钴是磷酸葡萄糖变位酶等酶的激活剂，钼是黄嘌呤氧化酶等酶的组成部分。

矿物质元素还是激素和其他功能性物质的组成部分。碘是甲状腺素的组成部分，硫是维生素和激素的组成部分，磷参与能量代谢，钴是维生素 B_{12} 的组成部分，铬是葡萄糖耐量因子的组成部分。

此外，矿物元素还参与有机营养物质的代谢。例如，锌参与部分氨基酸的合成代谢，提高氨基酸在体内的存留率，并参与核酸代谢。

最后，维生素 E 与微量元素之间的关系也很重要。当饮食中微量元素如铁、锌、铜、锰的含量增多时，维生素 E 的损耗量也会增多，因此，对维生素 E 的需求量也会相应增加。

思考题

1. 基础代谢率（BMR）受哪些因素影响？这些因素是如何影响能量消耗的？
2. 描述碳水化合物、蛋白质和脂肪在人体代谢过程中的作用及其重要性。

3. 植物化学物在人体中发挥的多种生物学作用是什么？请列举至少三种并进行解释。
4. 维生素和矿物质在人体中的作用是什么？它们与能量代谢有何关联？
5. 水在人体内的排出途径有哪些？这些途径是如何维持体内水分平衡的？
6. 讨论人体所需能量的来源，并解释如何通过饮食和生活方式来满足这些能量需求。
7. 分析不同营养素（碳水化合物、蛋白质、脂肪）在人体中的作用，并讨论它们对健康的重要性。
8. 阐述水在人体生理活动中的作用，并讨论如何通过日常饮食和生活习惯来确保适当的水分摄入。
9. 讨论植物化学物对人体健康的影响，并说明为什么它们应该被包含在日常饮食中。
10. 描述维生素和矿物质在人体新陈代谢中的作用，并讨论缺乏这些营养素可能导致的健康问题。
11. 探讨膳食纤维在促进消化健康方面的作用，并讨论如何通过饮食增加膳食纤维的摄入量。
12. 分析水平衡对人体健康的重要性，并讨论在不同环境条件下（如炎热天气或高海拔地区）如何调整水分摄入量以维持水平衡。
13. 描述钙和磷在骨骼健康中的作用，并解释它们在饮食中的比例如何影响彼此的吸收和利用。
14. 阐述铜对铁代谢的影响，并讨论铜水平不足或过量时对铁吸收的具体影响。

第三章　合理营养与膳食指南

在探索人类健康与长寿的奥秘中，饮食无疑是一个至关重要的环节。自古以来，人们就深知"民以食为天"，而随着科学的发展，我们对食物的认识也从简单的果腹之需，逐渐转变为追求营养均衡、健康长寿的生活方式。在这一转变过程中，"合理营养"的概念应运而生，它不仅关乎个体的生活质量，更是公共卫生和社会发展的重要组成部分。我们要了解如何通过平衡膳食来实现合理营养，需先了解分析各类营养素的角色，探讨它们在维持人体健康中的作用，并讨论如何通过膳食营养素参考摄入量（DRIs）来指导我们的饮食习惯。

随着对合理营养原则的深入理解，我们将探讨如何优化膳食结构，以适应现代生活方式的需求。《中国居民膳食指南》是一本为适应中国居民饮食习惯和营养需求而量身定制的膳食指导手册，它不仅提供了食物种类和摄入量的推荐，还强调了膳食搭配的重要性，以及如何通过合理的饮食模式来预防慢性疾病，以实现营养均衡，促进健康的目标。

第一节　合理营养的基本概念与原则

一、合理营养概述

1. 定义与重要性

合理营养是指通过膳食摄入足够的营养素，以满足人体生理、生长、发育和维持健康所需的营养需求。合理营养对于预防营养相关疾病、提高健康水平具有重要意义。

合理营养的核心在于平衡膳食，即膳食中各类营养素的摄入应与人体对营养素的需求相平衡。碳水化合物、蛋白质、脂肪是能量来源，维生素、矿物质、膳食纤维和水对健康具有其他重要作用。碳水化合物主要来源于谷物、薯类、水果等，蛋白质主要来源于动物性食品和植物性食品，脂肪主要来源于植物油、动物脂肪等。维生素和矿物质主要来源于蔬菜、水果、奶类、肉类等。膳食纤维主要来源于全谷物、豆类、蔬菜、水果等。水主要来源于饮水、食物等。

2. 合理营养对健康的影响

合理营养对于预防营养相关疾病、提高健康水平具有重要意义。缺乏或过量摄入营养素可能导致各种健康问题，如肥胖、心血管疾病、糖尿病等。

合理营养的实现需要遵循一定的原则，如膳食营养素参考摄入量（DRIs）、平衡膳食的原则等。这些原则有助于确保膳食中各类营养素的摄入与人体对营养素的需求相平衡，从而维护健康。

二、膳食营养素参考摄入量（DRIs）

膳食营养素参考摄入量（DRIs）的发展历程始于20世纪中叶，当时科学家们开始关注营养素摄入与健康之间的关系。随着研究的深入，人们逐渐认识到，营养素摄入不足会导致健康问题，而过量摄入某些营养素也可能对健康造成负面影响。因此，DRIs的概念应运而生，旨在为个体提供科学、合理的膳食建议，以满足不同人群的营养需求，并支持健康和预防疾病。

DRIs的制定基于广泛的科学研究，包括营养学、流行病学和人体实验等。这些研究揭示了不同人群对各类营养素的需求量，以及过量摄入某些营养素可能导致的健康问题。DRIs在制定国家营养政策和指导个体膳食方面具有重要意义。

1. 能量和营养素的推荐摄入量

DRIs包括推荐摄入量（RDI）、可耐受最高摄入量（UL）等。RDI是DRIs的一个组成部分，它指的是为了满足特定性别、年龄和生理状态人群的绝大多数个体需要的营养素量，其确定考虑了人体对各种营养素的基本需求以及不同人群的生理差异。UL是指膳食中各类营养素的可耐受最高摄入量，用于预防营养过剩导致的健康问题。

能量的推荐摄入量（EER）是根据个体的性别、年龄、体重、身高和身体活动水平来计算的。EER的计算公式考虑了基础代谢率（BMR）和身体活动水平对能量消耗的影响。《中国居民膳食营养素参考摄入量（2023版）》对EER的推荐量如表3-1所示。

营养素的推荐摄入量则涵盖了蛋白质、碳水化合物、脂肪以及各种维生素和矿物质。例如，蛋白质的推荐摄入量（RNI）是根据个体的体重和生理需求来确定的，以确保身体能够合成和修复组织。对于维生素和矿物质，推荐摄入量则基于维持正常生理功能和预防缺乏症的需要。

2. 不同人群的DRIs标准

不同人群对营养素的需求因其年龄、性别和生理状态而异，因此膳食营养素参考摄入量（DRIs）标准会相应调整以满足这些特定需求。婴儿和儿童在快速生长发育阶段，对蛋白质、钙、铁和维生素D等营养素的需求量较高，这些营养素对骨骼和大脑

表 3-1 中国居民膳食能量需要量（EER）推荐量

年龄/阶段	男性						女性					
	PAL I[a]		PAL II[b]		PAL III[c]		PAL I[a]		PAL II[b]		PAL III[c]	
	MJ/d	kcal/d	MJ/d	kcal/d	MJ/d	kcal/d	MJ/d	kcal/d	MJ/d	kcal/d	MJ/d	kcal/d
0岁~	—	—	0.38MJ/(kg·d)	90kcal/(kg·d)	—	—	—	—	0.38MJ/(kg·d)	90kcal/(kg·d)	—	—
0.5岁~	—	—	0.31MJ/(kg·d)	75kcal/(kg·d)	—	—	—	—	0.31MJ/(kg·d)	75kcal/(kg·d)	—	—
1岁~	—	—	3.77	900	—	—	—	—	3.35	800	—	—
2岁~	—	—	4.60	1 100	—	—	—	—	4.18	1 000	—	—
3岁~	—	—	5.23	1 250	—	—	—	—	4.81	1 150	—	—
4岁~	—	—	5.44	1 300	—	—	—	—	5.23	1 250	—	—
5岁~	—	—	5.86	1 400	—	—	—	—	5.44	1 300	—	—
6岁~	5.86	1 400	6.69	1 600	7.53	1 800	5.44	1 300	6.07	1 450	6.90	1 650
7岁~	6.28	1 500	7.11	1 700	7.95	1 900	5.65	1 350	6.49	1 550	7.32	1 750
8岁~	6.69	1 600	7.74	1 850	8.79	2 100	6.07	1 450	7.11	1 700	7.95	1 900
9岁~	7.11	1 700	8.16	1 950	9.20	2 200	6.49	1 550	7.53	1 800	8.37	2 000
10岁~	7.53	1 800	8.58	2 050	9.62	2 300	6.90	1 650	7.95	1 900	8.79	2 100
11岁~	7.95	1 900	9.20	2 200	10.25	2 450	7.32	1 750	8.37	2 000	9.41	2 250
12岁~	9.62	2 300	10.88	2 600	12.13	2 900	8.16	1 950	9.20	2 200	10.25	2 450
15岁~	10.88	2 600	12.34	2 950	13.81	3 300	8.79	2 100	9.83	2 350	11.09	2 650
18岁~	9.00	2 150	10.67	2 550	12.55	3 000	7.11	1 700	8.79	2 100	10.25	2 450
30岁~	8.58	2 050	10.46	2 500	12.34	2 950	7.11	1 700	8.58	2 050	10.04	2 400
50岁~	8.16	1 950	10.04	2 400	11.72	2 800	6.69	1 600	8.16	1 950	9.62	2 300

（续表）

年龄/阶段	男性 PAL I[a] MJ/d	男性 PAL I[a] kcal/d	男性 PAL II[b] MJ/d	男性 PAL II[b] kcal/d	男性 PAL III[c] MJ/d	男性 PAL III[c] kcal/d	女性 PAL I[a] MJ/d	女性 PAL I[a] kcal/d	女性 PAL II[b] MJ/d	女性 PAL II[b] kcal/d	女性 PAL III[c] MJ/d	女性 PAL III[c] kcal/d
65岁~	7.95	1 900	9.62	2 300	—	—	6.49	1 550	7.74	1 850	—	—
75岁~	7.53	1 800	9.20	2 200	—	—	6.28	1 500	7.32	1 750	—	—
孕早期	—	—	—	—	—	—	+0	+0	+0	+0	+0	+0
孕中期	—	—	—	—	—	—	+1.05	+250	+1.05	+250	+1.05	+250
孕晚期	—	—	—	—	—	—	+1.67	+400	+1.67	+400	+1.67	+400
哺乳期女性	—	—	—	—	—	—	+1.67	+400	+1.67	+400	+1.67	+400

注：① PAL I[a]、PAL II[b]和PAL III[c]分别代表低强度身体活动水平、中等强度身体活动水平和高强度身体活动水平。
② "—"表示未制定或未涉及，"+"表示在相应年龄阶段的成年女性需要量基础上增加的需要量。
③ MJ（兆焦耳）是能量单位，1 MJ=1 000 kJ，1 MJ ≈ 239 kcal，全书同。

的发育至关重要。青少年在身体发育和性成熟的关键时期，需要增加钙和铁的摄入，以支持骨骼健康和血红蛋白的合成。

成年人的 DRIs 标准相对稳定，但应保持足够的营养素摄入以维持正常的生理功能，特别是膳食纤维、维生素 C 和维生素 E 以及 ω-3 脂肪酸。老年人面临代谢率下降和肌肉减少的问题，因此需要保证足够的蛋白质和钙摄入以维持健康。孕妇和哺乳期女性对营养素的需求增加，需要额外的叶酸、铁和钙来支持胎儿发育和乳汁产生。此外，特殊人群如运动员、素食者和有特定健康问题的人群，他们的营养需求可能与一般人群不同，需要根据其特殊情况调整 DRIs 标准。

三、合理营养的原则

合理营养的原则是指在膳食中遵循的一些基本原则，以确保摄入足够的营养素，满足人体生理、生长、发育和维持健康的需求。

1. 平衡膳食原则

膳食中各类营养素的摄入应与人体对营养素的需求相平衡。碳水化合物、蛋白质、脂肪、维生素、矿物质、膳食纤维和水是人体必需的营养素。碳水化合物主要来源于谷物、薯类、水果等，蛋白质主要来源于动物性食品和植物性食品，脂肪主要来源于植物油、动物脂肪等。维生素和矿物质主要来源于蔬菜、水果、奶类、肉类等。膳食纤维主要来源于全谷物、豆类、蔬菜、水果等。水分主要来源于饮水、食物等。

2. 适量多样化原则

膳食应包括各种食物，如谷物、蔬菜、水果、肉类、豆类、坚果等。食物多样性有助于提供全面的营养素，避免营养单一。膳食搭配应根据个体营养需求和健康状况进行调整。例如，蛋白质来源应包括动物性蛋白和植物性蛋白，以提供必需氨基酸。此外，还应适量摄入不同种类的脂肪，如单不饱和脂肪酸、多不饱和脂肪酸等。

3. 适量摄入原则

适量摄入是指根据个体能量需求和营养素需求，合理安排膳食中各类食物的摄入量。适度加工是指在食物加工过程中，尽量减少营养素的损失，保留食物的原有营养成分。

4. 避免过度烹调和过度加工原则

过度烹调可能导致营养素的损失，而过度加工可能导致食物中添加过多的盐、糖、油脂等，增加患慢性疾病的风险。因此，在烹饪和加工食物时，应尽量采用健康的烹饪方法，如蒸、煮、炖等，减少油炸、煎炒等高脂肪烹饪方式。

5. 控制总能量摄入原则

控制总能量摄入是指合理安排膳食中各类食物的比例，以控制总能量的摄入量。

根据个体的能量需求和身体状况，合理安排膳食中各类食物的比例，以达到控制总能量摄入的目的。

6. 遵循个体差异原则

遵循个体差异是指根据个体的年龄、性别、体重、身高、生理状况等因素，合理安排膳食中各类食物的比例和摄入量。个体差异可能导致对某些营养素的需求量有所不同，因此在制定膳食计划时，应考虑个体差异。

四、膳食结构的优化

1. 膳食结构对健康的影响

合理的膳食结构对维护健康至关重要。随着生活水平的提高，人们的饮食模式发生了显著变化，从以往的高碳水化合物、低脂肪模式转变为高脂肪、高蛋白质、低纤维的模式。这种转变带来了诸多健康问题，如肥胖、心血管疾病、糖尿病等。因此，优化膳食结构成为预防这些疾病的关键。

合理的膳食结构强调食物的多样性与平衡性。合理的膳食结构倡导人们摄入丰富的水果和蔬菜，保证足够的膳食纤维和微量元素；适量摄入全谷物和粗粮，以提供必要的慢释碳水化合物；选择健康的蛋白质来源，如鱼、禽、豆类和低脂肪乳制品；减少红肉和加工肉类的摄入，以降低饱和脂肪和胆固醇的摄入。

此外，膳食结构还应考虑不同人群的特殊需求。例如，儿童和青少年需要足够的蛋白质和钙来支持他们的生长发育；孕妇和哺乳期女性需要额外的叶酸、铁和蛋白质来支持胎儿和婴儿的发育；老年人可能需要更多的蛋白质和钙来维持肌肉质量和骨密度。

2. 传统膳食结构的组成及特点

传统膳食结构通常以谷物为主，蔬菜、水果和豆类为辅，肉类适量。

首先，传统膳食结构中谷物比例较高，但往往缺乏全谷物的摄入。全谷物含有丰富的膳食纤维、维生素和矿物质，对健康有益。全谷物可以提供更多的营养素，如 B 族维生素、铁、锌等，有助于维持肠道健康、增强免疫力和降低患慢性疾病的风险。

其次，蔬菜和水果的摄入量可能不足，这可能导致维生素和矿物质的摄入不足。蔬菜和水果是维生素和矿物质的重要来源，特别是深色蔬菜和水果，如菠菜、胡萝卜、橙子等，它们富含维生素 C、维生素 K、叶酸等营养素。

此外，肉类摄入量可能过高，增加患心血管疾病和肥胖的风险。肉类是优质蛋白质的来源，但过量摄入可能导致心血管疾病和肥胖。因此，建议适量摄入肉类，尤其是瘦肉，并增加鱼类和禽类的摄入，以提供高质量的蛋白质。

总体来说，传统膳食结构在一定程度上能够满足人体的营养需求，但在现代社会，随着生活水平的提高和饮食习惯的变化，传统膳食结构还存在一些不足之处。因此，需要对传统膳食结构进行优化，以实现营养均衡。

3. 现代膳食结构的调整与建议

现代膳食结构的调整与建议旨在弥补传统膳食结构的不足，实现营养均衡。以下是一些具体的调整与建议。

①增加全谷物的摄入。全谷物如糙米、燕麦和全麦面包，含有丰富的膳食纤维、维生素和矿物质，有助于维持肠道健康和预防慢性疾病，可以选择早餐吃一碗燕麦粥，为一天的开始提供充足的能量和营养。

②增加蔬菜和水果的摄入。蔬菜和水果如菠菜、胡萝卜和苹果，是维生素和矿物质的重要来源。例如，可以在午餐中加入一份新鲜的沙拉，或者作为下午茶的点心吃一个苹果。

③适量摄入肉类。选择瘦肉如鸡胸肉和鱼类，它们是优质蛋白质的来源，并且饱和脂肪含量较低，既美味又健康。

④增加豆制品的摄入。豆制品如豆腐和豆浆，含有丰富的植物性蛋白和膳食纤维，可以在晚餐中加入豆制品炒菜，或者早餐时饮用一杯豆浆。

⑤增加坚果和种子类食品的摄入。坚果如核桃、杏仁和种子如亚麻籽，含有丰富的健康脂肪和蛋白质。

⑥适量摄入奶制品。奶制品如牛奶和酸奶，含有丰富的钙和蛋白质，可以选择低脂牛奶作为日常饮品，或者在晚上吃一杯酸奶。

⑦控制油脂的摄入。选择健康的油脂来源如橄榄油和花生油，并控制烹饪时的用油量，烹饪时使用喷雾油瓶来减少油的使用，或者用橄榄油代替黄油涂抹面包。

⑧控制食盐的摄入。减少食盐的摄入，尤其是减少加工食品和腌制食品的摄入，避免吃高盐的零食如薯片，改为吃新鲜的水果和蔬菜。

⑨增加水分的摄入。保证每天摄入足够的水分，可以通过喝白开水、茶或无糖饮料来补充水分。

通过这些调整与建议，可以优化现代膳食结构，实现营养均衡，预防慢性疾病，提高健康水平。

第二节 《中国居民膳食指南》解读

一、膳食指南与平衡膳食

1. 膳食指南的定义和目的

膳食指南是根据不同人群的营养需求，制定相应的膳食指南和营养标准，以满足个体的营养需求，预防营养相关疾病。平衡膳食是指在膳食中合理搭配各类食物，以满足人体对营养素的需求。

膳食指南是营养学研究的成果之一，它为公众提供了科学合理的膳食建议。膳食指南根据不同人群的营养需求，制定相应的膳食指南和营养标准，以满足个体的营养需求，预防营养相关疾病。这些指南通常由专业的健康营养学家和公共卫生专家制定，旨在为公众提供科学的膳食建议，帮助他们实现营养均衡，预防营养相关疾病。

我国组织健康营养学家制定了《中国居民膳食指南》，为全民提供科学的膳食建议。这份指南包括食物种类、食物量、膳食搭配等方面的指导，旨在提高公众的营养健康水平。

《中国居民膳食指南》是一份针对我国居民的膳食指南，它根据我国居民的饮食习惯和营养需求，提供了科学的膳食建议。具体来说，《中国居民膳食指南》建议成年人每天摄入约 130 g 粮食，其中约一半为全谷物；每日摄入 300~500 g 蔬菜，其中深色蔬菜占 1/2；摄入 200~350 g 水果；摄入 25~35 g 坚果和种子类食品；摄入 300~500 g 牛奶及奶制品；摄入 75~100 g 肉类，其中以瘦肉为主；摄入 25~40 g 豆制品；摄入 25~30 g 油脂，其中以植物油为主。此外，指南还强调了适量摄入食盐、控制饮酒、增加身体活动的重要性。

2. 平衡膳食的概念

平衡膳食是一种科学合理的膳食模式，它强调食物种类的多样性和营养素的均衡，以满足人体对各种营养素的需求，维持身体健康。这种膳食模式要求我们在日常饮食中，合理搭配各类食物，确保摄入的能量与身体消耗的能量相平衡，避免营养过剩或不足。

首先，平衡膳食要求我们摄入多样化的食物。例如，早餐可以选择燕麦粥搭配牛奶和新鲜水果，这样的组合提供了丰富的碳水化合物、蛋白质、膳食纤维和维生素。午餐可以是一份由糙米、烤鸡胸肉、蒸西蓝花和胡萝卜组成的便当，这样的搭配包含了全谷物、优质蛋白质和蔬菜，确保了营养的全面性。晚餐则可以选择豆腐炖鱼，搭配蒸南瓜和一份小白菜汤，这样的膳食提供了植物性蛋白和动物性蛋白、必需脂肪酸以及各种维生素和矿物质。

其次，平衡膳食不仅关注食物的种类和来源，也强调烹饪方法和摄入量的合理安排。在烹饪过程中，推荐采用蒸、煮、炖等低脂方式，减少油炸和煎炒，以降低不健康脂肪和热量的摄入。同时，控制食盐和糖的使用量，避免食用过度加工的食品，有助于减少钠和添加糖的摄入，从而预防慢性疾病。

再次，平衡膳食还要求根据个人的能量需求来调整食物摄入量，体力劳动者可能需要更多的能量，而办公室工作者则可能需要较少的能量。适量饮食有助于维持健康体重，预防肥胖及其相关慢性疾病，因此，每个人都应根据自己的具体情况来定制合适的膳食计划。

最后，为了实现平衡膳食，我们需要定期评估自己的饮食习惯，确保膳食结构符合营养均衡的要求。这包括每天至少摄入 12 种不同的食物，每周至少 25 种，以确保获得各种必需营养素。同时，保持充足的水分摄入，选择健康饮品，如白开水、绿茶或黑咖啡，避免含糖饮料和过量饮酒。

通过遵循平衡膳食的原则，我们可以有效地预防营养不良和营养过剩，减少慢性疾病的风险，提高生活质量。平衡膳食是一种健康的生活方式，需要我们长期坚持和不断调整。

二、一般人群膳食指南

1. 食物多样，谷类为主

膳食应包括各种食物，如谷物、蔬菜、水果、肉类、豆类、坚果等。谷物是膳食中的主要能量来源。

食物多样性是指膳食中应包括各种类型的食物，以确保摄入各种营养素。谷物是膳食中的主要能量来源，提供碳水化合物和膳食纤维。建议成年人膳食中谷物占较大比例，特别是全谷物，如糙米、燕麦、全麦面包等。

2. 吃动平衡，膳食摄入与身体活动相平衡

吃动平衡是指膳食摄入与身体活动相匹配，以维持健康体重。膳食摄入过多或过少，以及缺乏身体活动，可能导致体重增加或减少，影响健康。建议成年人根据自身身体状况和活动量，合理安排膳食摄入和身体活动。

3. 多吃蔬果、奶类、大豆

蔬菜、水果、奶类和大豆及其制品是膳食中重要的营养来源。蔬菜和水果富含维生素、矿物质和膳食纤维，有助于预防慢性疾病。奶类和大豆及其制品含有丰富的钙和蛋白质，对骨骼健康和肌肉功能有益。建议成年人每天摄入足够的蔬菜和水果，以及适量的奶类和大豆及其制品。

4. 适量吃鱼、禽、蛋和瘦肉，以提供优质蛋白质

蛋白质对维持肌肉和器官功能至关重要。建议成年人适量摄入含优质蛋白质的食物，以满足身体对蛋白质的需求。同时，应注意选择低脂肪的肉类和鱼类，以减少饱和脂肪的摄入。

三、中国居民平衡膳食宝塔

为了长期维持健康，需要养成按照膳食宝塔建议的饮食习惯，《中国居民膳食指南（2023）》提供了最新的膳食宝塔，强调了食物多样性和适量摄入的重要性，并对食盐和油脂摄入量提出了明确的限制。中国居民平衡膳食宝塔是根据中国居民的饮食习惯

和营养需求，制定的膳食指南。宝塔分为五层，每层代表膳食中不同食物类别的摄入比例和数量。

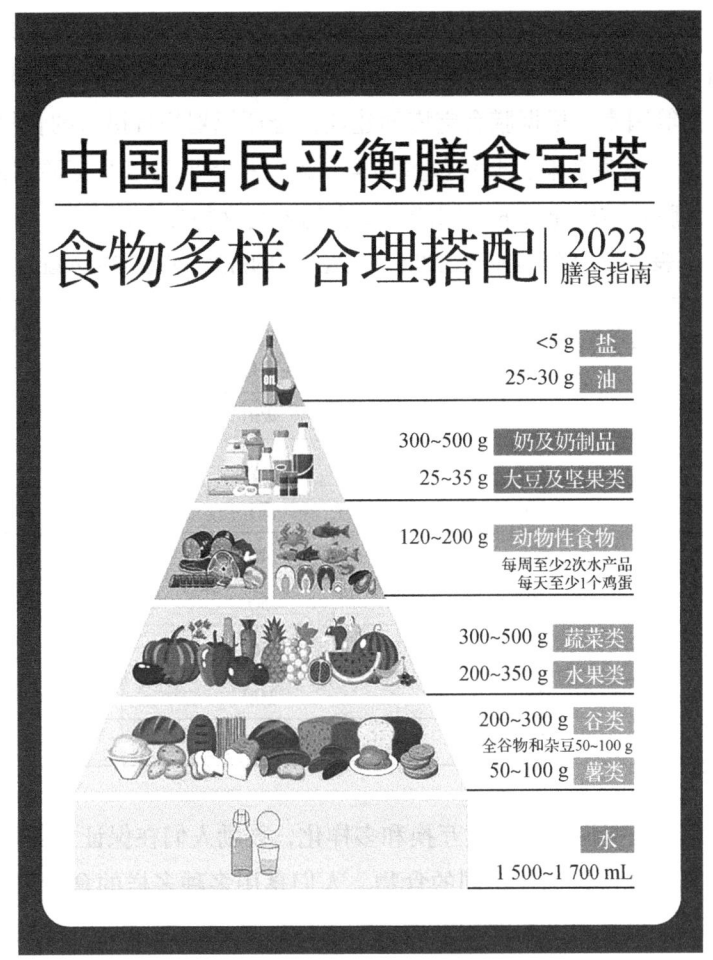

1. 宝塔结构及其内容

宝塔分为五层，从底层到顶层依次为谷类与薯类、蔬菜与水果类、动物性食物、奶及奶制品和大豆及坚果类、盐与油。每层代表膳食中不同食物类别的摄入比例和数量。宝塔的第四层为奶及奶制品和大豆及坚果类，表示每日应摄入适量的奶及奶制品和大豆及坚果类食物，以提供钙和蛋白质等营养素。

2. 每日食物推荐摄入量

根据宝塔结构，建议成年人每天摄入约 130 g 粮食，其中约一半为全谷物；每日摄入 300~500 g 蔬菜，其中深色蔬菜占 1/2；摄入 200~350 g 水果；摄入 25~35 g 坚果和种子类食品；摄入 300~500 g 牛奶及奶制品；摄入 75~100 g 肉类，其中以瘦肉为主；摄入 25~40 g 豆制品；摄入 25~30 g 油脂，其中以植物油为主。此外，指南还强调了适量摄入食盐、控制饮酒、增加身体活动的重要性。

3. 膳食宝塔的应用

膳食宝塔的应用是实现平衡膳食的重要手段。它通过一个直观的图形化表示，将食物分类并根据推荐摄入量进行排序，帮助人们了解每日应摄入的食物种类和数量。应用膳食宝塔时，首先需要确定个人的能量需求，这取决于年龄、性别、体重、身高和身体活动水平等因素。根据膳食宝塔的建议，合理规划每日摄入的食物种类和数量，确保包括谷薯类、蔬菜水果、畜禽鱼蛋奶类、大豆和坚果类以及烹调用油盐等五大类食物。表3-2为膳食宝塔建议的不同能量膳食的各类食物参考摄入量。

表3-2 膳食宝塔建议的不同能量膳食的各类食物参考摄入量　　　　单位：g/d

食物类别	低能量（约1 800 kcal）	中等能量（约2 400 kcal）	高能量（约2 800 kcal）
谷类	300	400	500
蔬菜	400	450	500
水果	100	150	200
肉、禽	50	75	100
蛋类	25	40	50
鱼虾	50	50	50
豆类及豆制品	50	50	50
奶类及奶制品	100	100	100
油脂	25	25	25

另外，膳食宝塔提倡食物同类互换和多样化，鼓励人们在保证营养均衡的前提下，根据个人口味和地域特色选择不同的食物。人们享用多种多样的食物，这不仅是为了获得均衡的营养，也是为了丰富饮食的种类，以满足味蕾的享受。如果每天重复吃相同的食物，比如固定的50 g肉和40 g豆，很可能会导致人们对这些食物产生厌倦，从而影响到合理营养的实现。平衡膳食宝塔中包含的每一类食物都有许多不同的品种，虽然每种食物都有其独特之处，但同一类食物中不同食物所含营养成分往往大体相似，因此它们在膳食中可以互相替换。同时，各地的饮食习惯及物产不尽相同，只有因地制宜充分利用当地资源才能有效地应用平衡膳食宝塔。例如牧区奶类资源丰富，可适当提高奶类摄取量；渔区可适当提高鱼及其他水产品摄取量；农村山区则可利用山羊奶以及花生、瓜子、核桃、榛子等资源。在某些情况下，由于地域、经济或物产所限无法采用同类互换时，也可以暂用豆类替代乳类、肉类；或用蛋类替代鱼、肉；不得已时也可用花生、瓜子、榛子、核桃等干坚果替代肉、鱼、奶等动物性食物。

在应用平衡膳食宝塔时，我们应该将营养与美味结合起来，遵循同类食物互换、多样化的原则来调配一日三餐。同类互换的概念是指以粮换粮、以豆换豆、以肉换肉。例如，大米可以与面粉或杂粮互换，馒头可以与相应量的面条、烙饼、面包等互换；

大豆可以与相当量的豆制品或杂豆类互换；瘦猪肉可以与等量的鸡、鸭、牛、羊、兔肉互换；鱼可以与虾、蟹等海产品互换。可以在谷类食物中选择全谷物、糙米或全麦面包，以增加膳食纤维的摄入。这样的互换不仅能够保证营养的均衡，还能够使饮食更加多样化，避免单一食物的重复，从而提高饮食的趣味性和满足感。

在我国多数地区，居民习惯于一天吃三餐。合理安排一日三餐的食物量对于保持健康和满足日常能量需求至关重要。三餐食物量的分配及间隔时间应与个人的作息时间和劳动状况相匹配。一般建议早餐和晚餐各占一天总食量的30%，午餐占40%，这是一个合理的分配比例。然而，在特殊情况下，这个比例可以适当调整以适应个人的能量需求。

早餐是一天中的第一顿饭，尤其重要，因为上午的工作和学习通常比较紧张。如果早餐营养不足，可能会影响学习工作效率。因此，早餐应当是一顿正经的饭，除了主食外，至少应包括奶、豆、蛋、肉中的一种，并搭配适量的蔬菜或水果。这样的搭配有助于提供充足的能量和营养，以支持上午的活动需求。

午餐作为一天中的主餐，占到了40%的比例，它为下午的活动提供了必要的能量。晚餐虽然占比30%，但由于接近睡眠时间，应避免过量进食，以免影响睡眠质量。所以，合理分配三餐食量，确保早餐营养丰富，午餐充足，晚餐适量，是维持健康生活方式的重要组成部分。

膳食对健康的影响是长期的结果。应用平衡膳食宝塔需要自幼培养良好的饮食习惯，并坚持不懈，才能充分体现其对健康的重大促进作用，以有效地预防营养缺乏和过剩。

四、东方健康膳食模式

东方健康膳食模式是指以蔬菜、水果、全谷物、豆类和植物油为主，低比例的红肉和加工食品，以及适量饮酒的膳食模式。这种膳食模式具有许多特点与优势，有助于降低患心血管疾病、糖尿病和肥胖等慢性疾病的风险。

①高比例的蔬菜、水果、全谷物、豆类和植物油。东方健康膳食模式中，蔬菜、水果、全谷物、豆类和植物油的摄入比例较高。这些食物富含膳食纤维、维生素、矿物质和植物化学物质，对健康有益。

②低比例的红肉和加工食品。东方健康膳食模式中，红肉和加工食品的摄入比例较低。这些食物可能含有较高的饱和脂肪和盐分，过量摄入可能导致心血管疾病和肥胖。

③适量饮酒。东方健康膳食模式中，适量饮酒被视为一种社交和文化活动。适量饮酒可能对心血管健康有益，但过量饮酒可能导致多种健康问题。

这种膳食模式有助于降低患心血管疾病、糖尿病和肥胖等慢性疾病的风险。研究表明，东方健康膳食模式与较低的心血管疾病、糖尿病和肥胖风险相关联。

在推广东方健康膳食模式的过程中，存在一些挑战，例如食物多样性的限制和饮食习惯的改变。为了应对这些挑战，采取了一系列对策。首先，通过媒体、学校和社区等渠道加强对公众的健康教育，提高公众对东方健康膳食模式的认识和接受程度。其次，努力在超市、餐馆等地方提供更多健康、营养丰富的食物选择，如新鲜蔬菜、水果、全谷物、豆类和植物油等，以满足不同人群的饮食需求。

第三节　实用营养指导

一、餐饮行业营养配餐

在当代社会，随着人们生活节奏的加快，外出就餐已成为常态。餐饮行业因此不仅仅承担了满足味蕾的责任，更肩负着推广健康饮食、提升公共健康水平的使命。随着人们对健康饮食的日益关注，餐饮行业营养配餐逐渐成为提升消费者健康水平、预防营养相关疾病的重要手段。

1. 营养配餐的重要性

（1）促进健康

营养配餐能够确保消费者获得必要的营养素，如蛋白质、碳水化合物、脂肪、维生素和矿物质，这对于维持身体健康和预防疾病至关重要。通过合理的营养搭配，可以帮助消费者达到营养均衡，从而降低患病风险。

（2）控制体重

合理的营养配餐有助于控制热量摄入，避免因过量摄入高热量食物而导致的体重增加。这对预防肥胖及其相关并发症，如心血管疾病和糖尿病，具有积极作用。

（3）预防慢性疾病

通过提供低盐、低糖、低脂肪的餐食选择，营养配餐有助于预防和控制高血压、糖尿病等慢性疾病。此外，增加膳食纤维和全谷物的摄入，可以改善肠道健康，降低某些类型的癌症风险。

（4）提升餐饮体验

营养配餐不仅关注食物的营养价值，也注重食物的口感和外观。通过创新的烹饪方法和食材搭配，可以提供既健康又美味的餐饮选择，从而提升消费者的就餐体验。

2. 营养配餐的原则

（1）营养均衡原则

营养配餐应确保餐食中包含足够的蛋白质、碳水化合物、脂肪、维生素和矿物质等营养素。这要求餐饮行业在设计菜单时，考虑到各种营养素的平衡，如通过提供瘦肉、豆制品、全谷物和丰富的蔬菜水果来满足消费者的日常营养需求。

（2）食物多样化原则

食物多样化是营养配餐的另一个重要原则。餐饮行业应提供多种食物选择，包括不同种类的蔬菜、水果、全谷物、肉类和海鲜等，以满足消费者的口味需求和营养需求。多样化的食物选择有助于消费者获得更广泛的营养素，同时也能增加餐食的趣味性。

（3）适量摄入原则

控制食物的分量是营养配餐的关键。餐饮行业应提供适量的食物，避免消费者过量摄入高热量食物，从而预防肥胖和其他与营养相关疾病的发生。这可能涉及提供小份的食物选项，或者在菜单上标注食物的热量和营养成分。

（4）食品安全原则

食品安全是营养配餐的基础。餐饮行业必须确保食品的安全性，从原料采购到加工、储存、运输和销售的每一个环节都要严格控制，以防止食品污染和变质。此外，餐饮行业还应遵守食品卫生法规，确保消费者食用到安全、健康、营养的食品。

3. 营养配餐的实施措施

在餐饮行业中，营养配餐的实施是一项系统工程，它要求从食材采购到菜品设计，再到服务提供，每一个环节都要精心规划和管理。以下是实施营养配餐的关键措施。

（1）培训厨师和餐饮工作人员

厨师和餐饮工作人员是营养配餐实施的直接执行者，他们的专业水平直接影响到营养配餐的质量。因此，对他们进行营养知识培训至关重要。培训内容应包括基本的营养学原理、各种营养素的功能和推荐摄入量、食物营养价值的评估等。

（2）食品安全和卫生培训

除了营养知识，食品安全和卫生也是培训的重要内容。工作人员应了解食品处理、储存和烹饪过程中的卫生要求，掌握预防食物中毒和交叉污染的方法，确保食品的安全性。

营养和食品安全的知识是不断更新的，因此，对餐饮工作人员的培训应该是持续的。定期举办工作坊、研讨会和进阶课程，可以帮助他们跟上最新的营养和食品安全趋势。

（3）建立营养配餐制度

制定一套详细的营养配餐指南，明确每类食物的营养目标和推荐摄入量。这些指南应基于科学的营养学研究，并考虑到不同人群的营养需求。

菜单设计应遵循营养均衡的原则，确保每一餐都包含足够的蛋白质、碳水化合物、脂肪、维生素和矿物质。同时，还应考虑食物的多样性和口味的平衡，以吸引消费者。

（4）食品采购标准

建立严格的食品采购标准，选择新鲜、天然、无污染的食材。与信誉良好的供应商合作，确保食品来源的可追溯性。

4. 提供营养咨询服务

在餐饮行业中，提供营养咨询服务是满足消费者个性化需求的重要方式。通过专业的营养咨询，可以帮助消费者了解自身的营养状况，制订合适的饮食计划，从而提高健康水平。

营养咨询服务通常包括以下几个方面。

①提供个性化营养建议。根据消费者的健康状况、生活习惯和饮食偏好，提供个性化的营养建议和饮食方案。

②开展健康饮食指导。教授消费者如何根据营养均衡的原则选择食物，如何进行合理的膳食搭配。

③帮助制定特殊饮食需求方案。对于有特殊饮食需求的消费者，如素食者、糖尿病患者或食物过敏者，提供专门的饮食建议和解决方案。

④开展营养知识教育。通过教育消费者了解食物的营养价值、健康饮食的重要性以及如何阅读食品标签等，提高消费者的营养素养。

二、家庭营养烹饪

家庭营养烹饪是确保家庭成员健康饮食的重要环节。在一个家庭中，合理的膳食搭配和健康的烹饪方式对于提高家庭成员的健康水平、预防营养相关疾病具有至关重要的作用。家庭营养烹饪不仅涉及食物的选择和搭配，还包括了烹饪方法的科学运用和食品安全的严格把控。

1. 营养均衡的重要性

家庭营养烹饪是确保家庭成员健康饮食的重要环节。在一个家庭中，合理的膳食搭配和健康的烹饪方式对于提高家庭成员的健康水平、预防营养相关疾病具有至关重要的作用。营养均衡的饮食应包含足够的蛋白质、碳水化合物、脂肪、维生素和矿物质等营养素。蛋白质是身体组织的构建块，碳水化合物是能量的主要来源，脂肪则提供必需脂肪酸和脂溶性维生素，而维生素和矿物质则参与身体的各种生理功能。

①重视蛋白质的重要作用。蛋白质不仅是身体生长和修复的必需物质，也是酶和激素的组成部分。家庭烹饪中应确保有足够的优质蛋白质来源，如瘦肉、鱼类、豆制品和乳制品等。

②注意碳水化合物的合理摄入。碳水化合物是身体的主要能量来源，特别是大脑和肌肉活动的能量供应。家庭饮食中应包含全谷物、薯类和适量的糖分，以提供稳定的能量。

③要有必需脂肪酸的摄入。必需脂肪酸，如 ω-3 和 ω-6 脂肪酸，对心脏健康至关重要。家庭烹饪中应适量使用植物油，如橄榄油、亚麻籽油，并包括富含 ω-3 的鱼类等。

④注意维生素和矿物质的补充。维生素和矿物质虽然需求量小，但对健康至关重要。应通过多样化的蔬菜和水果摄入丰富的维生素和矿物质。

2. 食物多样化的实践

食物多样化是确保营养均衡的有效途径。家庭营养烹饪应提供多种食物种类，包括蔬菜、水果、全谷物、肉类、海鲜等。蔬菜和水果是维生素、矿物质和膳食纤维的重要来源；全谷物富含 B 族维生素和膳食纤维；肉类和海鲜则是优质蛋白质和必需微量元素的丰富来源。通过多样化的食物选择，家庭成员可以享受到丰富的口感和风味，同时也能够获得全面的营养。

3. 适量摄入的控制

适量摄入是预防肥胖和其他营养相关疾病的关键。家庭营养烹饪应控制食物的分量，避免过量摄入高热量食物，提倡健康的饮食模式，如地中海饮食，强调蔬菜、水果、全谷物和适量鱼类的摄入。家庭成员应根据自己的能量需求来确定食物的摄入量，同时注意食物的能量密度，优先选择营养密度高、能量密度低的食物。此外，家庭烹饪中还应减少高糖、高盐和高脂肪食物的摄入，如甜点、快餐和油炸食品，以降低患慢性疾病的风险。

4. 食品安全的保障

食品安全是家庭营养烹饪的基石。家庭营养烹饪应确保食品的安全性，从原料的采购、储存到加工、烹饪的每一个环节都应遵循食品安全的原则。这包括选择新鲜、无污染的食材，保持厨房和烹饪工具的清洁卫生，妥善储存易腐食品，以及正确处理剩饭剩菜。此外，家庭烹饪还应避免食物的交叉污染，确保食物彻底煮熟，以消除可能存在的食源性病原体。

5. 家庭营养烹饪的实施措施

家庭成员应积极学习营养知识，了解不同食物的营养成分和健康效益，以及不同人群的营养需求。通过学习，家庭成员可以更好地理解营养均衡的重要性，并在日常生活中作出更健康的食物选择。

家庭膳食计划是实现营养均衡的有效工具。膳食制作者应根据家庭成员的营养需求和健康状况，制订合理的膳食计划。这包括规划每天的餐食，确保每餐都包含足够的蛋白质、碳水化合物、脂肪、维生素和矿物质。同时，家庭膳食计划还应考虑到家庭成员的口味偏好和饮食习惯，以确保膳食计划的可持续性。

健康的烹饪方法可以最大限度地保留食物的营养成分，同时减少不健康成分的摄入。膳食制作者应掌握多种烹饪技巧，如蒸、煮、炖、炒等，以适应不同食物的特性和营养需求。此外，膳食制作者还应学会如何使用香料和调味品来增加食物的风味，而不是依赖高盐、高糖或高脂肪的调味品。

三、保健食品选择与应用

保健食品是指为了补充营养、提高健康水平而使用的一类特殊的食品，它们宣称具有保健功能，并且不会对人体产生任何急性、亚急性或慢性的危害。这些产品主要设计给特定人群食用，目的是调节人体功能，而不是用于治疗疾病。保健食品与普通食品一样，是食品类别的一部分，具有食品的一般特性。不同国家对保健食品的定义和范围可能有所差异，但它们的核心概念是一致的，这类食品拥有调节人体生理活动的特殊功能，这是普通食品所不具备的。因此，保健食品也被称为功能性食品。

1. 保健食品选择与应用原则

随着人们生活水平的提高和健康意识的增强，保健食品在现代生活中扮演着越来越重要的角色。然而，面对市场上琳琅满目的营养保健品，消费者往往难以判断其质量和适用性。因此，了解保健食品的选择与应用原则，对于消费者来说至关重要。

（1）了解营养需求

在选择保健食品之前，消费者应首先了解自己的营养需求。营养需求受到年龄、性别、生理状态、生活方式等多种因素的影响。例如，孕妇和哺乳期女性需要额外摄入铁、钙等营养素；青少年生长发育阶段需要大量蛋白质和钙质；老年人则需要关注维生素D和钙的摄入，以预防骨质疏松症。消费者可以根据自己的身体状况和营养需求，选择相应的保健食品。

（2）选择正规渠道购买

购买保健食品时，消费者应选择正规渠道，如大型超市、药店或官方网站。正规渠道的保健品质量有保障，且价格相对合理。此外，正规渠道的保健品通常具有完整的生产批号、生产日期和保质期等信息，便于消费者查询和追溯。

（3）查看产品标签和说明书

在购买保健食品时，消费者应仔细查看产品标签和说明书，了解产品的成分、含量、适用人群、用法用量等信息。此外，消费者还应注意产品是否经过相关机构的认证和检测，如是否获得国家药品监督管理局的批准文号等。

（4）避免过量摄入

虽然保健食品可以补充营养，但过量摄入也可能对身体造成负担。消费者在选择和使用保健食品时，应遵循产品说明书上的推荐用量，并注意与其他药物和食品的相互作用。如有特殊疾病或用药情况，应咨询专业医生或营养师的建议。

（5）关注产品质量

消费者在选择保健食品时，应关注产品的质量。优质的保健食品应具备成分天然、未添加有害物质、生产工艺先进、品质稳定、经过严格检测等特点。消费者可以通过查询产品的生产厂家、产地、生产日期等信息，判断产品的质量。

（6）注意保健品与药物的相互作用

某些保健食品可能与药物存在相互作用，影响药物的疗效或产生不良反应。例如，铁剂与钙剂不宜同时服用，以免影响钙的吸收；维生素 C 与阿司匹林不宜同时服用，以免增加胃肠道出血的风险。因此，消费者在使用保健食品时，应密切关注保健品与药物的相互作用，必要时咨询专业医生或营养师的建议。

总之，保健食品的选择与应用应遵循科学原则，结合自身营养需求，合理选择和使用。消费者在购买和使用保健食品时，应关注产品质量、避免过量摄入，并注意与药物的相互作用。通过合理选择和使用保健食品，可以有效补充营养、提高健康水平。

2. 保健食品的特点

保健食品是食品而非药品，它们不以治疗疾病为目的，也不追求临床治疗效果或宣传治疗作用。保健食品的重点在于调节身体的内环境平衡和生理节律，增强机体的防御功能，以达到保健和康复的目标。与一般食品不同，保健食品具有调节机体功能的功能性，至少能够调节人体的一种或多种功能，如调节免疫、改善生长发育和抗疲劳等。

保健食品必须通过必要的动物和人群功能试验，证明其具有明确和稳定的保健作用。所有原料及其产品都必须符合食品卫生要求，确保对人体不产生任何急性、亚急性或慢性危害。配方的组成和用量必须有科学依据，并含有明确的功效成分。如果现有技术条件下无法明确功效成分，应确定与保健功能相关的主要原料名称。此外，保健食品的标签、说明书和广告中不得宣传疗效和作用。

保健食品适宜于特定人群食用，食用前通常需要参考产品说明。与一般食品不同，一般食品为所有人提供必需的营养素，而保健食品由于其调节特定功能的作用，只对那些相应功能失调的人群有保健作用。对功能正常的人来说，食用保健食品可能没有必要，甚至可能产生不良影响。

3. 保健食品与其他食品的区别

保健食品与药膳食品、绿色食品和新资源食品有所不同。药膳食品是为了辅助治疗某些疾病，根据中医辨证施治原则加入中药配制而成的食品。绿色食品指的是无污染、安全、优质的营养食品，有时也被称为生态食品、有机食品或自然食品。新资源食品则是指在新研制、新发现或新引进的，没有食用习惯的，符合食品基本要求且对人体无毒无害的食品。

4. 保健食品的一些关键特点和功能

保健食品是专门设计来增强特定生理功能的食品，它们不是药品，不以治疗疾病为目的，而是通过调节人体的内环境平衡和生理节律来增强机体的防御功能。以下是保健食品的一些关键特点和功能。

（1）增强免疫功能

免疫系统的维护对于身体健康至关重要。保健食品中的活性多糖，如香菇多糖和枸杞多糖，已被证明能够刺激抗体产生，从而增强机体的免疫力。此外，多酚类化合物，如茶多酚，以及精氨酸等成分，都能提高机体的免疫功能。

（2）抗氧化功能

随着年龄的增长，氧自由基和脂质过氧化可能导致细胞损伤，与多种疾病的发生有关。因此，富含抗氧化物质的食品，如蔬菜、水果和茶叶，对于抵抗自由基损伤和延缓衰老过程具有重要作用。

（3）辅助改善记忆功能

记忆是神经系统功能的一部分，而某些食品，如核桃仁、黑芝麻和花生，含有对脑部健康有益的成分。这些食品中的不饱和脂肪酸和卵磷脂等成分，能够帮助改善记忆功能。

（4）缓解体力疲劳功能

体力疲劳是劳动或运动后常见的现象，而合理的营养摄入可以帮助预防和缓解疲劳。例如，乌骨鸡、大枣和人参等食品，都含有能够帮助恢复体力和抗疲劳的成分。

（5）减肥功能

肥胖症是由于脂肪组织的过度积累造成的。保健食品中的壳聚糖、左旋肉碱和膳食纤维等成分，可以帮助控制体重和减少体内脂肪的积累。

（6）辅助降血脂功能

血脂水平的异常可能导致心血管疾病。膳食纤维、大蒜和植物甾醇等成分，能够帮助降低血脂，从而减少心血管疾病的风险。

（7）调节肠道菌群功能

肠道菌群的平衡对健康至关重要。有益活菌制剂和益生元等成分，能够促进肠道中有益菌的生长，维持肠道微生态的平衡。

这些保健食品的功能和成分，为希望通过饮食改善健康状况的人们提供了多种选择。然而，值得注意的是，保健食品并不能替代均衡饮食和健康生活方式的重要作用。

思 考 题

1. 如何定义"合理营养"？它在预防营养相关疾病和提高健康水平方面扮演着怎样的角色？

2. 膳食营养素参考摄入量（DRIs）是如何发展的？它在个体营养管理和公共卫生政策中起到了哪些作用？
3. 在《中国居民膳食指南（2023年）》中，对成年人的日常膳食有哪些具体的食物种类和摄入量的推荐？这些建议如何帮助实现营养均衡？
4. 描述平衡膳食的基本原则，并解释这些原则如何帮助人们维持健康的生活方式。
5. 传统膳食结构与现代膳食结构相比有哪些优势和不足？现代膳食结构应该如何调整以适应健康需求？
6. 东方健康膳食模式有哪些特点？在推广这种膳食模式时遇到了哪些挑战？又是如何应对这些挑战的？

第四章　不同生理人群的营养

第一节　孕妇的营养与膳食

妊娠不仅是母体自身营养需求增加的时期，更是确保胎儿健康成长和为产后哺乳做准备的重要阶段。与非孕期相比，孕妇需要更多的营养素来支持自身和胎儿的生理变化。科学研究表明，妊娠期的营养状况不仅影响胎儿和婴儿的生长发育，还可能对子代成年后的健康状况产生长远影响。科学的膳食建议，可帮助孕妇实现营养均衡，促进胎儿的健康发展，并为孩子未来的健康奠定坚实的基础。

一、妊娠期的生理特点

1. 代谢变化

孕妇的代谢率增加，能量需求也随之增加。孕妇在妊娠期间，代谢率会增加，以支持胎儿的生长和母体的生理变化。这导致孕妇的能量需求增加，因此需要摄入更多的食物来满足能量需求。孕妇在妊娠期间，身体需要更多的能量来支持胎儿的生长、胎盘的形成以及母体的代谢需求。这种代谢率的增加使得孕妇需要更多的食物来提供足够的能量。

2. 体重增加及成分变化

孕妇在妊娠期间的体重增加是一个复杂的生理过程，它不仅支持胎儿的生长和发育，还为分娩和哺乳期储备必要的能量和营养。健康的孕妇如果不限制饮食，整个妊娠期平均增重约 12 kg，其中包括胎儿约 3.4 kg、胎盘和羊水约 1.5 kg、子宫和乳房增加约 1.4 kg、血液增加 1.2 kg、细胞外液增加 1.5 kg、脂肪组织增加约 3 kg。这些增加的部分中，胎儿、胎盘、羊水、母体血浆容量、子宫和乳腺的重量增长被称为必要性体重增加。

孕妇体重的增长主要发生在妊娠的中晚期，尤其是在妊娠 10~30 周，即胎儿快速生长期的前段，这可能更多是由于孕酮的作用，而不仅仅是膳食摄入量的增加。这种脂肪储存的生理意义在于为妊娠晚期和哺乳期储备能量。

体重增长的速度随着妊娠期的进展而变化。妊娠期通常分为早期（1~12 周）、中期（13~27 周）和晚期（28~40 周）三个阶段。在妊娠早期，体重增加通常不到 2 kg，之后体重增长基本呈直线上升趋势。因此，大部分的合成代谢活动主要发生在妊娠的中晚期。

孕期适宜增重是确保母婴健康的重要因素之一。根据妊娠前体重指数（BMI），即体重（kg）除以身高的平方（m^2），可以推荐孕妇在妊娠期间的适宜增重范围。对于 BMI 小于 19.8 的低体重孕妇，建议增重 12.5~18 kg；BMI 为 19.8~26.0 的正常体重孕妇，建议增重 11.5~16 kg；超重孕妇 BMI 为 26~29，建议增重 7~11.5 kg；而 BMI 大于 29 的肥胖孕妇，建议增重 6~6.8 kg。

除了 BMI，适宜增重还应考虑其他因素，如妊娠年龄、是否多胎妊娠和哺乳计划等。例如，青春期妊娠的孕妇体重增加目标值为 14~15 kg，双胎妊娠者为 18 kg。计划哺乳的孕妇，如果妊娠前体重正常，建议增重 12 kg；不计划哺乳的孕妇，建议增重 10 kg。

3. 激素变化

在妊娠期间，孕妇体内的激素水平会发生显著变化，包括孕激素、雌激素等的增加。这些激素的变化对孕妇的代谢和生理功能产生重要影响。胎盘分泌的激素如绒毛膜促性腺素和孕酮的增加，不仅促进子宫内膜和胎盘的形成，还刺激子宫和乳腺的发育。雌激素的水平变化有助于调节碳水化合物和脂类的代谢，增加骨骼更新速率，并且与钙的吸收和储留呈正相关。

同时，孕妇的甲状腺素 T3、T4 水平升高，导致甲状腺功能增强，基础代谢率提升，因此需要更多的能量和营养素来满足身体的需求。此外，妊娠期激素水平的变化也影响葡萄糖代谢，如绒毛膜生长催乳素和皮质醇的增加，这些激素具有拮抗胰岛素的作用，导致孕妇对胰岛素的敏感性下降，需要分泌更多的胰岛素来维持正常的糖代谢，这使得孕妇的血浆胰岛素水平较高。在这些激素变化的影响下，有 2%~7% 的孕妇可能会发展为妊娠糖尿病（GDM），且有 GDM 史的女性未来发生 2 型糖尿病的风险增加。

4. 胃肠功能、循环系统及肺功能变化

在妊娠期间，孕妇的身体会经历一系列的变化，其中包括胃肠功能、循环系统和肺功能的显著变化。胃肠功能的改变，如消化不良和便秘，是常见的问题。这些变化可能是受孕激素的影响，导致胃肠道平滑肌松弛，蠕动减缓。此外，增大的子宫对胃肠道的压迫也可能导致消化不良和便秘。

为了应对这些变化，孕妇需要调整饮食习惯，选择易于消化的食物，以减少胃肠不适。例如，可以增加膳食纤维的摄入，通过食用全谷物、水果和蔬菜来预防便秘。同时，保持充足的水分摄入，适当增加身体活动，如散步，也有助于改善消化功能。

循环系统的变化包括血容量的增加，这有助于满足胎儿的氧气和营养需求。随着血容量的增加，孕妇可能会感到心悸或呼吸急促。因此，定期的体检和适当的体育活动对于维持良好的循环系统健康至关重要。

肺功能也会发生变化，由于孕激素的影响和子宫对膈肌的压迫，孕妇的呼吸频率可能会增加，呼吸深度可能会减小。这要求孕妇在活动期间注意节奏，避免过度疲劳。

5. 血容量和血液成分变化

在妊娠期间，孕妇的血容量从中期开始显著增加，到晚期时可比怀孕前增加约 40%。这种增加是为了满足胎儿对氧气和营养的需求。具体来说，血浆容量增加 50%，而红细胞增加 20%，导致血液相对稀释，可能会出现生理性贫血，尤其在妊娠 20~30 周最为明显。

随着血容量的增加，孕妇的血浆白蛋白含量会下降，有时甚至出现白蛋白与球蛋白比值的倒置现象。此外，血液中的葡萄糖、氨基酸、铁、维生素 C、维生素 B_6、维生素 B_{12}、生物素等含量也会降低，而三酰甘油（甘油三酯）、胆固醇、维生素 E 和类胡萝卜素的含量则上升。这些变化不仅仅是由于血液稀释，还可能与营养素在胎盘中的转运机制有关。

因此，孕妇需要摄入足够的铁和蛋白质来支持血液的生成和胎儿的发育。摄入富含铁的食物，如红肉、绿叶蔬菜和豆类，以及高质量的蛋白质来源，如鸡肉、鱼肉和奶制品，对孕妇来说尤为重要。这些营养素有助于预防贫血，确保胎儿获得必要的氧气和营养。

6. 骨盆变化

妊娠期间，孕妇的骨盆会逐渐扩张，这是为了适应胎儿的生长和为分娩做准备。骨盆的这种变化需要孕妇摄入足够的钙和维生素 D，以支持骨骼的健康和强度。钙和维生素 D 对维持骨骼的密度和韧性至关重要，特别是在妊娠晚期，胎儿迅速增长，对母体骨骼系统的要求更高。

为确保孕妇和胎儿的健康，建议孕妇通过食物或补充剂摄入推荐量的钙和维生素 D。富含钙的食物包括奶制品、绿叶蔬菜、鱼类和豆类。同时，适当的日晒可以帮助身体合成维生素 D，或通过食物和补充剂来补充。

二、妊娠期营养不良对母体健康影响

为保证胎儿的正常发育，母体会发生代谢改变和生理性代偿，甚至消耗自身营养素的储备。因此，孕妇需要大大增加营养素的摄入量。如果膳食中营养素摄入不足，将直接影响母体健康。

①营养缺乏症。孕妇可能会出现营养性贫血，据世界卫生组织（WHO）报道，孕妇贫血的患病率在 20%~80%，平均约为 51%。在中国，孕妇贫血的患病率在 20%~50%。2002 年中国居民营养和健康状况调查报告显示，孕妇贫血患病率为 22.5%，其中城市为 18.4%，农村为 24.5%。营养性贫血主要是铁的吸收利用率低或摄入不足，导致缺铁性贫血，也有一些孕妇因缺乏叶酸和维生素 B_{12} 而发生巨幼细胞贫血。轻度贫血对孕妇影响不大，但重度贫血可能导致贫血性心脏病，增加妊娠高血压综合征（妊高征）的风险，降低孕妇抵抗力，容易并发产褥感染，甚至危及生命。

②其他营养缺乏病。包括骨质软化症（由于缺钙或维生素 D 引起）、营养不良性水肿（主要由于蛋白质严重缺乏引起）、维生素缺乏症等。

③妊娠合并症。营养不良不仅影响母体健康，还可能导致妊娠高血压综合征、妊

娠糖尿病（GDM）等妊娠合并症。营养不良和过剩都可能增加妊娠并发症的发病率。研究发现，营养不良（如贫血、低蛋白血症、缺钙）和体质指数（BMI）大于 24 都是妊娠高血压综合征的重要危险因素。妊娠糖尿病的发生与妊娠前肥胖、胎儿偏大，以及妊娠期体重增长过快等因素有关。还可能导致分娩时子宫收缩乏力、难产，以及产后出血、感染和母乳不足等问题。

三、妊娠期营养不良对胎儿和婴儿的健康影响

①妊娠期营养不良可能导致早产和新生儿低出生体重，即新生儿出生体重低于 2 500 g。低出生体重儿在成年后患慢性病的风险增加，如 2 型糖尿病、高血压和冠心病。影响低出生体重的因素包括妊娠期增重不足、妊娠前体重低、孕妇血浆总蛋白和白蛋白低、维生素 A 和叶酸缺乏以及孕妇贫血等。

②营养不良还可能导致胎儿先天畸形的发生率增加。约 25% 的婴儿死亡由先天缺陷引起，这些缺陷可能由营养素缺乏或过多引起，如碘、锌、叶酸缺乏，维生素 A 摄入不当，以及孕妇酗酒等。这些因素可能导致胎儿生长迟缓，中枢神经、心脏和泌尿系统缺陷，以及面部异常等。

③围生期胎儿死亡率也可能因妊娠期营养不良而增高。营养不良会影响母亲的体重，进而影响围生期胎儿的死亡率。研究显示，妊娠期体重增加与围生期胎儿死亡率成反比。

④对胎儿和婴儿智力发育的影响也不容忽视。妊娠最后 3 个月至出生后第 6 个月是大脑发育的关键时期，营养不良，如蛋白质摄入不足，可能会导致胎脑发生永久性的解剖和生化变化，影响脑的成熟，这些影响可能以后难以弥补。

⑤妊娠期营养不良还可能导致胎儿生长受限，影响胎儿的健康和智力发育。胎儿在母体内的营养不良可能导致体重不足，影响其生长和发育，进而可能导致免疫力下降、智力发育迟缓等问题。早产风险增加，可能导致新生儿死亡和疾病风险增加，如呼吸系统疾病、感染性疾病等。胎儿畸形，如神经管缺陷、心脏缺陷、肾脏缺陷等，可能导致胎儿出生后出现各种健康问题，影响其正常生理功能。最严重的情况是胎儿死亡，增加死胎和流产的风险，这可能对孕妇的健康和未来的生育能力造成影响。

四、妊娠期的营养需要

1. 能量需求

孕妇在妊娠期间的能量需求增加，这是因为她们不仅要维持自身的能量消耗，还要为胎儿的生长发育以及胎盘和母体组织的增长提供所需的能量。妊娠早期，孕妇的基础代谢率并没有明显变化，但到了妊娠中期，基础代谢率开始逐渐升高，到妊娠晚期可增高 15%~20%。因此，孕妇在妊娠早期的能量摄入量应与非孕期女性相同，但从妊娠中期开始，每天需要在非孕期女性的基础上额外增加 0.83 MJ（200 kcal）的能量摄入。

这种能量需求的增加是为了支持胎儿的生长和发育，以及为分娩和哺乳储备必要的能量和营养。由于不同地区、不同民族，以及气候、生活习惯、劳动强度等因素的差异，孕妇的能量供给需要根据体重的增减来调整，以确保能量摄入既能满足妊娠期间的需求，又不会导致过度的体重增长。

2. 蛋白质需求

孕妇在妊娠期间的蛋白质需求显著增加，这是因为蛋白质不仅是胎儿生长发育的基本物质，也是母体组织修复和代谢所必需的。足月胎儿体内含有 400~800 g 的蛋白质，而胎盘和母体组织的增长也需要额外的蛋白质，整个妊娠期间总共需要大约 900 g 的蛋白质。这些蛋白质必须通过孕妇的饮食来获得。

根据 2023 年中国营养学会制定的《中国居民膳食营养素参考摄入量》，孕妇的蛋白质推荐摄入量（RNI）在非孕期女性的基础上，妊娠早期增加 5 g，中期增加 15 g，晚期增加 20 g。此外，孕妇膳食中的优质蛋白质应占蛋白质总量的一半以上，以确保母体和胎儿都能获得必需的氨基酸。

3. 脂肪需求

孕妇在妊娠期间的脂肪需求增加，这是因为脂肪不仅是能量的重要来源，也是胎儿神经系统发育的关键成分。妊娠过程中，孕妇平均需储存 2~4 kg 脂肪，而胎儿储存的脂肪可占其体重的 5%~15%。脂类对胎儿神经系统的构成尤为重要，其中多不饱和脂肪酸如花生四烯酸和二十二碳六烯酸是脑和视网膜发展所需的主要脂肪酸，它们可以从膳食中的亚油酸和 α-亚麻酸转化而来。

在妊娠期间，胎儿的脑细胞增殖和生长需要适量的必需脂肪酸，而这些脂肪酸对脑细胞的髓鞘化过程也至关重要，这一过程从胎儿期开始，直到出生后 1 年左右完成。因此，孕妇的膳食中应包含适量的脂肪，包括饱和脂肪酸、n-3 多不饱和脂肪酸和 n-6 多不饱和脂肪酸，以满足胎儿和母体的需要。

根据 2023 年中国营养学会制定的《中国居民膳食营养素参考摄入量》，孕妇膳食中脂肪的供能百分比应为 20%~30%，其中饱和脂肪酸、单不饱和脂肪酸和多不饱和脂肪酸的摄入量分别应控制在总能量的 10% 以内。这样的脂肪摄入比例有助于确保孕妇和胎儿都能获得适宜的营养，同时避免血脂过高。

4. 碳水化合物需求

孕妇的碳水化合物需求增加，以提供母体和胎儿所需的能量。这需要孕妇摄入足够的碳水化合物来满足能量需求。碳水化合物的增加主要是为了提供能量，支持胎儿的生长和发育，以及为母体的代谢提供足够的能量。

5. 维生素和矿物质需求

孕妇在妊娠期间对维生素和矿物质的需求显著增加，以满足胎儿的生长发育和母体的代谢需求。这些营养素对于胎儿的健康和母体的福祉至关重要。

钙是构成骨骼和牙齿的主要成分，对胎儿骨骼和牙齿的钙化尤为重要。妊娠期间，胎儿从母体摄取大量的钙，以满足其快速的生长需求。如果孕妇的钙摄入量不足，母体可能会动用自己的骨骼储备来满足胎儿的需求，这可能导致母体出现小腿抽筋、手足抽搐，甚至骨质软化症。因此，孕妇应增加含钙丰富的食物摄入，如乳制品、虾皮、豆类及其制品、芝麻和海带等。根据《中国居民膳食营养素参考摄入量》，孕妇钙的适宜摄入量（AI）为妊娠早期 800 mg，中期 1 000 mg，晚期 1 200 mg。

铁是制造血红蛋白所必需的矿物质，对预防孕妇贫血和确保胎儿获得足够的氧气至关重要。妊娠期间，母体的血容量增加，需要更多的铁来制造额外的血红蛋白。此外，胎儿也需要储存铁以备出生后使用。如果铁摄入不足，不仅会导致孕妇贫血，还可能影响胎儿的铁储备，使婴儿在出生后早期出现缺铁和缺铁性贫血。因此，孕妇应通过食用富含铁的食物，如动物肝脏、血液、瘦肉等，来满足增加的铁需求。必要时，可在医生指导下补充铁剂。《中国居民膳食营养素参考摄入量》建议孕妇铁的适宜摄入量（AI）为妊娠早期 15 mg/d，中期 25 mg/d，晚期 35 mg/d。

锌对胎儿的生长发育也非常重要，尤其是在骨骼、大脑和神经系统的发育中。孕妇缺锌可能会影响胎儿的生长发育，甚至导致先天性畸形。因此，孕妇应确保摄入足够的锌，推荐摄入量（RNI）为妊娠早期 11.5 mg/d，中期和晚期 16.5 mg/d。锌的可靠来源包括动物性食物，植物中的锌相对较难被吸收利用。

碘是合成甲状腺素的必需矿物质，对于促进胎儿生长发育至关重要。妊娠期缺碘可能导致胎儿甲状腺功能低下，影响其生长发育和大脑的正常发育。因此，孕妇应增加膳食中碘的摄入量，推荐摄入量（RNI）为 200 μg/d，富含碘的食物有海产品，如海带、紫菜、海鱼等。表 4-1 为孕期矿物质摄入量变化。

维生素 A 对于胎儿的视力和皮肤健康至关重要，但过量摄入可能导致胎儿先天畸形。因此，孕妇应通过食用富含类胡萝卜素的食物来补充维生素 A，推荐摄入量（RNI）为妊娠早期和妊娠中晚期分别为 800 μg RE/d 和 900 μg RE/d。

维生素 D 有助于钙的吸收和骨骼健康，推荐摄入量（RNI）为妊娠早期与非孕期女性相同，为 5 μg/d，妊娠中期和晚期增加一倍，为 10 μg/d。

维生素 E 具有抗氧化作用，可以保护细胞膜的完整性，推荐摄入量（AI）为 14 mg α-TE/d。

维生素 K 与凝血功能有关，对于预防新生儿出血性疾病有重要作用。

B 族维生素对于孕妇的能量代谢和胎儿的健康发育同样重要。例如，维生素 B_1、维生素 B_2 和维生素 B_6 的推荐摄入量（RNI）分别为 1.5 mg/d、1.7 mg/d 和 1.9 mg/d。叶酸是 B 族维生素中的一种，对预防胎儿神经管畸形至关重要，推荐摄入量（RNI）为 600 μg DFE/d。

表 4-2 为孕期维生素摄入量变化。

表 4-1 孕期矿物质摄入量变化（与非孕期比较）

生理阶段	钙/(mg/d)	磷/(mg/d)	钾(AI)/(mg/d)	钠(AI)/(mg/d)	氯(AI)/(mg/d)	镁/(mg/d)	铁/(mg/d)	锌/(mg/d)	碘/(μg/d)	硒/(μg/d)	铜/(mg/d)	钼/(μg/d)	氟(AI)/(mg/d)	锰(AI)/(mg/d)	铬(AI)/(μg/d)
孕早期	+0	+0	+0	+0	+0	+40	+0	+2	+110	+5	+0.1	+10	+0	+0.4	+1.0
孕中期	+200	+0	+0	+0	+0	+40	+4	+2	+110	+5	+0.1	+10	+0	+0.4	+4.0
孕晚期	+200	+0	+0	+0	+0	+40	+9	+2	+110	+5	+0.1	+10	+0	+0.4	+6.0

表 4-2 孕期维生素摄入量变化（与非孕期比较）

生理阶段	维生素 A/(μg RAE/d)	维生素 D/(μg/d)	维生素 E(AI)/(mg α-TE/d)	维生素 K(AI)/(μg/d)	维生素 B$_1$(AI)/(mg/d)	维生素 B$_2$(AI)/(mg/d)	维生素 B$_6$/(mg/d)	维生素 B$_{12}$/(mg/d)	泛酸(AI)/(mg/d)	叶酸/(μg DFE/d)	烟酸/(mg NE/d)	胆碱(AI)/(mg/d)	生物素(AI)/(mg/d)	维生素 C/(mg/d)
孕早期	+0	+0	+0	+0	+0	+0	+0.8	+0.5	+1.0	+200	+0	+20	+0	+0
孕中期	+70	+0	+0	+0	+0.2	+0.2	+0.8	+0.5	+1.0	+200	+0	+20	+0	+15
孕晚期	+70	+0	+0	+0	+0.3	+0.3	+0.8	+0.5	+1.0	+200	+0	+20	+0	+15

五、妊娠期合理膳食原则

1. 食物多样化

孕妇在妊娠期间，应摄入各种食物，以确保获得各种营养素。这有助于孕妇获得全面的营养，支持胎儿的生长和母体的健康。

①营养要均衡。孕妇的膳食应包含足够的碳水化合物、蛋白质、脂肪、维生素、矿物质、膳食纤维和水。这些营养素对孕妇和胎儿的健康至关重要。

②食物选择要全面多样。孕妇应选择新鲜、天然的食物，如蔬菜、水果、全谷物、豆类、坚果、鱼类、禽类、蛋类和奶制品。这些食物富含必需的营养素，有助于孕妇和胎儿的健康。

③避免加工食品和快餐。孕妇应避免摄入过多的加工食品和快餐，这些食物可能含有高盐、高糖、高脂肪等不健康的成分，对孕妇和胎儿的健康不利。

2. 适量摄入

孕妇在妊娠期间，应适量摄入各种食物，以满足营养需求。这有助于孕妇获得适量的营养，支持胎儿的生长和母体的健康。

①控制食物摄入量。孕妇应根据自身能量需求和身体状况，控制食物摄入量。避免过量摄入，以免导致体重过度增加。

②合理分配膳食。孕妇应合理安排膳食，确保每餐摄入适量的碳水化合物、蛋白质、脂肪、维生素、矿物质等营养素。

③避免暴饮暴食。孕妇应避免暴饮暴食，以免导致消化不良和胃肠不适。

3. 高能量和高蛋白质

孕妇在妊娠期间，应摄入高能量和高蛋白质的食物，以满足能量和蛋白质的需求。这有助于孕妇获得足够的能量和蛋白质，支持胎儿的生长和母体的健康。

①蛋白质摄入。孕妇应摄入足够的蛋白质，以支持胎儿的生长和母体的健康。建议孕妇每天摄入 70~100 g 蛋白质。

②高蛋白质食物。孕妇应选择富含优质蛋白质的食物，如鱼类、禽类、蛋类、奶制品和豆制品。这些食物不仅提供蛋白质，还富含其他重要的营养素。

③能量摄入。孕妇应摄入足够的能量，以支持胎儿的生长和母体的健康。建议孕妇每天摄入 2 000~2 500 kcal 的能量。

4. 高维生素和矿物质

孕妇在妊娠期间，应摄入高维生素和矿物质的食物，以满足维生素和矿物质的需求。这有助于孕妇获得足够的维生素和矿物质，支持胎儿的生长和母体的健康。

①维生素摄入。孕妇应摄入足够的维生素，以支持胎儿的生长和母体的健康。建议孕妇每天摄入足够的维生素 A、维生素 C、维生素 D、维生素 E 等。

②矿物质摄入。孕妇应摄入足够的矿物质，以支持胎儿的生长和母体的健康。建议孕妇每天摄入足够的钙、铁、锌、碘等矿物质。

③食物来源。孕妇应选择富含维生素和矿物质的食物，如绿叶蔬菜、水果、全谷物、豆类、坚果、鱼类、禽类、蛋类和奶制品等。

5. 低盐低糖

孕妇应摄入低盐低糖的食物，以预防高血压和糖尿病。孕妇在妊娠期间，应摄入低盐低糖的食物，以预防高血压和糖尿病。这有助于孕妇保持健康的血压和血糖水平，支持胎儿的生长和母体的健康。孕妇应控制盐分的摄入，以预防高血压。建议孕妇每天摄入不超过 5 g 的盐分。孕妇应控制糖分的摄入，以预防糖尿病。建议孕妇每天摄入不超过 50 g 的糖分。孕妇应选择低盐低糖的食物，如新鲜蔬菜、水果、全谷物、豆类、坚果、鱼类、禽类、蛋类和奶制品。避免摄入过多的加工食品和快餐。

第二节　哺乳期女性的营养与膳食

一、泌乳生理

泌乳是一个复杂的生理过程，涉及神经系统、内分泌系统的精密调节。在妊娠晚期，乳腺的发育和增大主要受到雌激素和孕酮的影响，其中雌激素促进乳腺导管系统的发育，孕酮则促进乳腺囊泡的增生。分娩后，母体的内分泌系统发生显著变化，孕酮水平下降而催乳激素水平上升，这些变化触发乳汁的分泌。乳汁分泌有两个关键反射控制，一个是产奶反射，即婴儿吸吮乳头时刺激哺乳期女性垂体产生催乳素，促使乳腺腺泡分泌乳汁；另一个是下奶反射，即婴儿吸吮乳头时引起哺乳期女性垂体后叶释放催产素，导致乳腺周围肌肉收缩，促进乳汁排出。

二、哺乳期的生理特点及营养需要

为了支持持续的乳汁分泌，哺乳期女性需要保持良好的营养摄入，包括充足的水分、能量、蛋白质、维生素和矿物质，同时，良好的情绪和充足的休息也对乳汁分泌至关重要。这个时期会发生一些明显的生理变化。

1. 乳汁分泌

哺乳期女性的乳腺开始分泌乳汁，以满足婴儿的营养需求。乳汁分泌需要足够的营养支持，因此哺乳期女性需要摄入更多的食物来满足乳汁分泌的需求。乳汁的成分主要包括水、蛋白质、脂肪、碳水化合物、维生素和矿物质。乳汁的分泌量和质量受多种因素影响，包括遗传因素、婴儿的吸吮刺激、母亲的营养状况等。

2. 能量需求增加

哺乳期女性的能量需求显著增加，这是因为她们不仅要满足自身的能量需求，还要为乳汁的分泌提供必要的能量。哺乳期女性每天分泌 700~1 000 mL 的乳汁，每升乳汁含有 280~320 kJ（67~77 kcal）的能量，而母体转化乳汁的效率约为 80%，因此，为了分泌乳汁，每天需要额外增加 2 450~3 200 kJ（586~762 kcal）的能量摄入。此外，考虑到妊娠期储存的脂肪可以补充部分能量，2023 年中国营养学会制定的《中国居民膳食营养素参考摄入量》中建议，哺乳期女性每天的能量推荐摄入量（RNI）应增加 2 090 kJ（500 kcal）。

为了确保能量摄入是否充足，应以泌乳量和母亲体重的变化为依据。适当的能量摄入应能保证所分泌的乳汁量能使婴儿感到饱足，同时，母亲也应逐步恢复到妊娠前的体重。因此，哺乳期女性需要增加食物的摄入量，特别是那些富含蛋白质、维生素和矿物质的食物，以支持健康的乳汁分泌和母体的生理恢复。

3. 蛋白质需求增加

哺乳期女性的蛋白质需求增加，这是因为蛋白质不仅是乳汁中含量最高的成分之一，也是支持母体生理变化的重要营养素。蛋白质对于乳汁的数量和质量有着显著影响。如果膳食中蛋白质的质量和数量不足，不仅会影响乳汁的分泌量，还可能需要动用哺乳期女性体内组织蛋白来维持乳汁中蛋白质含量的恒定。

在正常情况下，每天从乳汁中排出的蛋白质约为 10 g，而母体合成乳汁中蛋白质的转换率约为 70%。如果蛋白质的质量较差，转换率可能会更低。因此，为了确保乳汁中蛋白质的质量和数量，哺乳期女性需要增加蛋白质的摄入量。根据 2023 年中国营养学会制定的《中国居民膳食营养素参考摄入量》，哺乳期女性的蛋白质推荐摄入量应在非孕期女性的基础上每天增加 20 g。

4. 脂肪需求增加

哺乳期女性的脂肪需求增加，这是因为脂肪不仅是乳汁中的重要能量来源，而且对婴儿的生长发育至关重要。乳汁中的脂肪为婴儿提供高能量密度的营养，同时支持中枢神经系统的发育和促进脂溶性维生素的吸收。因此，哺乳期女性的膳食中必须包含适量脂肪，特别是多不饱和脂肪酸，这些脂肪对婴儿大脑和视网膜发育尤为重要。

建议哺乳期女性每天的脂肪摄入量应占总能量的 20%~25%。这样的脂肪摄入量有助于确保乳汁中有足够的脂肪供应，支持婴儿的健康和发育需求。哺乳期女性应选择健康的脂肪来源，如橄榄油、亚麻籽油、富含 ω-3 的鱼类、坚果和种子等，这些食物不仅提供必需脂肪酸，还有助于维持乳汁中脂肪的质量和数量。

5. 维生素和矿物质需求增加

哺乳期女性对维生素和矿物质的需求增加，这对于支持乳汁分泌和维持母体的生理健康至关重要。钙是乳汁中含量稳定的矿物质之一，每天通过乳汁排出约 300 mg。

为了保证乳汁中的钙含量和母体骨骼健康,哺乳期女性需要增加钙的摄入量。中国营养学会推荐的钙适宜摄入量为每天 1 200 mg,哺乳期女性可以通过食用富含钙质的食物如乳类及其制品,或通过补充钙剂和骨粉来满足需求。

铁也是哺乳期女性必需的矿物质,尽管它不能通过乳腺输送到乳汁中,但增加铁的摄入对于预防哺乳期女性贫血非常重要。中国营养学会推荐的铁适宜摄入量为每天 25 mg。此外,碘和锌对婴儿神经系统的生长发育和免疫功能至关重要,推荐摄入量分别为每天 200 μg 和 21.5 mg。

维生素对于哺乳期女性和婴儿的健康同样重要。维生素 A、维生素 D 和维生素 E 对乳汁的质量和婴儿的发育有直接影响。中国营养学会推荐的维生素 A、维生素 D 和维生素 E 的每天推荐摄入量(RNI)分别为 1 200 μg RE、10 μg 和 14 mg α-生育酚。维生素 B_1、维生素 B_2 和维生素 C 作为水溶性维生素,大多数能通过乳腺进入乳汁中,对哺乳期女性食欲和乳汁分泌有积极作用,推荐摄入量(RNI)分别为每天 1.8 mg、1.7 mg 和 70 mg。

根据《中国居民膳食营养素参考摄入量(2023 版)》的数据,哺乳期女性的膳食维生素需求量增加值如表 4-3 所示。

表4-3 哺乳期女性的膳食维生素需求量增加值

维生素	哺乳期女性需求量增加值
维生素 A(视黄醇活性当量)	+200 μg/d
维生素 D	+10 μg/d
维生素 E	+2 mg/d
维生素 K	+1 μg/d
维生素 B_1	+0.3 mg/d
维生素 B_2	+0.3 mg/d
维生素 B_6	+0.2 mg/d
维生素 B_{12}	+0.5 μg/d
泛酸	+6 mg/d
叶酸	+200 μg DFE/d
烟酸	+20 mg NE/d
胆碱	无增加
生物素	+15 μg/d
维生素 C	无增加

6. 胃肠功能变化和水需求变化

哺乳期女性可能会遇到胃肠功能的变化，例如消化不良和便秘。这些症状可能与体内激素水平的波动、乳汁分泌的增加以及产后活动量减少有关。

为了缓解这些不适，建议哺乳期女性增加易消化食物的摄入，如瘦肉和富含纤维的食物；保持充足的水分摄入，以支持乳汁分泌和缓解便秘；适度进行体育活动，以促进肠道蠕动；避免食用辛辣、油腻或生冷的食物；保持良好的心态，因为情绪波动也可能影响胃肠功能；必要时，在医生指导下合理使用药物；养成定时排便的习惯；以及增加富含优质蛋白质和维生素 A 的食物摄入，如鱼、禽、蛋、瘦肉和海产品等。

哺乳期女性需要更多的水分来支持乳汁的分泌和满足身体增加的生理需求。水是乳汁中最主要的成分，因此，哺乳期女性应该通过定时饮用足量的水；通过食用汤、粥和奶昔等流质食物来补充水分等方式来确保摄入足够的水分；根据尿液颜色来判断水合状态，淡黄色通常表示水分摄入适当；同时减少咖啡、茶和含糖饮料的摄入，因为它们可能导致脱水；随身携带水杯以便随时饮用；根据乳汁分泌量和个人活动水平调整水分摄入；在天气炎热或体力活动后额外补充水分；如有需要，可以向医生或营养师咨询关于水分摄入的建议。

三、哺乳期女性的膳食要点

为了确保哺乳期女性和婴儿的营养需求得到满足，哺乳期女性的膳食应该多样化，包含丰富的食物种类。重要的是要避免偏食，保证摄入足够的营养素，并且在数量上也要相应增加。应注重粗细粮的搭配以及主副食的合理分配，以确保获得全面的营养。

蛋白质是哺乳期女性膳食中的重要组成部分，特别是优质蛋白质的摄入。动物性食物，如肉类、鱼类和蛋类，是优质蛋白质的重要来源。哺乳期女性每天摄入的蛋白质中至少有 1/3 应该来自动物性蛋白。对于经济条件有限的哺乳期女性，大豆及其制品是补充优质蛋白的另一个良好选择。

钙的补充也是哺乳期女性膳食中不可忽视的一环。由于哺乳期女性对钙的需求量增加，应多食用奶制品、豆类、小鱼和小虾等富含钙质的食物。这些食物不仅有助于哺乳期女性骨骼健康，也对乳汁中的钙含量有积极影响。

新鲜的蔬菜和水果对于哺乳期女性同样重要，它们富含维生素、矿物质、膳食纤维等，有助于促进食欲、防止便秘，并促进乳汁的分泌。哺乳期女性应确保每天摄入足够的蔬菜和水果，特别是深色叶菜，以获取丰富的营养素。

最后，哺乳期女性的膳食在烹饪时应尽量减少水溶性维生素的损失。推荐使用炖、煮、炒等烹饪方法，少用油煎、油炸。在食用动物性食物时，最好选择炖或煮，并同时喝汤，这样既能增加营养，也有助于乳汁的分泌。同时，应少吃盐、腌制品和刺激性强的食物，以免这些食物通过乳汁影响婴儿的健康。

第三节 婴幼儿的营养与膳食

0~3岁的婴幼儿处于生长发育的关键时期,这一阶段的营养状况对儿童的整体健康状况具有决定性影响。为了确保婴幼儿健康成长,家长需要根据婴幼儿的生理特点和生长发育需求,提供适宜的营养和合适的养育方法。这为婴幼儿未来的生长发育奠定坚实的基础。

一、婴幼儿的生长发育特点

婴幼儿的生长发育是一个复杂而连续的过程,其特点鲜明且多变。

1. 体重和身长的变化

出生后的第一年,尤其是前3个月,婴儿的体重和身长增长迅速,这一时期被称为出生后的第一个生长高峰。在这一时期,婴儿的体重从平均3.3 kg增长到9 kg以上,身长也从50 cm左右增加到75 cm左右。头围和胸围的增长也反映了婴幼儿脑和身体结构的快速发展,头围从34 cm增至46 cm,胸围则从略小于头围增长到与之相等。

2. 脏器的发育

婴幼儿的脏器功能发育同样迅速,但并不平衡。消化系统的发育尤为关键,因为营养是保证其生长发育的重要物质基础。婴儿的口腔黏膜柔嫩,牙齿从6~8个月开始萌出,而食管和胃壁的黏膜和肌层较薄,胃容量小,这些特点使得婴儿的消化功能较弱。肠道相对较长,有利于营养物质的吸收,但肠壁肌肉较薄弱,肠蠕动差。胰腺和肝脏的发育也尚不成熟,消化酶活力低,影响脂肪的消化吸收。

3. 发育的规律

婴幼儿的生长发育还遵循一定的规律。表现为由上到下、由近到远、由粗到细、由低级到高级、由简单到复杂的发展模式。在运动发育方面,婴儿首先学会抬头,随后是抬胸、坐、立、行,动作逐渐精细化。认知发展上,婴幼儿先学会看、听、感觉事物,然后逐渐发展到有记忆、思维、分析和判断能力。神经系统的发育较早且迅速,脑在出生后两年内发育尤为关键,对营养的需求极高。相比之下,生殖系统的发育则相对较晚,淋巴系统则在儿童期迅速发育,于青春期前达到高峰后逐渐下降。

二、婴幼儿的营养需要

婴幼儿的营养需求因其快速生长发育的特点而显得尤为重要。以下是几种关键的需求概述。

1. 能量需求

婴儿由于旺盛的合成代谢,其能量需求相对较高,主要消耗在基础代谢、食物特殊动力作用、活动所需、生长需要和排泄消耗上。中国营养学会推荐，初生至6月龄的婴儿每天的能量摄入量为120 kcal/kg，而7~12月龄的婴儿为每天100 kcal/kg。长期摄入不足可能导致生长迟缓，而过量则可能导致肥胖。因此，监测婴儿的健康状况、饥饿症状和体重增长对于判断能量供给是否适宜至关重要。根据《中国居民膳食营养素参考摄入量（2023版）》的数据，婴幼儿的能量需要量如表4-4所示。

表4-4 婴幼儿的能量需要量

年龄/月	膳食能量需要量（EER）/（kcal/d）	
	男	女
0~3	60~100	60~100
4~6	120~150	120~150
7~9	130~170	130~170
10~12	140~180	140~180
13~15	150~200	150~200
16~23	160~220	160~220

注：上述数据是基于不同月龄婴幼儿的平均能量需求，实际需要量可能会因个体差异、活动水平、健康状况等因素而有所不同。对于6~23月龄儿童，母乳仍然是重要的能量和营养素来源，可以提供6~12月龄婴儿所需的1/2或更多能量，以及12~24月龄婴儿所需的1/3能量。

2. 蛋白质

蛋白质对于婴儿来说是至关重要的，因为它不仅是构成人体组织的基本物质，也是支持婴幼儿快速生长发育的关键营养素。在婴儿期，孩子的生长速度非常快，因此他们对蛋白质的需求也相应较大。特别是在出生后的头两个月，大约有50%的蛋白质用于身体的生长发育。

婴儿不仅需要充足的蛋白质摄入，而且这些蛋白质必须是高质量的，以满足他们对必需氨基酸的需求。与成人相比，婴儿对各种氨基酸的需求更高。必需氨基酸包括异亮氨酸、亮氨酸、甲硫氨酸、苯丙氨酸、苏氨酸、赖氨酸、色氨酸和缬氨酸，而组氨酸也是婴儿的必需氨基酸。此外，婴儿体内半胱亚磺酸脱羧酶活性较低，导致牛磺酸合成量不足，因此牛磺酸成为婴儿的条件必需氨基酸，它在体内扮演着多种生理功能，如参与脂类消化吸收、维护细胞膜结构和功能、促进脑神经细胞和视网膜光感受器的成熟和分化等。

如果蛋白质摄入不足，婴儿可能会出现蛋白质缺乏症，这会影响他们的生长发育，尤其是大脑的发育。这可能导致婴儿体重增长缓慢、肌肉松弛、贫血、免疫功能降低，甚至发生营养不良性水肿，即夸希奥科病。然而，蛋白质摄入量过高也会对婴儿的肾脏功能造成负担，因为蛋白质代谢产物尿素会增加肾脏的溶质负荷。

因此，母乳中蛋白质的密度为 1.5~1.6 g/418.4 kJ（100 kcal），而婴儿配方奶和牛奶中的蛋白质密度应控制在 1.8 g/418.4 kJ（100 kcal），以避免加重婴儿肾脏的负荷。根据 2023 年中国营养学会制定的《中国居民膳食营养素参考摄入量》，婴儿蛋白质的推荐摄入量为每天每千克体重 1.5~3.0 g。

3. 脂类

脂类特别是脂肪，是婴幼儿重要的能量来源和必需脂肪酸的提供者。人乳和牛乳中的脂肪能够满足婴儿的需求，尤其是人乳中的脂肪，它更易于婴儿消化吸收。中国营养学会建议，对于初生至 6 个月的婴儿，每天脂肪摄入量应占总能量的 45%~50%，而对于 6 个月之后的婴儿，脂肪摄入量应占总能量的 35%~40%。

必需脂肪酸对婴幼儿的生长发育至关重要，它们对神经髓鞘的形成、大脑和视网膜光感受器的发育和成熟具有极其重要的作用。婴幼儿对必需脂肪酸的缺乏特别敏感。亚油酸和 α-亚麻酸是两种必需脂肪酸，亚油酸有助于促进生长发育、维持生殖功能和皮肤健康，而 α-亚麻酸在体内可转化为 DHA，对大脑发育和视觉功能至关重要。

婴幼儿如果缺乏必需脂肪酸，可能会出现皮肤干燥或脂溶性维生素缺乏的症状。花生四烯酸（AA）和二十二碳六烯酸（DHA）是两种重要的长链多不饱和脂肪酸，它们可以从亚油酸和 α-亚麻酸转化而来。越来越多的研究表明，这两种脂肪酸对婴幼儿的视觉和智力发育有益。

DHA 是大脑和视网膜中的一种具有重要结构功能的长链多不饱和脂肪酸，对婴儿的视觉和神经发育发挥着重要作用。如果婴儿缺乏 DHA，可能会影响神经纤维和突触的发育，导致注意力受损和认知障碍，还可能导致视力异常，如对明暗辨别能力降低、看东西模糊，甚至感光细胞变性或坏死。

早产儿和人工喂养儿尤其需要补充 DHA。早产儿的脑中 DHA 含量低，体内将 α-亚麻酸转变成 DHA 的酶活力较低，且由于生长速度快，对 DHA 的需求量相对较大。而人工喂养儿的主要食物来源是牛乳及其他代乳品，这些食物中的 DHA 含量通常较低，无法满足婴儿的需求。

根据《中国居民膳食营养素参考摄入量（2023 版）》的数据，婴幼儿的蛋白质、脂肪、碳水化合物需要量如表 4-5 所示。

表 4-5　婴幼儿的蛋白质、脂肪、碳水化合物需要量

年龄 / 月	膳食蛋白质参考摄入量 /（g/d）	膳食脂肪参考摄入量 /%E	膳食碳水化合物参考摄入量 /（g/d）
0~	9	48c	60a
0.5~	15	40c	85a

（续表）

年龄/月	膳食蛋白质参考摄入量/（g/d）	膳食脂肪参考摄入量/%E	膳食碳水化合物参考摄入量/（g/d）
1~	20	35c	120
2~	20	30~40	120
3~	25	20~30	120
4~	25	20~30	120

注：以上数据为不同月龄婴幼儿的平均能量需求，实际需要量可能会因个体差异、活动水平、健康状况等因素而有所不同。%E代表的是能量百分比（Energy percentage），即某种营养素提供的能量占总能量摄入的百分比。a表示该数值是基于特定人群的平均需求或推荐摄入量。c表示该数值是基于特定人群的最大安全摄入量或上限。

4. 矿物质

婴儿时期是人体发育的关键阶段，矿物质在其中扮演着至关重要的角色。钙、铁、锌是婴儿最容易缺乏的矿物质，它们不仅影响婴儿的体格发育，还可能影响婴儿的行为和智力发育。

钙是骨骼和牙齿的主要成分，在骨骼和牙齿发育形成的关键时期，钙的作用尤为重要。初生婴儿体内钙含量约为25 g，而成人体内钙含量可达到900~1 200 g。中国营养学会推荐的钙适宜摄入量为出生后6个月内的婴儿每天300 mg，7~12个月的婴儿每天400 mg，1~3岁的幼儿每天600 mg。

铁是人体内必需微量元素中含量最多的一种，主要参与红细胞的形成和成熟、氧和二氧化碳的交换运输等功能。婴儿在出生后4个月内体内有一定数量的铁储备，4个月后这些储备逐渐耗尽，因此应及时添加含铁辅助食品。人工喂养的婴儿应在3个月后开始补充铁。适合婴幼儿食用的含铁丰富的食物包括强化铁的婴儿米粉、肝脏、蛋黄等，中国营养学会推荐的铁适宜摄入量为出生后6个月以内的婴儿每天0.3 mg，7~12个月的婴儿每天10 mg。

锌是核酸代谢和蛋白质合成过程中重要的辅酶成分，参与机体DNA的合成，对生长发育迅速的婴儿来说，锌是必需的营养素。婴儿体内没有锌储备，因此需要从食物中获取充足的锌。母乳中的锌含量及其生物利用率均高于牛奶，因此母乳喂养的婴儿血浆锌水平通常高于牛奶喂养的婴儿。海产品、肉禽蛋乳类等高蛋白食品不仅含锌量高，而且吸收利用率也高，是锌的良好食物来源。中国营养学会推荐的锌适宜摄入量为出生后6个月以内的婴儿每天1.5 mg，7~12个月的婴儿每天8 mg。

根据《中国居民膳食营养素参考摄入量（2023版）》的数据，婴幼儿膳食矿物质推荐摄入量或适宜摄入量见表4-6。

表 4-6　婴幼儿膳食矿物质推荐摄入量或适宜摄入量

月龄	钙（AI）/（mg/d）	磷（AI）/（mg/d）	钾（AI）/（mg/d）	钠（AI）/（mg/d）	镁（AI）/（mg/d）	铁（RNI）/（mg/d）	锌（AI）/（mg/d）	碘（AI）/（μg/d）	硒（AI）/（μg/d）	铜（AI）/（mg/d）	钼（AI）/（mg/d）	锰（AI）/（mg/d）	铬（AI）/（μg/d）
0~6	200	100	150	120	10	0.27	2.0	15	15	40	2	0.7	15
7~12	260	480	400	370	30	11	3.0	20	20	55	10	1.2	20

注：表中的数值是根据《中国居民膳食营养素参考摄入量（2023版）》中的推荐摄入量或适宜摄入量（AI）和推荐摄入量（RNI）制定的，用于指导婴幼儿的矿物质摄入。实际摄入量可能会因个体差异、健康状况和成长速度等因素而有所不同。

5. 维生素

维生素对婴儿的健康和发育至关重要。维生素 A 与视觉的正常形成、上皮生长和分化有关，同时促进婴儿生长和骨骼发育。维生素 A 的缺乏可能导致视觉障碍、皮肤黏膜异常、易感染和骨细胞分化受阻，从而影响生长发育。维生素 A 缺乏主要见于 1~6 岁儿童，与断乳后缺乏动物性食物和新鲜绿叶蔬菜水果有关。因此，应提倡母乳喂养，必要时给予维生素 A 制剂，并适时添加富含维生素 A 的食物，如动物肝脏、乳制品和富含胡萝卜素的蔬菜。中国营养学会推荐的维生素 A 适宜摄入量为每天 400 μg RE。

维生素 D 有助于钙的吸收，除了食物来源外，还能通过皮肤合成。由于乳类中维生素 D 含量低，婴儿出生 2~4 周后应开始补充适量鱼肝油并经常晒太阳，以预防佝偻病的发生。中国营养学会推荐的维生素 D 适宜摄入量为每天 10 μg。

维生素 E 对新生儿尤其重要，因为胎儿和新生儿组织中维生素 E 储存少，特别是早产儿。维生素 E 水平低下可能导致细胞膜受损、溶血性贫血、水肿和皮肤损伤。补充维生素 E 有助于减少溶血，使血红蛋白恢复正常。中国营养学会推荐的维生素 E 适宜摄入量为每天 3 mg α-TE。

B 族维生素通过乳腺分泌，如果哺乳期女性膳食平衡且乳量充足，婴儿一般不会缺乏。但随着生活水平提高，食用精制米面可能导致母体维生素 B_1 缺乏，从而影响乳汁中 B 族维生素的分泌量，增加婴儿患脚气病的风险。因此，应避免食物过分精细，保持食物多样化。

维生素 C 对婴儿也非常重要。母乳喂养的婴儿一般不易缺乏维生素 C，但牛乳喂养的婴儿由于牛乳中维生素 C 含量较低，较易发生维生素 C 缺乏。婴儿坏血病多见于出生后半年或 1 年中以单纯牛奶喂养的婴儿，因此需要特别注意牛乳喂养儿维生素 C 的补充。婴儿 4 周后可以开始喂给菜汤和果汁等来补充维生素 C。中国营养学会推荐的维生素 C 推荐摄入量为 6 个月以内每天 40 mg，6 个月至 1 岁每天 50 mg。

根据《中国居民膳食营养素参考摄入量（2023版）》的数据，婴幼儿膳食维生素推荐摄入量或适宜摄入量见表 4-7。

表 4-7 婴幼儿膳食维生素推荐摄入量或适宜摄入量

年龄/月	维生素A/(μg/d)	维生素D/(μg/d)	维生素E/(mg/d)	维生素K/(μg/d)	维生素B_1/(mg/d)	维生素B_2/(mg/d)	维生素B_6/(mg/d)	维生素B_{12}/(μg/d)	泛酸/(mg/d)	叶酸/(μg/d)	烟酸/(mg/d)	胆碱/(mg/d)	生物素/(μg/d)	维生素C/(mg/d)
0~6	350(AI)	10(AI)	4(AI)	10(AI)	0.3(AI)	0.5(AI)	0.3(AI)	0.4(AI)	15(AI)	100(AI)	5(AI)	150(AI)	40(AI)	40(AI)
7~12	310(RNI)	10(RNI)	5(AI)	10(AI)	0.3(AI)	0.5(AI)	0.3(AI)	0.4(AI)	15(AI)	160(RNI)	6(RNI)	150(AI)	40(AI)	40(AI)

注：AI 表示适宜摄入量，RNI 表示推荐摄入量。这些推荐摄入量是根据婴幼儿不同生长阶段的营养需求而设定的，旨在确保婴幼儿的健康成长和发育。请注意，这些数值可能需要根据个体的具体情况进行适当调整。

三、婴幼儿喂养

1. 婴儿喂养

婴儿喂养主要有母乳喂养、人工喂养和混合喂养三种方式。

母乳喂养是 4~6 个月以内婴儿最理想的喂养方式，因为它能提供最适合婴儿生长发育所需的营养。母乳中的蛋白质、脂肪、乳糖和矿物质等营养成分易于消化吸收，同时含有大量免疫物质，有助于增强婴儿的抗感染能力。此外，母乳喂养既经济、方便、卫生，还能促进产后恢复和母婴情感交流。

人工喂养通常在无法进行母乳喂养时采用，使用牛乳或其他代乳品。婴儿配方奶粉通过调整牛乳中的营养成分使之接近母乳，是人工喂养的良好选择。对于有特殊需求的婴儿，如乳糖不耐症、乳类蛋白过敏、苯丙酮尿症等，应在医生指导下选择特殊配方食品。

混合喂养是在母乳不足时，用牛奶或其他代乳品进行补充。原则是先喂母乳，不足时再喂其他乳品，每天至少喂母乳 3 次，以刺激乳汁分泌。

断乳期是婴儿逐渐添加其他食物，减少哺乳量和次数，直至完全停止母乳喂养的过程。辅助食品的添加通常从 4~6 个月开始，以补充母乳或代乳品的营养不足，满足婴儿生长发育的需要，并为断乳做准备。

添加辅助食品的目的包括补充营养、训练孩子的吞咽和咀嚼能力，促进牙齿萌出。辅食的种类包括淀粉类、蛋白质类、维生素和矿物质类以及能量类。淀粉类辅食如大米粉、米粥等；蛋白质类辅食如蛋黄、鱼、禽肝、肉末、豆制品等；维生素和矿物质类辅食主要是新鲜蔬菜和水果；能量类辅食如植物油和糖。

辅助食品的添加应按照一定的次序，从谷类及其制品开始，然后是蛋黄、蔬菜、水果、鱼类，再到肉类、全蛋、豆类等，最后过渡到普通家庭食品。母乳喂养至少应持续6个月，之后逐渐减少哺乳次数，8~12个月时完全断乳。断乳后，婴幼儿应继续饮用牛乳或其他乳制品。

2. 幼儿的营养需要和膳食营养素参考摄入量

幼儿的营养需求和膳食营养素参考摄入量是确保他们健康成长的关键因素。以下是幼儿在不同方面的营养需求。

（1）能量需求

幼儿的能量需求主要用于基础代谢、生长发育、体力活动以及食物特殊动力作用。由于幼儿的体表面积相对较大，他们的基础代谢率高于成人，大约60%的总能量用于此。生长发育所需能量与生长速率成正比，每增加1 g新组织需要18.4~23.8 kJ的能量。体力活动的能量消耗取决于幼儿的活动水平，好动的幼儿消耗的能量更多。食物特殊动力作用则占总能量摄入的5%~6%。根据《中国居民膳食营养素参考摄入量（2023版）》的数据，幼儿的能量需要量如表4-8所示。

表4-8 幼儿的能量需要量

年龄/岁	男性/（MJ/d）	女性/（MJ/d）	备注
0~	0.38	0.38	每天每千克体重
0.5~	0.33	0.33	每天每千克体重
1~	3.77	3.35	—
2~	4.60	4.18	—
3~	5.23	5.02	—
4~	5.44	5.23	—

注：表中的数值是基于幼儿的平均能量需求，实际需要量可能会因个体差异、活动水平、健康状况等因素而有所不同。

（2）宏量营养素

①蛋白质。幼儿需要大量的蛋白质来支持快速的生长发育，1岁、2岁和3岁幼儿的蛋白质推荐摄入量分别为35 g、40 g和45 g，其中一半应是优质蛋白质。

②脂类。2岁以内幼儿脂肪的供能比为35%~40%，2岁以上为30%~35%。适量的脂肪摄入不仅提供能量，也是必需脂肪酸的来源。

③碳水化合物。随着幼儿活动量的增加，对碳水化合物的需求也随之增加。2岁以后，碳水化合物的摄入量应占总能量的50%~55%。

根据《中国居民膳食营养素参考摄入量（2023版）》的数据，幼儿的蛋白质、脂肪、碳水化合物需要量如表4-9所示。

表4-9 幼儿的蛋白质、脂肪、碳水化合物需要量

年龄/岁	蛋白质/(g/d)	脂肪/(%E)	碳水化合物/(g/d)
1~	35	30~40	130
2~	40	30~40	140
3~	45	25~35	150
4~	45	25~35	160

注：%E表示能量百分比；蛋白质、脂肪和碳水化合物的摄入量是根据幼儿的生长发育需要而制定的，旨在确保幼儿的健康和正常发育；这些推荐值是根据一般健康幼儿的平均水平制定的，实际需要量可能会因个体差异、活动水平、健康状况等因素而有所不同。

（3）微量营养素

①矿物质。钙是幼儿骨骼和牙齿发育的重要元素，1~3岁幼儿钙的适宜摄入量为600 mg/d。铁对幼儿至关重要，需要1.0 mg/d的铁以避免缺铁性贫血。锌对幼儿的食欲、味觉、生长发育和智力发育都有影响，推荐摄入量为9 mg/d。

根据《中国居民膳食营养素参考摄入量（2023版）》的数据，幼儿的矿物质推荐摄入量或适宜摄入量如表4-10所示。

表4-10 幼儿的矿物质推荐摄入量或适宜摄入量

年龄/岁	钙/(mg/d)	磷/(mg/d)	钾/(mg/d)	钠/(mg/d)	镁/(mg/d)	铁/(mg/d)	锌/(mg/d)	碘/(μg/d)	硒/(μg/d)	铜/(mg/d)	钼/(μg/d)	锰/(mg/d)	铬/(μg/d)	氟/(mg/d)
1~	500	800	1 100	800	130	7	4.6	65	25	0.3	10	2.0	15	0.7
2~	600	900	1 100	900	130	7	5.5	90	30	0.4	12	2.0	15	0.7
3~	700	1 100	1 100	1 100	160	10	4.6	90	30	0.4	12	2.0	15	0.7

注：表中的数值是根据《中国居民膳食营养素参考摄入量（2023版）》中的推荐摄入量或适宜摄入量（AI）和推荐摄入量（RNI）制定的，用于指导幼儿的矿物质摄入。实际摄入量可能会因个体差异、健康状况和成长速度等因素而有所不同。

②维生素。维生素A、维生素D、B族维生素和维生素C对幼儿的健康同样重要。维生素A的适宜摄入量为500 μg RE/d，而维生素D的推荐摄入量为10 μg/d。B族维生素和维生素C作为水溶性维生素，需要每天从膳食中获取，推荐摄入量分别为0.6 mg/d和60 mg/d。

根据《中国居民膳食营养素参考摄入量（2023版）》的数据，幼儿的维生素推荐摄入量或适宜摄入量如表4-11所示。

表 4-11　幼儿的维生素推荐摄入量或适宜摄入量

年龄/岁	维生素A/(μg RAE/d)	维生素D/(μg/d)	维生素E/(mgα-TE/d)	维生素K/(μg/d)	维生素B_1/(mg/d)	维生素B_2/(mg/d)	维生素B_6/(mg/d)	维生素B_{12}/(μg/d)	泛酸/(mg/d)	叶酸/(μg DFE/d)	烟酸/(mg NE/d)	胆碱/(mg/d)	生物素/(μg/d)	维生素C/(mg/d)
1~	300	10	7(AI)	10	0.5	0.5	0.6	0.7	1.2	6	150	8	150	20
2~	300	10	7(AI)	10	0.5	0.5	0.6	0.8	1.5	6	200	8	150	20
3~	300	10	7(AI)	10	0.5	0.5	0.6	1.0	1.2	6	200	8	150	20

注：AI表示适宜摄入量；这些推荐摄入量是根据幼儿的生长发育需要而制定的，旨在确保幼儿的健康和正常发育；实际摄入量可能会因个体差异、活动水平、健康状况等因素而有所不同。

四、婴幼儿的膳食原则

为了保障婴幼儿的健康成长，家长在准备膳食时应遵循以下原则。

①膳食均衡。婴幼儿的膳食应包含足够的蛋白质、脂肪、碳水化合物、维生素和矿物质等营养素，以满足其快速生长发育的需求。家长应确保食物种类多样化，避免偏食和挑食。特别要强调乳制品的摄入，每天摄入量为200~400 mL，并包括一定量的瘦肉、禽类、鱼类、大豆及其制品等蛋白质营养价值高的食物。优质蛋白质应占膳食中蛋白质总量的1/2以上。为解决矿物质和维生素的不足，应特别强调饮食品种的多样性，尤其是多进食黄绿色蔬菜和新鲜水果。

②易消化。婴幼儿的胃肠道功能尚未发育完善，因此膳食应易于消化和吸收。家长应选择细、软、烂、碎的食物，避免给婴幼儿提供刺激性强、不易消化的食物。应避免油炸、质硬或刺激性强的食物，食物应尽量碎、软、烂，易消化。

③清洁卫生。婴幼儿的免疫力较弱，容易受到细菌和病毒的侵害。因此，家长在准备膳食时应注意清洁卫生，使用洁净的器具和食材，避免食物污染和食物中毒的发生。

④色香味俱佳。为了激发婴幼儿的食欲，家长在烹调食物时应注意其色、香、味。多样化的烹调方式和丰富的食材搭配可以让婴幼儿更加喜欢吃饭。同时，应采用清蒸、切煮等烹调方法，不宜添加味精。纯糖和纯油脂食物不宜多吃，巧克力、糖果、含糖饮料、冰淇淋等摄入过多常是幼儿食欲下降的一个重要原因。

⑤适量喂养。家长应根据婴幼儿的年龄和需要调整喂养量，避免因过度喂养导致肥胖或消化不良等问题。同时，注意观察婴幼儿的饱腹感和消化情况，及时调整喂养方案。1~2岁幼儿的进食次数为每天5次，即早中晚三餐加上两次点心，以后逐渐过渡到一天三餐加午点。各餐次的能量比例为早餐占总能量的25%，午餐占能量35%，晚

餐占能量 30%~35%，零食或点心占 5%~10%。

⑥培养良好饮食习惯。家长应从小培养婴幼儿良好的饮食习惯，如定时定量进食，细嚼慢咽，不挑食、偏食等。这些习惯将有助于婴幼儿健康成长并受益终身。应鼓励儿童进食各种不同的食物、规律用餐。

第四节　儿童的营养

4~12 岁的儿童正处于快速成长和发展的阶段，这一时期的营养状况对他们的健康和成长至关重要。这个年龄段的孩子可以分为学龄前期儿童（4~6 岁）和学龄期儿童（6~12 岁）两个阶段。

一、学龄前儿童的营养

1. 学龄前儿童的生理特点

学龄前儿童的体格发育虽然相比婴幼儿时期有所减缓，但仍然保持稳定增长，每年体重增加约 2 kg，身高增加大约 5 cm。此时，神经系统的发育已接近完成，但大脑仍在持续发展，神经传导速度变得更快。尽管乳牙已经长齐，但消化系统的功能还未完全成熟，需要逐渐适应固体食物。此外，学龄前儿童的注意力容易分散，他们开始对食物有自己的选择，并具有强烈的模仿能力。

2. 学龄前儿童的营养需要

学龄前儿童的能量消耗除了用于基础代谢、食物的特殊动力作用和日常活动外，还需要额外的能量来支持他们的生长发育。因此，他们的能量推荐摄入量为 1 400~1 700 kcal。

根据《中国居民膳食营养素参考摄入量（2023 版）》的数据，学龄前儿童的能量需要量如表 4-12 所示。

表 4-12　学龄前儿童的能量需要量

年龄 / 岁	男 /（MJ/d）	女 /（MJ/d）
4	5.44	5.23
5	5.86	5.44
6	6.69	6.07

注：这些能量需要量是基于中等身体活动水平（PAL）的估算值。

蛋白质是儿童身体组织和器官生长的重要成分，推荐摄入量为每天 50~55 g。脂肪除了提供能量外，还提供必需脂肪酸，对儿童的大脑和神经发育至关重要。碳水化合物是主要的能量来源，推荐摄入量占总能量的 50%~60%。

根据《中国居民膳食营养素参考摄入量（2023版）》的数据，学龄前儿童（4~6岁）的蛋白质、脂肪、碳水化合物需要量如表4-13所示。

表4-13 学龄前儿童（4~6岁）的蛋白质、脂肪、碳水化合物需要量

年龄/性别	蛋白质/(g/d)	脂肪/(%E)	碳水化合物/(g/d)
4岁/男	40	30~40	120
4岁/女	40	30~40	120
5岁/男	45	30~40	120
5岁/女	45	30~40	120
6岁/男	45	25~35	120
6岁/女	45	25~35	120

注：%E表示能量百分比。蛋白质、脂肪和碳水化合物的摄入量是根据儿童的生长发育需要而制定的，旨在确保儿童的健康和正常发育。这些推荐值是根据一般健康儿童的平均水平制定的，实际需要量可能会因个体差异、活动水平、健康状况等因素而有所不同。

矿物质如钙、铁、碘和锌对骨骼生长、智力发育、免疫功能等方面都至关重要。此外，维生素A和维生素D对视觉功能和骨骼健康非常重要，B族维生素则对能量代谢至关重要。

根据《中国居民膳食营养素参考摄入量（2023版）》的数据，学龄前儿童（4~6岁）的矿物质需要量如表4-14所示。

表4-14 学龄前儿童（4~6岁）的矿物质需要量

年龄/性别	钙/(mg/d)	磷/(mg/d)	钾/(mg/d)	钠/(mg/d)	镁/(mg/d)	铁/(mg/d)	锌/(mg/d)	碘/(μg/d)	硒/(μg/d)	铜/(mg/d)	钼/(μg/d)	锰/(mg/d)	铬/(μg/d)	氟/(mg/d)
4岁/男	500	290	—	—	130	7	4.6	65	25	0.3	10	2.0	15	0.7
4岁/女	500	350	—	—	130	7	4.6	65	25	0.3	10	2.0	15	0.7
5岁/男	500	290	1 100	800	130	7	4.6	65	25	0.3	10	2.0	15	0.7
5岁/女	500	350	1 100	800	130	7	5.5	90	30	0.4	12	2.0	15	0.7
6岁/男	500	290	1 100	800	130	7	4.6	65	25	0.3	10	2.0	15	0.7
6岁/女	600	350	1 100	800	160	10	5.5	90	30	0.4	12	2.0	15	0.7

注：请注意，表中的数值是根据《中国居民膳食营养素参考摄入量（2023版）》中的推荐摄入量或适宜摄入量（AI）和推荐摄入量（RNI）制定的，用于指导学龄前儿童的矿物质摄入。实际摄入量可能会因个体差异、健康状况和成长速度等因素而有所不同。表中的"—"表示该年龄段未制定或未涉及该营养素的特定推荐值。

根据《中国居民膳食营养素参考摄入量（2023版）》的数据，学龄前儿童（4~6岁）的维生素需要量如表4-15所示。

表 4-15 学龄前儿童（4~6岁）的维生素需要量

年龄/性别	维生素A/(μg RAE/d)	维生素D/(μg/d)	维生素E/(mgα-TE/d)	维生素K/(μg/d)	维生素B_1/(mg/d)	维生素B_2/(mg/d)	维生素B_6/(mg/d)	维生素B_{12}/(μg/d)	泛酸/(mg/d)	叶酸/(μg DFE/d)	烟酸/(mg NE/d)	胆碱/(mg/d)	生物素/(μg/d)	维生素C/(mg/d)
4岁/男	280	8	—	—	0.7	0.7	0.6	1	—	2.5	160	6	200	20
4岁/女	270	—	—	—	0.9	0.6	0.7	1.2	—	190	5	200	20	
5岁/男	—	10	7(AI)	—	—	0.9	0.6	—	—	—	400	7	—	—
5岁/女	—	—	7(AI)	—	—	0.8	0.7	—	—	—	400	6	—	—
6岁/男	—	10	200	—	—	—	25	—	—	—	—	15/130g	1 000	—
6岁/女	—	—	200	—	—	—	25	—	—	—	—	15/130g	1 000	—

注：AI表示适宜摄入量，表中的"—"表示该年龄段未制定或未涉及该营养素的特定推荐值。

3. 学龄前儿童的合理膳食

学龄前儿童的饮食应多样化，包括各种食物类别，以确保营养的全面性。选择易于消化的烹调方式，注意食物的色香味，以促进孩子的食欲。膳食制度应合理，鼓励孩子自己进食，定时定量进食，并注意食物卫生。每天建议4~5餐，包括3次正餐和2次加餐。要避免孩子养成吃零食、挑食、偏食或暴饮暴食等不良饮食习惯，以确保他们健康成长。

二、学龄儿童的营养

学龄期儿童（6~12岁）的生长和发育特点显著，需要充足的营养来支持他们的成长。

1. 生理特点

①生长迅速、代谢旺盛。学龄期的儿童每年体重增加2~3 kg，身高每年可增长5~6 cm。

②各系统器官的发育。神经系统较早发育成熟，生殖系统发育较晚。皮下脂肪在年幼时较发达，肌肉组织到学龄期发育加速。整体上，各系统器官的发育是协调统一的。

2. 营养需要

①能量。学龄儿童由于生长发育、基础代谢率高、活泼好动，所需能量接近或超过成年人。根据《中国居民膳食营养素参考摄入量（2023版）》的数据，学龄儿童的能量需要量如表4-17所示。

表4-17　学龄儿童（6~12岁）的能量需要量

年龄/岁	男性/（MJ/d）	女性/（MJ/d）
6~	7.1	6.5
7~	7.5	6.9
8~	8.0	7.4
9~	8.5	7.9
10~	9.0	8.4
11~	9.5	8.9
12~	10.0	9.4

注：这些能量需要量是基于中等身体活动水平的估算值，实际需要量可能会因个体差异、活动水平、健康状况等因素而有所不同。

②蛋白质。对学龄儿童来说，蛋白质对合成新组织、支持学习任务和思维活动至关重要。蛋白质摄入不足可能导致生长发育迟缓和学习成绩下降。

③脂类。脂肪的适宜摄入量应占总能量的25%~30%，其中必需脂肪酸对儿童的健康发育非常重要。

④碳水化合物。作为能量的主要来源，碳水化合物的适宜摄入量应占总能量的55%~65%。

根据《中国居民膳食营养素参考摄入量（2023版）》的数据，学龄儿童（6~12岁）的蛋白质、脂肪、碳水化合物需要量如表4-18所示。

表4-18　学龄儿童（6~12岁）的蛋白质、脂肪、碳水化合物需要量

年龄/岁	蛋白质/（g/d）	脂肪/（%E）	碳水化合物/（g/d）
6~	25	20~30	120
7~	30	20~30	150
8~	30	20~30	150
9~	40	<8	150
10~	40	<8	150
11~	50	<8	150

(续表)

年龄/岁	蛋白质/（g/d）	脂肪/（%E）	碳水化合物/（g/d）
12~	50	<8	150

注：①蛋白质。6~12岁儿童的蛋白质推荐摄入量（RNI）随着年龄的增长而增加，从6岁的每天25 g逐渐增加到12岁的每天50 g。

②脂肪。6~12岁儿童的脂肪供能占总能量的适宜比例为20%~30%，其中饱和脂肪酸的摄入量应低于总能量的8%。

③碳水化合物。6~12岁儿童的碳水化合物推荐摄入量（EAR）为每天120~150 g，应占总能量的50%~65%。添加糖的摄入量应低于总能量的10%。

上述推荐摄入量是根据儿童的生长发育需要而制定的，旨在确保儿童的健康和正常发育。实际摄入量可能会因个体差异、活动水平、健康状况等因素而有所不同。

3. 微量营养素

①矿物质。由于骨骼生长发育快，矿物质的需求量明显增加。钙、磷、镁、锌和铁等矿物质对儿童的正常生长发育至关重要。

②维生素。与能量代谢、蛋白质代谢、维持正常视力和智力有关的维生素，如维生素A、维生素E、维生素B_1、维生素B_2、维生素B_6、维生素B_{12}、叶酸和烟酸，必须保证充足供给。

③水。学龄期儿童的水需要量介于婴儿和成人之间，每摄入1 kcal能量需要水1~1.53 mL。在运动、夏天、发热、腹泻、失血等情况下要注意补水。

第五节 青少年的营养与膳食

青少年时期（10~19岁）是人生中一个重要的发展阶段，通常指的是从儿童期过渡到成年期的阶段。在这个阶段，青少年会经历显著的生理、心理、情感和社会变化。

一、青少年的生理特点

1. 青少年的生理特点

青少年时期，身高和体重会经历第二次突增期，女生通常在10~12岁开始，12~15岁结束；男生稍晚。体重每年增加2~5 kg，个别可达8~10 kg，其中一半为脂肪；身高每年可增高2~8 cm，个别可达10~12 cm，增加的身高可占15%~20%。体成分也发生变化，女性脂肪增加到22%，男性仍为15%。性发育成熟，性腺发育逐渐成熟，性激素促使生殖器官发育、出现第二性征。心理发育成熟，青少年的抽象思维能力加强、思维活跃、记忆力强、心理发育成熟、追求独立愿望强烈。心理改变可导致饮食行为改变。

2. 青少年的营养需要和膳食营养素参考摄入量

青少年时期对各营养素的需要量在突增期时达到最大值，随着机体发育的不断成熟需要量逐渐有所下降。根据《中国居民膳食营养素参考摄入量（2023版）》的数据，青少年（10~19岁）的能量需要量如表4-19所示。

表4-19 青少年（10~19岁）的能量需要量

年龄/岁	10~	11~	12~	13~	14~	15~	16~	17~	18~	19~
男性/（MJ/d）	9.0	9.5	10.0	10.5	11.0	11.5	12.0	12.5	13.0	13.5
女性/（MJ/d）	8.4	8.9	9.4	10.0	10.5	11.0	11.5	12.0	12.5	13.0

注：这些能量需要量是基于中等身体活动水平的估算值，实际需要量可能会因个体差异、活动水平、健康状况等因素而有所不同。

蛋白质提供的能量占总能量的12%~14%。脂类需求，青少年膳食脂肪的摄入量占总能量的25%~30%。碳水化合物需求，青少年膳食碳水化合物的适宜摄入量占总能量的55%~65%。

根据《中国居民膳食营养素参考摄入量（2023版）》的数据，10~19岁青少年的蛋白质、脂肪、碳水化合物需要量如表4-20所示。

表4-20 青少年（10~19岁）的蛋白质、脂肪、碳水化合物需要量

年龄/岁	蛋白质/（g/d）	脂肪/（%E）	碳水化合物/（g/d）
10~	40	20~30	130
11~	50	20~30	150
12~	55	20~30	160
13~	60	20~30	170
14~	65	20~30	180
15~	70	20~30	190
16~	75	20~30	200
17~	80	20~30	210
18~	85	20~30	220
19~	90	20~30	230

注：①蛋白质。随着年龄的增长，青少年的蛋白质需要量逐渐增加，以支持其生长发育的需要。
②脂肪。脂肪的摄入量应占总能量的20%~30%，以提供必需脂肪酸和帮助脂溶性维生素的吸收。
③碳水化合物。碳水化合物是主要的能量来源，应占总能量的50%~65%，建议选择全谷物和复合碳水化合物以提供持续的能量和纤维。

上述推荐摄入量是根据青少年的生长发育需要而制定的，旨在确保他们的健康和正常发育。实际摄入量可能会因个体差异、活动水平、健康状况等因素而有所不同。

微量营养素需求，矿物质如钙、铁、锌、碘等的摄入量需相应增加，维生素 A、B 族维生素、维生素 C 等的摄入量需保证充足。

3. 青少年期可能存在的营养相关问题

青少年期可能存在的营养相关问题包括神经性厌食和单纯性肥胖。

神经性厌食是一种以行为、精神、心理紊乱为特征的疾病，表现为对食物的强迫性偏食和厌食，以及体重显著下降。此病症通常影响 10 岁以上的青少年女性，男女患病比例为 1∶(7~20)。若不及时治疗，可能会导致严重的营养不良和身心发育问题。治疗神经性厌食需要综合治疗的方法，包括补充营养、心理行为治疗、药物治疗和预防。

青少年单纯性肥胖可严重危害健康，影响心血管系统、内分泌系统的功能、免疫系统、呼吸系统的功能和运动能力、心理健康，并可增加成年后患慢性疾病的危险性。肥胖是能量摄入与能量消耗不平衡的表现，不良饮食行为和生活方式导致能量摄入过多而消耗过少。肥胖的判定包括身高别体重参考值和体质指数（BMI）。对健康的危害包括对心血管功能、内分泌和免疫功能的影响，社会心理影响，运动能力降低，以及可能导致月经初潮提早和月经异常等并发症。防治措施包括群体预防以及超重和肥胖人群的针对性干预，如合理膳食、体力活动和行为矫正等。

二、青少年的营养需求

青春期是人一生生长发育的另一个急剧发展阶段，被认为是生理、心理和行为的十字路口。在这个阶段，孩子的身高、体重、肩宽、盆宽等都会突增，生理和心理的发展也与之平行。青春期的开始年龄，根据相关研究显示，女性在 8~11 岁，男性在 10~14 岁，男女之间在各方面的发展存在一些差异。例如，虽然双方都在骨骼和肌肉的发展上有所增加，但女性的体脂会继续发育，变得丰满，而男性则肌肉的发育更为明显。青春期也是过渡到青年期的一段时间，两性的心理和认识能力在这个阶段会得到更高的发展，从而影响他们的行为。这些因素与合理的营养有着密切的关系。

青少年正处于身体快速生长和发育的青春期前后阶段，这需要充足的营养来支持他们的生长和发育。骨骼和肌肉发育需要足够的钙、磷、维生素 D 和蛋白质等营养素。生殖系统发育需要适量的锌、铁、维生素 E 和 B 族维生素等营养素。脑部和神经系统发育需要充足的蛋白质、脂肪、碳水化合物、B 族维生素和维生素 C 等营养素。免疫系统发育需要足够的维生素 C、维生素 E、锌和硒等营养素。心理和行为发展需要充足的蛋白质、脂肪、碳水化合物、B 族维生素和维生素 D 等营养素。

青春期营养不足或缺乏是一种可能发生的现象。这主要是因为父母可能将他们视为成年人，但在饮食上却像对待小孩子那样约束他们。对女性来说，有时社会风气和习俗会影响孩子对自己体型的正确看法，一些风气可能会严重地影响孩子的摄食行为。

在青春期，对营养物质的需要与轻体力劳动的成人男女相比，不仅不低于成人，而且要比成人高。例如，能量的需要就是如此。蛋白质的推荐摄入量为每日 80~85 g，矿物质如钙、磷、铁的需求也高于成人。在正常情况下，父母能理解这个"大人"的胃口，但有时他们不理解这一时期的摄食特性，因为他们忘记了自己过去在这个阶段的历史。

对于青春期的男女来说，合理的营养对他们的成长有着重要的作用，对女性来说可能更加明显。为了满足能量的需要，除了三餐以外，杂食和零食的补充往往构成全日营养的一部分。在家庭条件允许的情况下，问题在于选择什么食物，以及是否真正从这些食物中获得有营养的食品，以补充机体的需要，尤其是含蛋白质和热量的食物。世界各地都有报道青春期缺乏碘、铁、钙、锌等现象。而其他营养素的不足，也会在特定条件下发生。因此，更应该鼓励青春期的男女吃各种食物，以获得全价的营养，同时避免暴饮暴食和偏食。目前对青春期营养的研究还不够多，这是一个需要给予更多关心的领域。值得注意的是，从青春前期到青春期，给予足够的蛋白质和能量固然重要，同时也应考虑供给各类营养素，使食物均衡。鼓励的重点为摄入足够的谷类、豆类、奶类、蔬菜以及适量的肉类和蛋类等。这些食物在他们的成长过程中，在生理、心理直至行为等方面，都将成为健康成人的基础。少男少女需要呵护，其中之一就是营养上的关怀和鼓励体育活动，当然也包括品德上的教育与引导。

青少年的能量需求相对较高，以支持他们的生长发育和日常活动。他们的膳食应包含足够的碳水化合物、蛋白质和脂肪来提供能量。蛋白质是青少年生长发育的重要营养素。他们的膳食应包含足够的蛋白质，以支持身体的生长和修复。脂肪是青少年能量的重要来源。他们的膳食中应包含适量的健康脂肪，如植物油和鱼油，以支持他们的生长发育。碳水化合物是青少年能量的主要来源。他们的膳食应包含足够的碳水化合物，如谷物、水果和蔬菜，以提供能量。维生素和矿物质对青少年的生长发育至关重要。他们的膳食应包含丰富的维生素和矿物质，如维生素 A、维生素 C、维生素 D、钙、铁和锌。膳食纤维有助于青少年的消化系统健康。他们的膳食应包含足够的膳食纤维，如水果、蔬菜和全谷物。水分对青少年的健康至关重要。他们的膳食应包含足够的水分，以保持身体的水分平衡。

三、青少年的膳食原则

1. 均衡膳食，多样化食物选择

青少年的膳食应该包含谷物、蔬菜、水果、肉类和乳制品五大类食物。这些食物提供了青少年所需的各种营养素，包括蛋白质、碳水化合物、脂肪、维生素和矿物质。

多样化的食物选择有助于确保营养的全面性，同时也能够增加饮食的乐趣，避免因单一食物导致的营养素缺乏。

2. 保证足够的能量摄入

青少年正处于生长发育的关键时期，他们的能量需求比成年人要高。因此，他们的膳食中应该包含足够的碳水化合物，这是身体的主要能量来源。同时，适量的蛋白质摄入对于肌肉的增长和修复也非常重要。

3. 重视蛋白质的摄入

蛋白质是身体的重要组成部分，对于青少年的生长发育尤为重要。优质蛋白质的来源包括肉类、鱼类、蛋类、乳制品和豆类。这些食物不仅提供蛋白质，还含有必需氨基酸，有助于青少年的身体发育。

4. 适量摄入健康的脂肪

脂肪是能量的重要来源，也是维生素 A、维生素 D、维生素 E 和维生素 K 的载体。健康的脂肪，如橄榄油、鱼油和坚果中的不饱和脂肪酸，对青少年的大脑发育和心血管健康有益。应该鼓励青少年适量摄入这些健康的脂肪。

5. 增加钙和铁的摄入

钙对于骨骼的健康至关重要，而铁则是血红蛋白的组成部分，对于预防贫血非常重要。青少年应该通过食用乳制品、绿叶蔬菜、红肉和豆类等食物来增加钙和铁的摄入。

6. 控制糖分和盐分的摄入

过多的糖分摄入会导致肥胖和糖尿病等健康问题，而过量的盐分摄入则会增加患高血压的风险。青少年应该限制含糖饮料和加工食品的摄入，同时减少食盐的食用。

7. 培养良好的饮食习惯

除了营养摄入，饮食习惯的培养也非常重要。青少年应该养成定时定量进餐的习惯，避免暴饮暴食。同时，应该鼓励他们自己参与食物的准备和烹饪，这不仅能够增加他们对食物的兴趣，还能够让他们更好地了解营养知识。

8. 鼓励适量运动

适量的运动不仅有助于消耗多余的能量，还能够促进食欲，提高营养素的吸收和利用。青少年应该每天至少进行一小时的中等强度运动，如跑步、游泳或骑自行车。

9. 避免不良饮食习惯

青少年时期是形成饮食习惯的关键时期，应该避免吸烟、饮酒和过度依赖快餐等不良饮食习惯。这些习惯不仅会影响他们的营养摄入，还会对他们的长期健康造成损害。

10. 定期进行营养评估

随着青少年身体的成长和活动水平的变化，他们对营养的需求也会发生变化。因此，定期进行营养评估，根据评估结果调整膳食计划，是确保青少年获得充足营养的重要手段。

第六节 老年人的营养与膳食

随着社会经济和医学保健事业的发展，人类平均寿命的延长已成为总的趋势。据世界卫生组织公布，到2030年，全世界1/6的人将达60岁以上。2020—2030年，60岁以上人口将从10亿人增加到14亿人。到2050年，全世界60岁以上人口将翻一番，增至21亿人。截至2022年末，全国60岁及以上老年人口已占总人口的19.8%，其中65岁及以上老年人口占总人口的14.9%。

老年人合理营养有助于延缓衰老进程、预防和治疗慢性退行性疾病，从而提高生命质量。影响老年人长寿和健康的疾病包括恶性肿瘤、脑血管疾病、心血管疾病、糖尿病、骨质疏松症、老年性痴呆、老年慢性支气管炎等。这些疾病的发生和发展受遗传、环境、社会心理、免疫功能、抗氧化能力和体育锻炼等因素的影响，这些因素又相互联系、相互影响。营养因素在人体的健康、疾病和长寿中有着重要的关系，合理的营养可以减少疾病、增进健康和延长寿命。

老年人群由于机体功能下降、咀嚼吞咽能力减弱等原因，准备食物及独立进餐能力下降，进餐时间延长，经口摄入逐渐减少，长期可能进展为营养不良。因此，丰富的食物种类、良好的口味、鼓励共同进餐、充足的进餐时间、良好的就餐环境、适当的用餐协助等均有助于保证老年人的膳食摄入。

一、老年人的生理特点及营养需要

随着年龄的增长，老年人会经历一系列生理和代谢的变化，这些变化对其营养需求和膳食选择产生了显著影响。

①基础代谢率。随着年龄增长，老年人的基础代谢率下降，75岁老年人的基础代谢率较30岁时下降约26%。因此，老年人的能量需求应适当减少，以维持正常体重和能量平衡，避免超重和肥胖，同时防止消瘦和易感染的风险。

②心血管系统。老年人的脂质代谢能力降低，易出现血脂异常，因此应适当控制脂肪和胆固醇的摄入量，重视脂肪酸的比例，增加抗氧化能力。

③消化系统。老年人的味觉功能减退，消化酶分泌减少，消化功能降低，应选择柔软、易消化的食物，并增加膳食纤维摄入，以预防便秘和憩室病。

④抗氧化功能。随着年龄增长，人体抗氧化酶的活性下降，增加抗氧化营养素的摄入，如β-胡萝卜素、维生素C、维生素E以及微量元素锌、硒等，有助于提高老年人的抗氧化能力和防病保健。

⑤免疫功能。老年人免疫功能下降，增加食用菌类食物的摄入，含有丰富的菌类多糖，有助于提高人体免疫功能。

⑥神经系统。老年人的神经细胞数逐渐减少，神经传导速度下降，摄入锌、DHA、牛磺酸、卵磷脂等营养素有助于脑的营养。

⑦骨骼系统。老年人骨密度降低，骨质疏松症的发生率增高，特别是女性。应保证足够的钙、磷、维生素 D 的摄入，并进行适量的运动。

二、老年人的营养需求

老年人对营养素的需求因其生理代谢的特点而异。中国营养学会在 1988 年 10 月修订了"每日膳食营养素供给量（RDA）"，以避免营养缺乏症为目标。然而，随着时间的推移，人们开始追求更高的健康水平和生活质量，包括降低某些疾病的危险性。因此，2023 年，中国营养学会提出了中国居民膳食营养素参考摄入量（DRI）标准，它包括估计平均需要量（EAR）、推荐营养素摄入量（RNI）、适宜摄入量（AI）和可耐受最高摄入量（UL）。这些标准不仅满足不同人群代谢的需要，还有助于降低慢性病的风险、估计高限摄入水平，并确保营养素摄入的安全性。中国营养学会已于 2023 年 10 月公布了老年人的 DRI 标准。

1. 老年人的能量需要

老年人的能量需求通常较低，这是由于他们的基础代谢率降低和活动量减少。能量摄入过多会导致体脂增加，从而形成超重和肥胖。虽然动物实验表明限制饮食可以延长寿命，但人类需要参与工作和社会活动，因此不能单纯通过限制饮食来延长寿命。老年人应维持理想体重，使摄入的能量与消耗的能量保持平衡。理想体重的常用计算公式是：

$$理想体重（kg） = 身高（cm） - 105$$

或

$$理想体重（kg） = [身高（cm） - 100] \times 0.9。$$

实际体重与理想体重相差在 10% 以内的为正常体重，超过标准的 10% 属超重，超过 20% 属肥胖。相反，低于理想体重 10% 者属体重偏轻，低于标准体重 20% 者为消瘦。近年来，体质指数（BMI）已成为国际和国内常用的人体营养状况指标。BMI 的计算公式为：

$$体质指数 = 体重（kg） / 身高的平方（m^2）。$$

表 4-21 展示了不同地区和组织对体质指数（BMI）分类的标准，包括中国成人、WHO 成人和亚洲成人的 BMI 范围。

表 4-21 不同地区和组织体质指数（BMI）分类标准

分类	中国成人的 BMI	WHO 成人的 BMI	亚洲成人的 BMI
体重过低	<18.5	<18.5	<18.5
正常范围	18.5~23.9	18.5~24.9	18.5~22.9
超重	24.0~27.9	≥25.0	≥23.0
肥胖前期	—	25.0~29.9	23.0~24.9
Ⅰ度肥胖	≥28	30.0~34.9	25.0~29.9
Ⅱ度肥胖	—	35.0~39.9	≥30.0
Ⅲ度肥胖	≥40	—	—

在控制总能量摄入和维持理想体重的同时，老年人还必须注意保持其他营养素的充足和平衡。我国推荐的中老年人每天能量摄入量详见表 4-22。

表 4-22 我国推荐的中老年人每天能量摄入量（RNI）

性别	年龄/岁	轻度劳动/kcal（MJ）	中度劳动/kcal（MJ）	重度劳动/kcal（MJ）
男	50~	2 300（9.62）	2 600（10.87）	3 100（13.00）
	60~	1 900（7.94）	2 200（9.20）	—
	70~	1 900（7.94）	2 100（8.80）	—
	80~	1 900（7.94）	—	—
女	50~	1 800（7.53）	2 000（8.36）	2 200（9.20）
	60~	1 800（7.53）	2 000（8.36）	—
	70~	1 700（7.10）	1 900（7.94）	—
	80~	1 700（7.10）	—	—

2. 老年人的碳水化合物需求

随着年龄的增长，人体总脂肪明显增加，其中主要是胆固醇的增加，甘油三酯（三酰甘油）和非酯化脂肪酸（游离脂肪酸）亦有增加。脂肪和胆固醇的摄入过多，易增加血中的胆固醇，特别是氧化的低密度脂蛋白胆固醇的增加，会损伤内皮组织造成动脉粥样硬化，增加心脑血管疾病的发生。脂肪的摄入量亦与结肠癌、乳腺癌、前列腺癌、胰腺癌的病死率呈正相关。研究表明，4~14 个碳的饱和脂肪酸易造成动脉粥样硬化；十六碳的饱和脂肪酸棕榈油酸盐不影响血清总胆固醇和低密度脂蛋白胆固醇。ω-3 系多不饱和脂肪酸，如鱼油中含二十碳五烯酸（EPA）和二十二碳六烯酸（DHA），有降低血黏度、防止血栓形成和防止动脉粥样硬化的作用，鱼油还有一定的抑癌作用。因此，老年人的脂肪摄入量以占总热能的 20%~30% 为宜。饱和脂肪酸、单不饱和脂肪酸、多不饱和脂肪酸之比例为 1∶1∶1，n-3 系脂肪酸与 n-6 系脂肪酸的比例以 1∶4 为宜。胆固醇的摄入量宜少于 300 mg/d。一些含胆固醇高的食物如动物脑子、鱼卵、蟹黄、蛋黄、肝脏、肾脏等食物，不宜多食。

老年人的糖耐量能力降低，血糖的调节作用减弱，容易发生血糖增高。所以碳水化合物中以淀粉为佳，而若食用的蔗糖量大，则与老年人的发生动脉粥样硬化、心血管疾病和糖尿病等有关。有研究报道淀粉能促进肠道中胆酸及胆固醇的排泄。我国老年营养专业组建议碳水化合物能量应占总能量 55%~65% 为宜。碳水化合物中有些不能被人体消化吸收的膳食纤维，可以增加粪便的体积、促进肠道蠕动，对降低血脂、血糖和预防结肠癌、乳腺癌有良好作用。我国推荐的碳水化合物适宜摄入量为 30 g/d。美国、英国及亚洲学者所提出的建议值为 20~35 g/d。此外，不少食物中的多糖类物质，有提高机体免疫功能和促进肠内双歧杆菌生长的作用，如枸杞多糖、香菇多糖等，有益于老年人的健康长寿。膳食纤维的主要来源为新鲜蔬菜，每天需要 500 g 左右。

3. 老年人的维生素需求

老年人的生理机能下降，特别是抗氧化功能和免疫功能的下降，因此，维持充足的维生素需要量是十分重要的。人体老化的种种表现似乎与维生素缺乏有类似的表现。维生素 A 和类胡萝卜素的摄入量充足，有降低肺癌发生的作用；维生素 D 的补充有利于预防老年人的骨质疏松症；维生素 E 是一种天然的脂溶性抗氧化剂，能防止多不饱和脂肪酸氧化、预防体内过氧化物的生成、消除衰老的组织细胞中的脂质过氧化物——脂褐素有着积极的作用，且能改善皮肤的弹性、推迟性腺萎缩的发展，有延缓衰老的作用。最近，美国有研究结果显示每天供给 200 μg 维生素 E，可提高老年人的免疫功能。可耐受最高摄入量（UL）维生素 A 为 3 000 μg 视黄醇当量（RE），β-胡萝卜素为 25 mg，维生素 E 为 800 mg γ-生育酚当量（TE）。维生素 K 的未观察到不良反应的剂量（NOAEL）为 30 mg，这意味着在研究中，当维生素 K 的摄入量达到或低于 30 mg 时，没有发现任何不良健康影响。

维生素 B_1、维生素 B_2 和烟酸是构成体内生化代谢的重要辅酶。维生素 B_1 缺乏可发生以多发性神经炎为特征的脚气病。维生素 B_2 在中国膳食中最易缺乏，可引起口炎、唇炎和舌炎。烟酸的缺乏可出现癞皮病，在神经系统也可有肌肉震颤，腱反射亢进或丧失的现象。维生素 B 和维生素 C 对保护血管壁的完整性、改善脂质代谢和预防动脉粥样硬化方面有良好的作用。维生素 B 还能提高硒的生物利用率。叶酸和维生素 B_{12} 能促进红细胞的生成，对防止老年性贫血有利。叶酸有利于胃肠黏膜正常生长，有利于预防消化道肿瘤。叶酸、维生素 B_6 及维生素 B_{12} 有降低血中同型半胱氨酸和防止动脉粥样硬化的作用。

4. 老年人的无机盐需求

无机盐中微量元素与心血管疾病及脑血管疾病的关系，近年来越来越引起人们的重视。其中铬和锰具有预防脂质代谢的失常和动脉粥样硬化的作用。镁具有抗动脉粥样硬化的作用，这可能与改善脂质代谢和凝血机制，以及防止动脉壁损伤等功能有关。此外，镁对心肌的结构和功能也有良好的作用。钠与高血压发病有密切关系，也与脑卒中有关，而钾与钠有拮抗作用。食物中的钾钠比例，一般主张1:5。老年人容易发生骨质疏松及血红蛋白合成降低，因此，钙和铁的补充应适当充足。锌是组成多种金属酶的重要成分，锌的缺乏会影响酶的活性，影响生理功能，如味蕾生长和食欲等。铜锌比例和锌镉比例都会影响高血压和冠心病的发病。

三、老年人的合理膳食原则

随着年龄的增长，老年人的生理功能逐渐发生变化，对营养的需求也随之改变。合理的膳食原则对于维持老年人的健康至关重要。

应控制总能量摄入，保持饥饱适中，维持理想体重，BMI宜控制在18.5~22.9，以预防肥胖。在饮食中，脂肪的摄入量应占总能量的20%~30%，饱和脂肪酸、单不饱和脂肪酸和多不饱和脂肪酸的比例应保持1:1:1，而n-3系脂肪酸与n-6系脂肪酸的比例应为1:4。

蛋白质对老年人尤为重要，应以优质蛋白质为主，合理搭配荤素，推荐每天摄入适量的乳类、豆类和鱼类蛋白，例如每天一瓶牛乳和25~50 g大豆或其制品。碳水化合物的摄入应以淀粉为主，同时重视膳食纤维和多糖类物质的摄入。

新鲜蔬菜和水果是老年人饮食中不可或缺的部分，它们含有丰富的维生素和矿物质，特别是β-胡萝卜素、维生素E、维生素C和硒等抗氧化营养素。推荐老年人每天至少食用500 g新鲜蔬菜。

钙、铁和锌等无机盐对老年人的健康同样重要，应通过饮食适当补充。食盐的摄入量应控制在每天不超过6 g，以降低患高血压的风险。老年人的饮食应多样化，注意色香味和食物的柔软度，避免油炸、烟熏和腌制食物。

此外，老年人应少食多餐，避免暴饮暴食，不吸烟，不饮烈性酒，保持乐观的情绪，并坚持适度的体育锻炼。

食物多样化是确保老年人营养全面的关键，应涵盖五大类食物，包括谷物、蔬菜、水果、肉类和乳制品。推荐每天摄入12种、每周25种不同种类的食物，确保粗细搭配、荤素搭配、奶蛋搭配、蔬菜水果搭配。

蛋白质的摄入对维持老年人的肌肉健康至关重要，建议每天摄入足够的鱼肉、畜禽肉、蛋类和大豆类制品，并饮用300~400 mL牛奶或相当量的奶制品。

健康的脂肪，如橄榄油、鱼油和坚果中的不饱和脂肪酸，对心血管健康有益，老年人应适量摄入。同时，增加钙和铁的摄入对骨骼健康和预防贫血非常重要。

控制糖分和盐分摄入对预防肥胖、糖尿病和高血压等疾病至关重要。老年人应限制含糖饮料和加工食品的摄入，并减少食盐的使用。

适宜的体重有助于老年人的健康，BMI 最好保持在 20.0~26.9。通过合理饮食和适度运动来维持健康体重。

积极参与户外活动，如散步、快走、太极拳等，有助于老年人体内维生素 D 的合成，延缓骨质疏松和肌肉衰减的进程。

思 考 题

1. 妊娠期的代谢变化如何影响孕妇的能量需求？
2. 孕妇体重增加的组成部分及其对妊娠期营养摄入的影响是什么？
3. 妊娠期营养不良可能对母体健康产生哪些影响？
4. 妊娠期营养不良会对胎儿和婴儿期健康产生哪些潜在影响？
5. 如何通过合理膳食来支持学龄前儿童的快速体格发育和神经系统的成熟？
6. 学龄前儿童的膳食中应如何平衡蛋白质、脂肪和碳水化合物的摄入，以支持他们的生长和发育？
7. 青少年在青春期的营养需求增加的背景下，应如何调整饮食以支持其生长发育和避免营养不良？
8. 哺乳期女性在哺乳期间的能量和营养需求有哪些变化？
9. 老年人在营养和膳食上有哪些特别需求？如何通过合理膳食原则来满足这些需求？

第五章 营养评估与干预

第一节 营养评估方法

营养评估是了解个体或群体营养状况的重要手段，它可以帮助营养学家确定营养需求，制定营养干预策略，并监测营养干预的效果。营养评估的方法包括营养调查、营养状况评价和营养风险评估。

一、营养调查

营养调查是全面了解人群或个体膳食结构和营养状况的重要方法。目的是研究不同生理状况、生活环境、劳动条件下的各类人群营养是否合理，再根据调查结果提出改善措施，以确保人群健康。我国分别在1959年、1982年、1992年和2002年进行了全国性的营养调查，1989年开始中国健康与营养调查（China Health and Nutrition Survey，CHNS），随后在1991年、1993年、1997年、2000年、2004年、2006年、2009年、2011年、2015年、2018年等年份进行了追踪调查。2010—2014年进行了全国性的常规性营养监测，每4~5年完成一个周期的全国营养与健康监测工作。2015—2019年国家卫生健康委组织中国疾病预防控制中心、国家癌症中心、国家心血管病中心开展了新一轮的中国居民慢性病与营养监测，覆盖31个省级行政区（不含香港、澳门、台湾）近6亿人口，现场调查人数超过60万，具有国家和省级代表性。2020年我国发布了《中国居民营养与慢性病状况报告（2020年）》。通过营养调查取得的科学数据不仅对不同经济发展时期人们的膳食组成、营养状况进行全面的了解，为研究各时期人群膳食结构和营养状况的变化提供基础资料，同时也可以指导人群的合理膳食、改善营养状况、消除各种营养缺乏或营养过剩造成的疾病；营养调查的数据为指导国家的食物生产和加工、进行相关领域政策干预、引导群众合理消费等提供重要的理论依据。

营养调查内容包括膳食调查、体格检查和生化检验三部分。膳食调查通过不同方法了解每人每天各种主副食摄入量，并计算出每人每天从膳食中所摄入的热能和各种营养素是否达到供给量标准的要求。体格检查了解被调查者生长发育、健康状况，以及有无营养过剩或缺乏病。生化检验则对被调查者血液和尿中所含营养素及其有关成分进行化验，了解体内营养素的储存和代谢情况。

1. 营养调查的定义与目的

营养调查是指通过科学的方法收集个体或群体在一定时间内的膳食摄入、生活方式和健康状况等数据。其主要目的是评估个体或群体的营养状况，了解膳食结构和营养素摄入量，以及发现可能存在的营养问题，为营养教育、健康促进和政策制定提供依据。

2. 营养调查的方法

（1）问卷调查

问卷调查是一种便捷且成本较低的营养调查方法。通过设计一系列与营养相关的问题，可以收集个体的膳食习惯、食物偏好、饮食习惯和营养素摄入量等信息。问卷可以包括食物频率问卷、24小时膳食回顾、食物摄入问卷等。

①设计原则。问卷设计应简洁明了，问题应具有针对性和可操作性，确保受访者能够理解和回答。

③实施方式。可以采用纸质问卷或电子问卷的形式，后者具有更高的响应速度和数据处理效率。

③数据分析。通过统计分析问卷数据，可以评估个体的膳食多样性、营养素摄入量和潜在的营养风险。

（2）食物记录

食物记录要求个体在一定时间内（如1周）详细记录所有摄入的食物和饮料，包括食物种类、数量、烹饪方法和时间等。这种方法可以提供更准确的膳食摄入数据。

①记录工具。可以使用食物日记本或专门的记录软件，以便于记录和数据整理。

③指导与培训。在食物记录开始前，应对参与者进行指导和培训，确保记录的准确性和完整性。

③数据分析。通过分析食物记录数据，可以计算个体的总能量摄入、营养素摄入比例和食物来源等。

（3）膳食调查

膳食调查是一种更为系统和全面的营养调查方法，通常由专业营养学家或公共卫生工作者进行。它包括以下几种具体方法。

①称重法。通过称量个体摄入的所有食物和剩余食物，计算实际摄入的能量和营养素。

②记账法。记录个体在一定时间内购买和消耗的所有食物，适用于评估家庭或社区的营养状况。

③食物频率问卷法。询问个体在特定时间内摄入特定食物的频率，适用于大规模的流行病学研究。

3. 营养调查的数据分析

营养调查收集的数据需要通过专业的营养分析软件或手动计算进行分析。分析内容包括以下方面。

①营养素摄入量。计算个体或群体摄入的能量、蛋白质、脂肪、碳水化合物、维生素和矿物质等营养素总量。

②营养状况评估。根据营养素摄入量与推荐摄入量（RNI）的比较，评估个体或群体的营养状况。

③膳食结构分析。分析个体或群体的膳食结构，如食物种类多样性、膳食中各类营养素的比例等。

4. 营养调查的应用

营养调查的结果可应用于多个领域。

①个体营养咨询。为个体提供基于其营养状况的饮食建议和干预措施。

②公共健康政策。为政府和公共卫生机构制定营养健康政策和干预计划提供依据。

③食品产业。帮助食品企业了解消费者的营养需求，开发更符合营养健康要求的产品。

5. 营养调查的挑战与展望

尽管营养调查是评估营养状况的重要工具，但在实施过程中仍面临一些挑战。因为确保调查数据的准确性是营养调查的关键，需要通过培训调查人员和使用标准化工具来提高数据质量。在不同文化和地区进行营养调查时，需要考虑当地的饮食习惯和食物种类。随着信息技术的发展，电子问卷、移动应用和大数据分析等新技术的应用将提高营养调查的效率和准确性。

二、营养状况评价

1. 营养素摄入量与推荐摄入量的比较

营养状况评价的第一步通常是将个体或群体的实际营养素摄入量与相应的推荐摄入量（RNI）进行比较。推荐摄入量是根据科学研究和人群调查数据制定的，它考虑了个体的年龄、性别、生理状态（如孕妇、哺乳期女性、儿童、老年人等）以及生活方式等因素。

①评估方法。通过膳食调查、食物频率问卷或24小时膳食回顾等方法收集个体的营养素摄入量数据，然后与RNI进行比较。

②评估标准。如果个体的营养素摄入量低于RNI，可能存在营养不足的风险；如果摄入量超过RNI，可能存在营养过剩的问题。

③应用。这种方法广泛应用于公共卫生监测、临床营养评估以及个体化营养咨询中。

2. 营养素摄入量与营养状况的相关分析

除了直接比较摄入量与推荐量，营养学家还通过相关分析来探究营养素摄入量与营养状况之间的关系。这种分析可以帮助识别哪些营养素对特定健康状况有显著影响。

①数据收集。收集个体的营养素摄入量数据（通过食物记录、膳食调查等方法）和营养状况数据（如血液生化指标、人体测量指标等）。

②分析方法。运用统计学方法（如相关性分析、回归分析等）来评估营养素摄入量与营养状况指标之间的关联强度和方向。

③结果解释。相关分析的结果可以帮助营养学家理解营养素摄入与健康结果之间的因果关系，并为制定营养干预措施提供依据。

3. 营养状况评价的应用

营养状况评价的结果可以应用于多个领域。如评估人群的营养状况，制定和调整营养健康政策；为患者提供个性化的营养干预和治疗建议；指导食品生产和加工，开发更符合营养健康要求的产品。

三、营养风险评估

1. 营养不良与健康问题的关联分析

营养风险评估的首要步骤是分析营养不良与健康问题之间的关联。通过这种方法，营养学家可以识别出特定的营养不足或过剩与特定健康问题之间的联系。

①数据收集。收集个体的饮食习惯、营养素摄入量、身体测量指标（如体重、身高、BMI）以及血液生化指标（如血糖、胆固醇水平）等数据。

②分析方法。运用统计学方法，如逻辑回归分析、因果关系模型等，来探究营养素摄入与特定健康问题（如心血管疾病、糖尿病、骨质疏松症等）之间的关联性。

③结果应用。关联分析的结果有助于确定哪些营养素的摄入水平与健康风险密切相关，从而为制定针对性的营养干预措施提供依据。

2. 营养不良对健康的影响评估

进一步的评估是量化营养不良对个体或群体健康的具体影响。这包括评估营养不良对生理功能、疾病风险和生活质量的影响。

①评估指标。评估指标可能包括生长发育指标、免疫功能、认知功能以及与营养相关的生化指标。

②评估方法。采用标准化的健康评估工具，如健康问卷、生理功能测试、疾病发病率和死亡率统计等。

③风险量化。通过风险评估模型，将营养不良与健康影响之间的关系量化，以预测个体或群体在不同营养状态下的健康风险。

3. 营养风险评估的应用

营养风险评估的结果可广泛应用于多个领域。

①临床营养。在医院和诊所中,营养风险评估有助于识别高风险患者,为他们提供及时的营养支持和干预。

②公共卫生。在社区和人口层面,营养风险评估有助于制定和实施营养健康促进计划,预防营养相关疾病的发生。

③政策制定。为政府和卫生部门提供科学依据,制定和修订营养健康相关政策和指南。

4. 营养风险评估的挑战

尽管营养风险评估是一个强有力的工具,但在实施过程中也面临一些挑战。

①数据质量。确保收集的数据准确无误是评估数据准确性的关键。这要求采用标准化的数据收集方法和严格的质量控制措施。

②个体差异。个体的遗传背景、生活方式和环境因素对营养需求和健康风险有显著影响,这要求评估方法能够考虑这些个体差异。

③动态变化。营养状况和健康风险是动态变化的,需要定期进行评估以监测变化趋势和干预效果。

第二节 营养干预策略

营养干预策略是针对个体或群体的营养状况,制定的一系列措施,以改善营养状况,促进健康。营养干预策略包括膳食指导、营养补充、营养教育和营养政策等。

一、膳食指导

膳食指导是营养干预策略中最为关键的一环,它涉及个体或群体日常饮食的方方面面。合理的膳食指导能够帮助人们达到营养均衡,预防和控制营养相关疾病,提高整体健康水平。本部分将详细探讨膳食指导的各个方面,包括食物种类的选择、食物量的控制、膳食搭配的原则,以及针对特定人群的膳食指导。

1. 食物种类的选择

构建一个均衡的膳食模式是维持健康的关键,而这需要从谷物、蔬菜、水果、蛋白质食物(包括肉类、鱼类、蛋类、豆类),以及乳制品五大类食物中作出明智的选择。这些食物不仅为人体提供必需的碳水化合物、膳食纤维、维生素、矿物质和蛋白质,而且还确保了身体各项功能的正常运作。

谷物作为膳食中碳水化合物的主要来源,同时贡献了丰富的膳食纤维、B族维生素和矿物质。为了最大化营养摄入,推荐选择全谷物食品,如糙米、全麦面包和燕麦,它们比精制谷物含有更多的营养成分。蔬菜和水果则是维生素、矿物质和膳食纤维的重要来源，特别是深绿色蔬菜和富含抗氧化剂的蔬菜，以及多色水果，它们为饮食增添了丰富的色彩和营养。

蛋白质食物对于维持身体组织和细胞的健康至关重要，它们是酶和激素的组成部分。肉类、鱼类、蛋类和豆类都是优质蛋白质的来源，而植物性蛋白质，如豆类和坚果，为素食者提供了良好的蛋白质选择。乳制品则因其丰富的钙和维生素D含量而成为骨骼健康的重要保障，建议选择低脂或无脂乳制品以减少饱和脂肪的摄入。

2. 食物量的控制

除了食物种类的选择，食物量的控制同样是实现营养均衡的重要环节。过量摄入高热量食物可能会导致肥胖和其他健康问题，而某些营养素的过量摄入也可能带来健康风险。个体的热量需求因人而异，取决于年龄、性别、体重、身高和活动水平。通过计算基础代谢率（BMR）和考虑活动因子，可以估算出每日所需的热量。控制食物分量的有效方法包括使用食物交换系统或简便的手掌法则，这有助于合理规划每餐的食物量，确保营养的适量摄入。

3. 膳食搭配的原则

合理的膳食搭配能够提高营养素的吸收率和利用率，同时也能够提升食物的感官享受。

（1）蛋白质和碳水化合物的组合

蛋白质和碳水化合物的合理搭配可以促进肌肉的合成和能量的供应。例如，早餐可以选择全麦面包搭配鸡蛋和牛奶，这样的组合能够提供持久的能量。

（2）铁和维生素C的组合

维生素C的存在可以增加铁的吸收率。因此，食用富含铁的食物如红肉或豆类时，可以搭配富含维生素C的食物如柑橘类水果或番茄。

（3）钙和维生素D的组合

钙和维生素D对于骨骼健康至关重要。除了通过食物摄入，也可以通过阳光暴露来合成维生素D，或者通过补充剂来补充。

4. 特定人群的膳食指导

特定人群因为其独特的生理特征和营养需求，需要差异化的膳食指导来满足他们的健康目标。

（1）儿童

儿童是膳食指导的一个关键焦点，因为他们正处于生长发育的关键时期。在这个阶段，孩子们需要充足的蛋白质、钙和维生素D来支持骨骼和牙齿的健康发育。铁的摄入也至关重要，以预防贫血的发生，确保孩子们能够健康成长。

（2）老年人

老年人的膳食需求与年轻人不同。随着年龄的增长，新陈代谢速度减慢，对某些营养素的需求也会有所变化。老年人需要更多的钙和维生素 D 来维持骨骼健康，同时他们也需要注意饮食中饱和脂肪和胆固醇的摄入量，以降低慢性疾病的风险。

（3）运动员

运动员由于其高强度的训练和比赛，对能量和营养的需求高于普通人群。他们需要更多的蛋白质来支持肌肉的修复和增长，以及更多的电解质来补充因大量出汗而丢失的水分和矿物质，以保持最佳的运动表现和恢复状态。

（4）孕妇

孕妇的营养状况直接关系到胎儿的健康发育。因此，她们的营养需求会随着胎儿的成长而增加。孕妇除了需要增加蛋白质和能量的摄入外，还需要特别关注叶酸、铁、钙和维生素 D 的摄入，这些营养素对于胎儿的健康发育至关重要。

（5）慢性病患者

对于慢性病患者，如糖尿病患者、心血管疾病患者和肥胖患者，他们的膳食指导需要根据疾病的特定需求来制定。例如，糖尿病患者需要控制碳水化合物的摄入，以维持血糖稳定；心血管疾病患者则需要限制饱和脂肪和胆固醇的摄入，以降低患心脏病和中风的风险。针对这些特定需求的膳食指导，有助于慢性病患者更好地管理自己的健康状况。

5. 膳食指导的实施

膳食指导的实施需要个体的积极参与和长期坚持。以下是一些实施膳食指导的建议。

（1）设定目标

根据个人的健康状况和营养需求，设定合理的膳食目标。目标应该是具体、可测量、可实现、相关和时限性的（SMART 原则）。

（2）记录饮食

通过记录饮食日志来监控食物的摄入，这有助于识别不良饮食习惯并进行调整。

二、营养补充与改善

营养补充是针对个体或群体因各种原因无法通过正常饮食满足营养需求时采取的一种干预措施。这种措施通常涉及使用营养补充剂，包括维生素、矿物质、蛋白质和其他必需营养素。营养补充的目的是弥补饮食中的不足，支持健康，预防疾病，并在某些情况下，治疗营养缺乏症。

1. 营养补充剂种类

市场上营养补充剂的产品种类丰富多样，旨在满足不同人群的营养需求。这些补充剂主要分为单一营养素补充剂和复合营养素补充剂两大类。单一营养素补充剂专注于补充某一特定的营养素，例如维生素 C 或钙，适合那些需要针对性补充特定营养素的人群。而复合营养素补充剂则包含多种营养素，能够为用户提供更全面的营养支持，适合追求整体健康和营养平衡的消费者。

①维生素补充剂。维生素补充剂是营养补充剂中的重要组成部分。维生素是人体必需的有机化合物，在调节身体功能、增强免疫力和促进健康方面发挥着至关重要的作用。例如，维生素 A 对维护视力和皮肤健康起着关键作用，而 B 族维生素对于能量代谢和神经系统的功能至关重要。通过补充维生素，人们可以弥补饮食中可能存在的维生素摄入不足。

②矿物质补充剂。矿物质补充剂同样对健康至关重要。矿物质是构成人体组织和维持生理功能所必需的无机元素。钙和镁对于维护骨骼健康和肌肉功能至关重要，而铁是血红蛋白的组成部分，对于运输氧气至全身细胞非常重要。矿物质补充剂有助于确保人体获得足够的这些必需元素，尤其是对于那些可能因为饮食限制或特定健康状况而面临矿物质缺乏风险的人群。

③蛋白质补充剂。蛋白质补充剂则针对需要额外增加蛋白质摄入的人群。蛋白质是生命的基石，对于肌肉构建、细胞修复和激素生产等生命过程至关重要。蛋白质补充剂，如乳清蛋白和大豆蛋白，为那些因为饮食限制、消化吸收问题或高蛋白质需求而难以通过日常饮食获得足够蛋白质的人提供了额外支持。这些补充剂特别适合运动员、老年人和那些有特殊营养需求的人群。

2. 营养补充剂的适用人群

营养补充剂的适用人群通常包括那些因生理需求或生活方式限制而需要额外营养支持的个体。虽然并不是每个人都需要依赖营养补充剂，但对于某些特定群体来说，营养补充剂可以作为一种有效的营养辅助手段。

（1）孕妇和哺乳期女性

孕妇和哺乳期女性是营养补充剂的重要适用人群。在这些特殊时期，她们的营养需求会增加，尤其是对叶酸、铁、钙和维生素 D 等关键营养素的需求。这些营养素对于胎儿的健康发育和孕妇本身的健康都至关重要，因此，适当补充这些营养素对于保障母婴健康非常必要。

（2）老年人

老年人也是营养补充剂的一个关键适用群体。随着年龄的增长，老年人可能会面临消化吸收能力下降、食欲减退或患慢性疾病等问题，这些因素都可能导致他们难以通过日常饮食获得足够的营养。因此，老年人可能需要通过营养补充剂来确保他们能够获得维持健康所需的各种营养素。

(3）素食者

素食者和那些遵循特殊饮食习惯的人也可能需要额外的营养素补充。由于他们的饮食限制，这些人群可能无法从食物中获得足够的维生素 B_{12}、铁、钙和 $\omega-3$ 脂肪酸等营养素，而这些营养素在植物性食物中通常较少或难以被人体吸收。因此，针对这些营养素的补充剂可以帮助他们满足特殊的营养需求。

（4）运动员

运动员和高强度训练者由于其高强度的身体活动和更高的能量消耗，可能需要更多的蛋白质和其他营养素来支持肌肉恢复和满足能量需求。对于这一群体，营养补充剂可以作为一种有效的手段来帮助他们达到最佳的运动表现和恢复状态。

三、营养教育

营养教育是提高公众健康意识和促进健康行为的关键手段。它不仅涉及传授营养知识，还包括培养个体或群体的健康饮食习惯和生活方式。营养教育的目标是使人们能够理解营养与健康的关系，认识到营养素的生理功能，并能够根据膳食指南作出明智的食物选择。

1. 营养教育的重要性

营养教育在预防营养相关疾病、提高生活质量以及促进整体健康方面发挥着至关重要的作用。它不仅提供了关于如何通过均衡饮食来维持健康的基本知识，还涵盖了如何利用营养来预防疾病、支持身体的恢复和康复。通过营养教育，人们能够掌握必要的技能，以作出有益于他们长期健康的明智饮食选择。

在预防疾病方面，营养教育能够帮助公众认识到特定食物和饮食习惯与慢性疾病之间的关联，例如心脏病、糖尿病和某些类型的癌症。这种认识使人们能够采取积极的预防措施，比如选择富含全谷物、蔬菜和水果的饮食，以及限制高糖、高盐和高脂肪食物的摄入，从而降低患病风险。

促进健康方面，营养教育强调了解营养知识的重要性，这有助于人们作出更健康的食物选择。当人们了解不同食物的营养价值时，他们更有可能选择那些能够维持健康体重、增强免疫系统和提高整体健康水平的食品。这种知识还能鼓励人们形成长期的、可持续的健康饮食习惯。

对于正在接受治疗或管理特定健康问题的人来说，营养教育可以提供关键的支持。它提供了关于如何通过饮食来管理病情的重要信息，帮助患者理解哪些营养素对他们的恢复至关重要，并提供实用的饮食建议，以支持治疗过程和改善生活质量。总之，营养教育是提高公众健康意识、预防疾病和支持健康的一个强有力的工具。

2. 营养教育的内容

营养教育的内容应该全面且多元化，包括从基础的营养知识到更复杂的营养理念。

这样的教育能够使人们更好地理解食物与健康之间的密切联系，并掌握实践这些知识所需的技能。

首先，营养教育应该强调营养与健康之间的联系，解释营养素如何影响身体的正常功能以及疾病的发展。这包括介绍各种营养素，如蛋白质、脂肪、碳水化合物、维生素和矿物质，它们在身体中的作用和重要性。了解这些营养素的生理功能对于制定均衡饮食计划至关重要。

其次，营养教育应该提供关于如何根据国家或地区的膳食指南来规划健康饮食的建议。这些指南通常基于科学研究，为人们提供了日常饮食的基本框架，帮助他们作出符合当地食物习惯和文化的健康选择。

最后，营养教育应该包括食物选择和准备的实用技能。这包括教授人们如何选择健康的食物，以及如何准备和烹饪营养均衡的餐食。这些技能有助于人们将理论知识转化为实际行动，从而在日常生活中实践健康饮食习惯。

总体而言，全面的营养教育不仅提高了人们对营养与健康关系的认识，还增强了他们选择和准备健康饮食的能力。通过这种教育，人们可以更加自信地管理自己和家人的饮食，从而促进整体健康和预防疾病。

3. 营养教育的方法

营养教育的实施可以通过讲座和研讨会、互动式学习、实地参观、现代媒体和科技的应用等多种方式进行，以满足不同人群的需求和偏好，确保信息的有效传达和接收。

首先，讲座和研讨会是传统的教育形式，它们能够高效地向大量人群传达营养信息。这种形式适合于传递大量知识，如最新的营养研究结果、膳食指南的更新等。通过这种方式，教育者可以系统地介绍营养的基本概念、营养素的重要性以及如何制定健康的饮食计划。

其次，互动式学习，如小组讨论、角色扮演和互动活动，能够提高学习者的参与度和理解力。这种方法特别适合于需要实践操作的技能教育，例如食物的选择、烹饪技巧和饮食计划的制定。通过互动式学习，参与者可以在实践中学习，从而更好地理解和记忆营养知识。

再次，实地参观，如组织参观农场、市场或食品加工企业，为学习者提供了宝贵的实践经验。这种活动可以帮助人们深入理解食物的来源和加工过程，增强他们对食物供应链的认识。实地参观还能激发人们对健康饮食的兴趣，尤其是对于儿童和青少年，这种体验式学习可以让他们对营养有更直观的认识。

最后，现代媒体和科技的应用为营养教育提供了新的途径。利用视频、应用程序和社交媒体等技术手段，可以扩大教育的覆盖范围并提高吸引力。这些工具不仅能够以生动有趣的方式呈现营养信息，还能让人们随时随地获取相关知识，从而提高营养教育的可及性和便捷性。

4. 营养教育的目标人群

营养教育的目标人群涵盖社会的各个层面，从儿童到老年人，以及具有特定需求的群体。对于儿童和青少年，营养教育尤为关键，因为它有助于他们从小树立健康的饮食习惯，这对于预防成年后可能遭遇的营养相关疾病至关重要。通过教育，孩子们可以学习到如何作出明智的食物选择，以及理解均衡饮食的重要性。

成人作为家庭中的营养决策者，他们的营养知识和行为直接影响到家庭成员的健康。因此，成人同样是营养教育的重要目标人群。此外，老年人由于可能面临特殊的营养需求和挑战，例如与年龄相关的生理变化，他们也需要针对性的营养教育来帮助维持健康。同时，对于有特殊营养需求的人群，如孕妇、运动员和慢性病患者，提供定制化的营养教育计划是非常必要的，以确保他们能够获得适合自己健康状况的专业指导和建议。

5. 营养教育面临的挑战

营养教育在当今社会面临着多重挑战。首先，信息过载是一个主要问题，互联网和媒体上充斥着大量营养信息，其中不少信息是相互矛盾的，这使得公众难以区分哪些是准确和可靠的。其次，文化差异也对营养教育构成了障碍，不同文化背景的人群可能有不同的饮食习惯和信仰，这可能会影响他们对营养建议的接受和执行。此外，资源限制也是一个重要因素，在资源有限的地区，无论是资金、设施还是专业的营养教育人员，都可能成为提供有效营养教育的障碍。

为了克服这些挑战，采取有效的策略至关重要。首先，基于证据的教育是确保信息准确性的关键，教育内容应当基于科学研究和证据，以增强公众的信任。其次，文化敏感性是制定营养教育计划时必须考虑的因素，教育计划应当根据不同群体的文化特点和需求进行定制。最后，建立合作伙伴关系可以扩大营养教育的影响力，通过与学校、社区组织和政府机构等多方合作，可以更有效地推广营养教育，确保信息的广泛传播和接受。

6. 营养教育的长期效益

营养教育是一项至关重要的公共卫生措施，其长期效益深远，不仅影响个体的健康，也对社会整体健康产生积极影响。提高公众的营养知识水平是营养教育的核心目标之一。通过系统的教育，人们能够更好地理解食物选择对健康的影响，认识到营养均衡的重要性。这种知识的普及有助于公众在面对各种饮食信息时作出更明智的选择，从而在日常生活中实践科学的饮食原则。营养教育的另一个重要效益是改善饮食习惯。教育不仅提供知识，还能够激励和引导人们采取更健康的饮食模式。例如，通过教育，人们可能会增加对富含纤维的水果和蔬菜的摄入，减少高糖和高脂肪食物的消费，从而逐步形成有益于健康的饮食习惯。

营养教育的长期效益还体现在减少营养相关疾病的发生率上。不良的饮食习惯是许多慢性疾病，如心脏病、糖尿病、肥胖症等的重要风险因素。通过改善饮食习惯，营养教育有助于降低这些疾病的发生风险，从而减轻个人和公共卫生系统的负担。

营养教育的终极目标是提高整体的生活质量，良好的营养状态能够增强人们的体力，改善精神状态，提升整体福祉。这不仅有助于提高工作效率和生活满意度，还能促进社会的和谐与进步。

四、常见慢性病的营养干预

慢性病的营养干预是指通过合理的膳食营养措施，对慢性病患者进行个性化的营养治疗，以改善其营养状况，促进健康，预防疾病恶化。以下是针对几种常见慢性病的营养干预策略。

1. 心血管疾病的营养干预

心血管疾病作为一种常见的慢性疾病，已成为全球死亡的主要原因之一。随着人们生活水平的提高和生活方式的改变，心血管疾病的发病率逐年上升，给患者及其家庭带来了沉重的负担。因此，如何有效预防和治疗心血管疾病，已成为全球公共卫生领域关注的焦点。

研究表明，心血管疾病的发生与膳食营养密切相关。不良的饮食习惯是导致心血管疾病的重要因素。因此，通过营养干预来预防和管理心血管疾病具有重要意义。营养干预旨在调整和优化患者的饮食结构，降低患心血管疾病的风险。

营养干预的目标之一是降低血脂水平，以减少动脉粥样硬化的风险。为此，建议采取低饱和脂肪、低胆固醇的饮食模式，减少动物脂肪和内脏的摄入。

高血压是心血管疾病的重要危险因素之一。限制盐的摄入有助于降低血压，预防高血压的发生和发展。建议成年人每天的盐摄入量不超过 6 g。

另外，建议增加富含 ω-3 脂肪酸的食物如深海鱼类的摄入，以改善心脏健康状况。同时，适量摄入富含维生素和矿物质的水果和蔬菜，有助于维护心血管系统的正常功能。

2. 糖尿病的营养干预

糖尿病作为一种慢性代谢性疾病，对患者的生活质量和健康产生了严重影响。为了有效控制血糖水平并预防并发症，营养干预已成为糖尿病患者日常管理的重要环节。

首先，糖尿病患者应优先选择低血糖指数（GI）的食物。低 GI 食物能够缓慢释放糖分，有助于维持血糖水平的稳定。这类食物包括全谷物、豆类、瘦肉和低糖水果等。通过采用低 GI 饮食，患者可以更好地控制餐后血糖波动。

其次，增加非淀粉性蔬菜的摄入量对于糖尿病患者来说至关重要。非淀粉性蔬菜如绿叶蔬菜、西葫芦、黄瓜等，不仅富含纤维，有助于减缓消化速度和糖分吸收，还能提供必要的维生素和矿物质，满足身体的营养需求。

再次，糖尿病患者还需要限制精制糖和精制碳水化合物的摄入。这些食物会导致血糖迅速升高，增加胰岛负担。因此，减少白面包、甜饮料、糖果等高糖食品的摄入，对控制血糖具有积极作用。

最后，适量的高质量蛋白质和健康脂肪也是糖尿病患者饮食中不可或缺的部分。优质蛋白质来源包括鱼、鸡、鸭、瘦肉和豆制品，而健康脂肪则主要来自橄榄油、坚果和深海鱼类等。这些营养素有助于提供能量，维持肌肉量，并支持整体健康。

此外，糖尿病患者还应定期监测血糖，并根据医生或营养师的建议调整饮食。通过监测血糖，患者可以实时了解饮食对血糖的影响，从而更好地调整食物选择和摄入量。

3. 肥胖的营养干预

肥胖问题在全球范围内日益严重，它不仅是影响外观的简单问题，更是多种慢性疾病的重要危险因素。为了应对肥胖带来的健康风险，营养干预成为关键策略之一。营养干预的核心目标是减少体内过多的体脂，同时保持或增加去脂体重，以促进身体健康。

为了达到这一目标，建议采取低能量、高营养密度的饮食模式。这意味着在选择食物时，应优先考虑那些能够提供丰富营养素，但能量较低的食物。具体来说，饮食中应强调全谷物、瘦肉、低脂乳制品的摄入，这些食物不仅能够提供必需的蛋白质和钙质，还能帮助控制饥饿感，减少过度摄入。

此外，大量摄入蔬菜和水果也是饮食干预中的重要一环。蔬菜和水果中富含的膳食纤维、维生素和矿物质对维持身体健康至关重要。它们不仅能提供饱腹感，还能帮助调节身体的新陈代谢，促进脂肪的分解。

当中，控制总能量摄入是减肥和维持健康体重的关键。这需要个体对自己的饮食习惯有清晰的了解，并通过合理规划饮食来减少高能量食物的摄入。与此同时，适当的体力活动也是不可或缺的，它可以帮助增加能量消耗，促进能量平衡，从而更有效地减少体脂。

4. 骨质疏松症的营养干预

骨质疏松症是一种以骨密度降低和骨组织微结构破坏为特征的疾病，它增加了骨折的风险，严重影响了患者的生活质量。

为了预防和治疗骨质疏松症，营养干预的核心是确保足够的钙摄入。钙是构成骨骼的主要成分，对于维持骨密度和骨骼强度至关重要。建议成年人每天摄入 1 000~1 200 mg 的钙，这可以通过富含钙的食物如牛奶、奶酪、酸奶、豆腐和绿叶蔬菜来实现。如果饮食中钙的摄入不足，可以考虑使用钙补充剂。

维生素 D 对于钙的吸收和利用非常重要。维生素 D 有助于促进肠道对钙的吸收，并维持血液中钙和磷的正常水平。人体维生素 D 的主要来源是阳光照射（皮肤合成），此外，还可通过食物摄取，如脂肪含量高的鱼类、蛋黄和营养强化食品。如果阳光照射不足或饮食中维生素 D 含量较低，可能需要通过补充剂来满足身体需求。

适量的蛋白质摄入对于骨骼健康也是必不可少的。蛋白质不仅参与肌肉的建设，也是骨骼的重要组成部分。建议的蛋白质摄入量因人而异，但一般来说，成年人每天每千克体重应摄入 0.8~1.0 g 的蛋白质。优质的蛋白质来源包括瘦肉、鱼类、鸡蛋、豆类和乳制品。

为了维持骨骼健康，应避免过量摄入可能影响钙吸收的饮食。例如，过量的咖啡因和盐会增加钙的排泄，从而降低骨密度。因此，减少咖啡、茶和含盐零食的摄入，对于预防骨质疏松症具有重要的作用。

5. 癌症的营养干预

癌症患者在接受治疗的过程中，往往会遇到一系列挑战，其中营养不良是常见的问题之一。这可能是癌症本身导致的食欲减退、消化吸收障碍，或是治疗过程中产生的副作用。

由于这些原因，癌症患者可能面临营养不良的风险，这对他们的治疗效果和整体康复都产生了不利影响。因此，营养干预在癌症治疗中占据了至关重要的地位。营养干预的主要目标是维持患者的营养状况，以支持身体对抗疾病，提高治疗效果和生活质量。

为了达到这一目标，建议癌症患者采取均衡饮食。这意味着患者需要确保饮食中包含足够的能量和蛋白质，这些营养素对于维持肌肉量、免疫功能和整体生理功能至关重要。患者应该摄入多样化的食物，包括全谷物、瘦肉、鱼类、豆类、奶制品以及富含维生素和矿物质的水果和蔬菜。

此外，由于癌症治疗（如化疗和放疗）可能会影响患者的营养素水平，因此需要注意补充因治疗而可能丢失的营养素。例如，维生素 C 和 B 族维生素对于身体的许多代谢过程都至关重要，但在治疗过程中可能会被消耗或丢失。因此，患者可能需要通过饮食或补充剂来增加这些营养素的摄入。

6. 慢性呼吸系统疾病的营养干预

慢性呼吸系统疾病，如慢性阻塞性肺疾病（COPD），对患者的生活质量有着深远的影响。因为呼吸困难，患者可能在饮食摄入上遇到困难，这往往会导致营养不良，进而影响疾病的进展和治疗。

针对这类患者，营养干预的目标是确保足够的能量和营养素摄入，以支持呼吸肌的功能，维持身体的整体健康。为了达到这一目标，建议患者采取高蛋白、适量碳水化合物和低饱和脂肪的饮食模式。高蛋白饮食有助于维持肌肉力量，而适量的碳水化合物可以提供必要的能量，低饱和脂肪的饮食则有助于减少心肺负担。此外，由于呼吸系统疾病可能导致水分丢失增加，因此及时补充水分也是营养干预的重要方面。

慢性病的营养干预并非一成不变，它需要综合考虑患者的整体健康状况、疾病特点、治疗需求和个人偏好。每位患者的具体情况都不尽相同，因此，制定个性化的营养治疗方案至关重要。这可能涉及营养师对患者进行详细的评估，包括饮食习惯、营养状况、身体活动水平以及任何可能影响营养需求的医疗条件。

五、营养政策

营养政策是国家或地方政府为了改善和维护公众营养状况，促进健康而制定的一系列措施和规定。这些政策通常基于科学研究和公共卫生需求，旨在通过立法、规划和干预来实现营养目标。营养政策的制定和实施对于预防营养不良、减少慢性疾病发病率、提高国民健康水平具有重要意义。

1. 膳食指南的制定

膳食指南在营养政策中占据核心地位，它向公众提供了基于科学的饮食建议，旨在引导人们形成健康的饮食习惯。这些指南通常包含对每日食物摄入量的具体建议，强调平衡饮食的重要性，并鼓励人们选择营养丰富的食物。平衡饮食不仅涉及到食物的种类，还包括了食物的摄入量，以确保身体能够获得必需的营养素，同时避免过量摄入可能导致健康问题的成分。

食物多样性是膳食指南中的一个重要原则。为了满足身体对各种营养素的需求，指南推荐人们每天摄入多种类食物，这包括丰富的蔬菜、水果、全谷物、蛋白质来源（如肉类、鱼类、蛋类、豆类）以及乳制品。蔬菜和水果提供了必需的维生素、矿物质和膳食纤维，而全谷物则提供了额外的纤维和B族维生素。蛋白质来源不仅包括动物性食品，也包括植物性食品，如豆类和坚果，它们对于维持肌肉健康和身体修复至关重要。乳制品则是钙和维生素D的良好来源，对于骨骼健康尤为重要。通过摄入多样化的食物，人们可以确保获得全面的营养，同时也可以享受到丰富的风味和食物体验。

此外，膳食指南还建议限制某些不健康成分的摄入量。特别是盐、糖和饱和脂肪，因为这些成分的过量摄入与心脏病、糖尿病、肥胖和其他慢性疾病的风险增加有关。减少盐的摄入可以帮助控制血压，而减少糖的摄入则有助于维持健康的体重和血糖水平。选择健康的脂肪来源，如橄榄油、鱼油和坚果，可以替代饱和脂肪和反式脂肪，从而降低心血管疾病的风险。膳食指南通常会提供具体的每日摄入量建议，帮助人们在享受美食的同时，也能保持健康的饮食习惯。

2. 食品政策的制定

食品政策是一套旨在通过法规和标准提高食品的营养价值和安全性的措施，涵盖食品的生产、加工、销售和消费等环节。这些政策对于保护消费者健康、促进公平交易和提高食品产业的整体水平至关重要。

食品安全标准是食品政策的重要组成部分，政府通过制定这些标准来确保食品的质量和安全，预防食源性疾病和健康风险。例如，国家标准 GB 14881—2013《食品安全国家标准 食品生产通用卫生规范》规定了食品生产过程中原料采购、加工、包装、贮存和运输等环节的场所、设施、人员的基本要求和管理准则，以及控制生物、化学、物理污染的主要措施，确保食品安全。

营养标签是食品政策的另一个关键方面，政府要求食品包装上提供清晰的营养标签，帮助消费者了解食品的营养成分。例如，国家标准 GB 28050—2011《食品安全国家标准 预包装食品营养标签通则》规定了预包装食品上必须标注的能量和营养素含量，以帮助消费者作出更健康的食物选择。

为了鼓励健康食品的生产，政府可能通过税收优惠、补贴或其他激励措施来鼓励食品企业生产和推广营养丰富的食品。这些措施旨在增加市场上健康食品的供应，同时提高消费者的健康意识和食品选择。

此外，食品政策还包括对食品添加剂、食品接触材料、食品生产过程中使用的设备和工具的严格规定，以及对食品生产经营者的健康和卫生要求。

3. 营养支持政策

营养支持政策对于提升特定群体的营养状况具有重要意义。这些政策通过提供额外的营养帮助，确保低收入家庭、儿童、老年人和其他弱势群体能够获得必要的营养。

首先，营养补贴是这些政策中的重要组成部分。政府通过为低收入家庭、儿童、老年人和其他弱势群体提供营养补贴，确保他们能够获得健康的食物，从而改善他们的营养状况。这些补贴可能包括现金补贴或食品券，使受益者能够在超市或市场上购买新鲜的水果、蔬菜和其他健康食品。

其次，学校营养餐计划是营养支持政策的另一个关键方面。通过在学校实施营养餐计划，为学生提供均衡的饮食，确保他们在成长过程中获得必要的营养。这些计划不仅提供了孩子们所需的能量和营养素，还教育他们健康饮食的重要性，培养他们终生的健康饮食习惯。

再次，营养支持政策还包括对贫困地区的营养干预。例如，我国实施的农村义务教育学生营养改善计划，通过提供营养餐来改善农村学生的健康状况。中央财政对这一计划给予了大力支持，以确保农村学生能够获得足够的营养，促进他们的健康成长。

4. 营养政策的实施与监测

营养政策的有效实施是一个复杂的系统工程，它需要政府、公共卫生机构、教育机构和社区组织之间的紧密合作。这种跨部门的合作能够确保从政策制定到实施的每一个环节都能够考虑到不同群体的需求，以及在实际操作中可能遇到的挑战。

不同政府部门之间的合作对于确保营养政策的全面实施至关重要。例如，卫生部门可能负责制定营养标准和指导原则,而教育部门则负责在学校中推广这些标准。农业部门可能涉及在农业生产中推广营养密集型作物的种植,而社会保障部门可能需要为低收入家庭提供购买健康食品的经济支持。通过这些部门的协同工作,可以确保营养政策在各个层面上得到有效执行。

社区参与也是营养政策成功实施的关键因素。鼓励社区参与营养政策的制定和实施,不仅可以确保政策措施符合当地居民的需求和文化习俗,还能够促进居民对营养政策的接受和支持。社区参与可以通过多种形式实现,如社区会议和地方调查,这些活动可以让政策制定者直接了解社区成员的意见和建议。

此外,对营养政策效果的定期监测和评估是确保政策目标得以实现的关键。通过收集和分析数据,可以评估政策的实施效果,及时发现问题,并根据需要进行调整。这种监测和评估可以包括对食品消费模式、营养状况和健康结果的跟踪,以及对政策实施过程的审计和评价。通过这种持续的反馈机制,政策制定者可以确保营养政策始终保持其有效性,并根据新的科学证据和社会变化进行更新。

第三节 营养教育与传播

营养教育与传播是普及营养知识,提高公众营养素养的重要手段。它通过多种途径进行,如讲座、宣传册、在线课程、媒体宣传等,旨在帮助公众了解营养的重要性,掌握正确的营养观念,养成良好的饮食习惯。

一、营养教育与传播的目标

营养教育与传播核心目标是提高公众的营养素养,使他们能够理解营养对健康的影响,并采取行动改善自己和家庭的营养状况。这涉及多个层面的工作,包括提升营养知识水平、改变态度和信念、促进健康行为以及预防营养相关疾病。

提升营养知识水平是营养教育的基础。确保公众了解基本的营养概念,如营养素的作用、推荐摄入量、食物来源等,对于指导他们作出健康的饮食选择至关重要。了解这些知识有助于人们识别哪些食物富含维生素和矿物质,哪些食物可能导致营养过剩或不平衡,从而作出更加明智的饮食决策。

改变公众对营养和健康的态度和信念是营养教育的另一个重要目标。通过教育和传播活动,可以引导公众形成积极的营养和健康态度,增强他们对健康饮食的认同感。这种态度的转变是促进长期行为改变的关键,因为它能够激励人们持续采取健康的生活方式。

促进健康行为是营养教育的直接目标。营养教育应该鼓励公众采取实际行动,如选择健康食品、进行适量运动、减少不健康食品的摄入等。这些行为的改变对于预防和控制营养相关疾病，如肥胖、糖尿病、心血管疾病等，具有重要意义。

营养教育和传播还有助于预防营养相关疾病的发生。通过提高公众对健康饮食的认识，可以帮助他们避免不良饮食习惯，减少患慢性疾病的风险。这不仅能够提高个人的生活质量，还能减轻公共卫生系统的负担。

营养教育为政策制定提供支持。通过向政府和相关机构提供科学依据，营养教育可以帮助他们制定和实施有效的营养相关政策。这些政策可能涉及食品标签规定、学校营养餐标准、公共营养项目等，旨在创造一个支持健康饮食的环境。

二、营养教育与传播的途径

1. 讲座

讲座可以针对不同的人群，如学校、社区、企业等，内容可以根据听众的需求和背景进行定制。例如，在学校中，营养学家可以为学生和家长讲解营养与学习效率的关系，以及如何通过饮食改善学习状态。

2. 宣传册

宣传册可以发放给公众，帮助他们了解营养的重要性，掌握正确的营养观念。例如，政府部门可以制作宣传册，向公众介绍膳食指南和营养政策，引导他们养成良好的饮食习惯。

3. 在线课程

随着互联网技术的发展，在线课程成为一种新型的营养教育与传播方式。公众可以通过网络平台，学习营养知识，了解营养与健康的关系。例如，一些在线教育平台提供营养学课程，让公众可以随时随地学习营养知识。

4. 媒体

通过电视、广播、报纸、杂志等媒体，可以向公众传播营养知识，提高公众对营养问题的认识。例如，电视台可以制作营养相关的节目，向公众介绍营养与健康的关系，以及如何通过饮食改善健康状况。

三、营养教育与传播的内容

营养教育与传播的内容主要包括营养与健康的关系、营养素的生理功能、膳食指南等方面的知识，这些内容可以帮助公众了解营养的重要性，掌握正确的营养观念。

1. 营养与健康的关系

营养与健康密切相关。合理的膳食可以提供身体所需的营养素，如蛋白质、碳水化合物、脂肪、维生素和矿物质等。这些营养素对于身体的正常功能至关重要，有助于维持健康。例如，摄入足够的蛋白质可以帮助身体修复和生长，摄入足够的维生素 C 可以帮助抵抗感染，摄入足够的钙可以帮助骨骼健康。

2. 营养素的生理功能

营养素在人体内发挥着重要的生理功能。蛋白质是身体组织的重要组成部分，对于细胞的修复和生长至关重要。碳水化合物是身体的主要能量来源，脂肪则用于储存能量和构建细胞膜。维生素和矿物质对于身体的代谢过程至关重要，有助于维持身体的正常功能。例如，维生素 A 有助于维持正常的视力、皮肤和免疫功能，维生素 D 有助于钙的吸收和骨骼健康，钙有助于骨骼和牙齿的发育。

3. 膳食指南

膳食指南是营养学家根据个体的年龄、性别、生理状态等因素，制定的合理的膳食建议。通过膳食指南，可以帮助个体或群体建立合理的饮食习惯，满足营养需求，预防营养相关疾病。例如，美国政府发布的膳食指南，推荐公众每天摄入足够的蔬菜、水果、全谷物和蛋白质，并限制盐、脂肪和糖的摄入量。

第四节 营养政策与管理

一、营养政策制定

营养政策制定是根据个体或群体的营养状况，制定相关的政策。这些政策可以包括膳食指南、食品政策、营养支持等方面的政策。营养政策制定的目的是为改善个体或群体的营养状况提供政策支持。

二、营养政策实施

营养政策的实施是将营养计划和指导原则转化为具体行动的过程，旨在改善个体或群体的营养状况，促进整体健康。这一过程涉及多个层面的措施，包括但不限于膳食指导、营养补充、营养教育以及环境和制度的支持。

1. 膳食指导的实施

膳食指导作为营养政策实施的核心组成部分，对个体的饮食习惯和营养摄入产生直接的影响。它涉及为不同人群提供科学的饮食建议，旨在促进健康，预防疾病，以及支持个体的健康需求。

在学校环境中，膳食计划的实施是营养政策的一个重要方面。通过提供符合营养标准的餐食，学校能够为学生提供必要的营养素，支持他们的生长发育。这包括制定学校午餐计划，确保食物的多样化和均衡，以及根据学生的年龄和活动水平调整食物的分量。此外，学校膳食计划还应该教育学生关于健康饮食的重要性，培养他们终生受益的饮食习惯。

公共营养指导则是针对更大群体的营养政策实施方式。通过健康讲座、烹饪示范和营养咨询服务等活动，公共营养指导能够帮助个体和家庭了解如何制定健康的饮食计划。这些活动不仅提供了实用的营养信息，还教授了食品采购、准备和烹饪的技巧，使人们能够将所学知识应用于日常饮食中。公共营养指导还可能包括对特定健康问题的饮食建议，如糖尿病、高血压和心脏病等，帮助人们通过饮食管理这些疾病。

除了学校和公共营养指导，营养政策的实施还包括对食品标签的规定，以便消费者能够作出更明智的食品选择。

2. 营养教育的实施

营养教育通过提供营养知识和技能，提高公众的营养素养，从而促进健康生活方式的养成。这种教育不仅涵盖了食物选择和健康饮食模式的知识，也包括了身体活动的重要性，旨在帮助人们作出更明智的饮食和生活习惯选择。

在学校环境中，将营养教育纳入课程体系是提高学生营养素养的有效途径。通过系统的营养教育模块，学生可以学习到关于均衡饮食、食物选择、健康饮食模式和适量身体活动的知识。这些教育活动有助于培养学生的健康饮食习惯，减少青少年患肥胖和慢性疾病的风险。学校营养教育还可以通过实践环节，如学校花园项目、烹饪课程和体育活动，使学生在实践中学习如何应用所学的营养知识。

社区营养项目则是另一个关键的营养教育领域。通过社区中心、医疗机构和非政府组织，可以开展各种营养教育项目，以提高社区居民的营养意识和健康行为。这些项目可能包括健康讲座、烹饪工作坊、食品示范和营养咨询服务，旨在教育社区居民如何准备健康餐食、阅读食品标签、制定购物清单和预算健康饮食。社区营养项目还应该考虑到不同文化和语言背景的居民，提供多语言和文化敏感的教育材料和活动。

此外，营养教育还应该利用各种媒介和平台，如社交媒体、移动应用程序和在线课程，来扩大其影响力和覆盖范围。通过这些现代工具，营养教育可以以更灵活和互动的方式吸引公众，特别是在年轻一代中。在线营养课程和应用程序可以提供个性化的饮食建议，跟踪用户的饮食习惯，并提供即时反馈和鼓励。

3. 环境和制度支持

创造一个支持性的环境和制度对营养政策的有效实施至关重要，它们为促进健康饮食和生活方式提供了必要的基础。这样的环境和制度能够鼓励和促进人们作出符合营养建议的选择，从而提高整个社区的营养状况。

通过政策激励，可以鼓励食品零售商提供更多健康食品选项。例如，在超市内设置健康食品专区，不仅使健康食品更加显眼，也方便消费者快速找到并购买。此外，在学校和工作场所提供健康食品的自动售货机，可以为学生和员工提供更健康的零食选择，从而减少不健康食品的消费。

政策和法规的制定也是营造支持性环境的重要手段。例如，限制不健康食品和饮料的广告，尤其是针对儿童的广告，可以减少儿童对这些食品的渴望和消费。研究显示,儿童和青少年受到广告的影响很大,限制这些广告可以有助于减少他们对不健康食品的偏好。此外,强制在食品标签上显示营养成分信息,可以帮助消费者作出更明智的食品选择。清晰的营养标签使消费者能够了解食品中的糖、盐、脂肪和能量含量,从而促使他们选择更健康的产品。

除了上述措施,支持性环境还包括提供安全和便利的体育活动设施,如公园、步行道和自行车道,鼓励人们进行身体活动。同时,政策还可以通过补贴或税收优惠来支持本地农业和食品产业,增加新鲜水果和蔬菜的供应,提高人们的消费能力。

我国实施的《国民营养计划(2017—2030年)》就是一个全面的营养政策实施案例。该计划涵盖了从婴幼儿到老年人的全生命周期营养健康,包括生命早期1 000天营养健康行动、学生营养改善行动、老年人群营养改善行动等。通过这些具体的行动,政策旨在提高全民的营养健康水平,减少营养相关疾病的发生率。

三、营养政策评估

营养政策评估是确保营养政策有效实施并达到预期目标的重要环节。它涉及对政策效果的监测、评价和反馈,以便及时调整和优化政策措施。

1. 营养政策评估的重要性

首先,评估工作能够明确营养政策是否达到了预定的目标。例如,通过评估,可以确定政策是否成功降低了特定人群的营养不良率或提高了全民的营养健康水平。这些评估通常包括对健康指标的监测,如儿童的生长发育指标、成人的营养状况和与营养相关的慢性疾病的发病率。通过这些数据,政策制定者可以判断政策是否有效,并据此进行必要的调整。

其次,评估有助于提高资源利用效率。通过识别哪些政策措施最有效,资源可以被优化分配,以实现最大的健康效益。例如,如果评估显示某项营养教育项目在提高目标群体的营养素养方面特别有效,那么可以增加对此项目的投入,同时减少对效果不佳措施的资金支持。这种方法可确保有限的资源被用在最能产生积极影响的地方。

再次,评估促进了政策的持续改进。通过收集反馈和数据,政策制定者可以了解政策实施过程中的不足之处,并据此进行调整。这种持续的自我反思和改进过程对于适应不断变化的营养和健康需求至关重要。随着新科学证据的出现和人口健康状况的变化,营养政策也需要不断地更新和完善。

最后,公开透明的评估过程增强了政策的透明度和公众参与。当政策评估的结果向公众公开,并且公众能够参与到评估过程中时,可以增加他们对政策的信任。这种参与感和透明度鼓励公众成为营养改善活动的积极参与者,而不仅仅是被动的接受者。公众参与还可以为政策制定者提供宝贵的第一手信息和社区特定需求的见解,从而使政策更加贴近实际,更有效地满足社区的需求。

2. 营养政策评估的内容

（1）政策效果的监测

政策效果的监测要求定期收集和分析相关数据，以监测政策实施后的营养状况变化。监测活动可能包括对人群营养摄入的调查、健康状况的监测以及关键营养指标的变化等。这些数据不仅能够反映政策实施的即时效果，还能为长期的营养改善策略提供依据。

（2）政策效果的评价

政策效果的评价旨在深入分析政策对个体和群体营养状况的具体影响。评价过程不仅要考察政策是否达到了预期的营养改善目标，还要评估政策在实施过程中的效率和效果。这包括对政策目标的达成度、资源利用的合理性以及政策影响的广泛性和持久性的综合评价。

（3）政策实施过程的评估

这一评估环节着重分析政策实施过程中的障碍和挑战，以及推动政策成功的因素。通过对政策实施过程的细致考察，可以识别出影响政策效果的关键环节，总结经验教训，为未来政策的制定和实施提供宝贵的参考。这包括对政策推广策略、执行力度、利益相关者参与度以及政策调整和优化能力的评估。

3. 营养政策评估的方法

营养政策评估的方法多种多样，旨在从不同角度全面分析营养政策的影响力和有效性。营养政策评估的方法包括定性评估、定量评估和案例研究，每种方法都有其独特的优势和适用场景。

（1）定性评估

定性评估是营养政策评估的重要组成部分。这种方法通常涉及通过访谈、焦点小组讨论等手段，收集政策制定者、执行者、受益者以及其他相关者的观点和反馈。定性评估有助于深入了解政策的社会文化影响，包括政策如何被不同群体感知、接受程度以及在实际执行中遇到的具体问题。这种评估方法能够揭示政策背后的动机、价值观和潜在的社会动态。

（2）定量评估

定量评估在营养政策评估中同样至关重要。它使用统计方法分析数据，来评估政策效果。例如，可以通过对比政策实施前后的营养状况指标，来评估改善的统计显著性。此外，成本效益分析也是定量评估的一个方面，它帮助决策者了解政策实施的经济学效益，包括投入与产出比、资源的优化分配等。

（3）案例研究

案例研究作为营养政策评估的一种方法，提供了深入探究特定地区或群体营养政策实施情况的机会。通过案例研究，评估者可以详细记录和分析政策在特定环境下的适用性和效果,从而揭示政策在不同背景下的多样性和复杂性。案例研究尤其适用于理解那些难以通过定量数据捕捉的深层次问题和动态过程。

通过综合运用这些方法,评估者可以更全面、更准确地理解营养政策的效果,为政策的优化和改进提供科学依据。

思 考 题

1. 营养调查的三个主要组成部分是什么?它们各自在评估个体或群体营养状况中扮演什么角色?
2. 在进行营养调查时,为什么需要考虑不同生理状况、生活环境和劳动条件对人群营养状况的影响?这如何帮助制定更有效的营养改善措施?
3. 描述营养状况评价中营养素摄入量与推荐摄入量(RNI)比较的过程。如果个体的营养素摄入量低于RNI,可能存在哪些风险?
4. 营养风险评估如何帮助识别特定营养不足或过剩与健康问题之间的联系?这种评估对于制定营养干预措施有何重要意义?
5. 膳食指导中提到的食物种类选择、食物量的控制和膳食搭配的原则是什么?这些原则如何有助于维持个体的营养均衡和健康?
6. 营养教育在预防营养相关疾病和促进健康方面发挥着怎样的作用?营养教育的内容和方法应如何设计以适应不同人群的需求?

第六章 食品安全与卫生

第一节 食品安全概述

一、食品安全概念的内涵及重要性

"民以食为天,食以安为先",食品安全是人们日常生活中的首要关注点。食品安全是一个广泛的概念,它涵盖了食品从生产到最终消费的整个链条。根据《中华人民共和国食品安全法》,食品安全是指食品无毒、无害,符合应当有的营养要求,对人体健康不造成任何急性、亚急性或者慢性危害。食品安全要求食品在生产、加工、储存、运输、销售等过程中,不含有对人体有害的物质,不受到污染,不会引起食物中毒,确保人们食用安全、健康、营养的食品。简而言之,食品安全要求食品在消费时不会引起疾病,也不会对消费者的健康造成长期影响。

食品安全关系到人们的身体健康和生命安全,是社会稳定和人民幸福的重要保障。不安全的食品可能会导致食物中毒,甚至引发慢性疾病如癌症。此外,食品安全问题还可能对经济产生影响,包括医疗费用的增加、旅游业的损失以及国际贸易壁垒的产生。食品安全还影响社会稳定和经济发展。食品污染或食源性疾病的暴发都可能导致公共卫生危机,影响社会稳定。此外,食品安全事件还会损害消费者对食品产业的信任,影响食品企业的信誉和销售。

二、我国食品安全监管的演变

食品安全监管体系的演变反映了社会经济发展和科技进步的深刻影响。我国食品安全监管体制经历了从计划经济时期的指令型食品卫生执法体制到经济转轨时期的过渡型监管体制,再到市场经济体制改革时期的混合型监管体制,最终进入新时代的食品安全现代化治理体系的演变过程。

1. 计划经济时期的指令型食品卫生执法体制(1949—1977年)

中华人民共和国成立之初,食品产业整体较为薄弱,全社会更加关注食品的数量安全。这一时期,食品安全风险主要来源于非市场竞争因素而导致的食源性疾病,如食物中毒等。在这一背景下，我国开始着手建立由卫生部门实行监督的食品卫生执法体制。

2. 经济转轨时期的过渡型监管体制（1978—1992 年）

随着改革开放的不断深入，食品产业得到了飞速发展，食品安全监管体制开始逐步完善。卫生部门在食品卫生监管中处于主导地位，但原来由卫生部门承担的部分检验职责被划分给工商、农牧渔业、进出口检验机构等部门。

3. 市场经济体制改革时期的混合型监管体制（1993—2012 年）

这一时期，食品安全监管机构经历了 1993 年、1998 年和 2003 年三次重大改革。监管体制逐步从以卫生行政部门为主的多部门监管阶段过渡到多部门分段监管模式的逐步确立阶段。

4. 新时代的食品安全现代化治理体系（2013 年以来）

党的十八大以来，中国食品安全监管进入新阶段。在国家治理现代化的新背景下，中国食品安全也进入了新阶段，食品安全被赋予公共安全新定位和国家战略新高度。

三、食品安全的常见类别

在当今社会，食品安全已成为公众健康的重要议题。随着工业化和全球化的发展，食品的生产、加工、储存、运输和销售环节日益复杂，这对食品安全提出了更高的要求。消费者不仅关注食品的味道和价格，更加重视食品的安全性和营养价值。以下是对食品安全关键领域与环节的简单分类。

1. 食品成分与添加剂安全

食品安全首先要求食品成分本身无害，不含对人体有害的物质，如农药残留、重金属和微生物等。同时，食品添加剂的使用也必须符合国家规定的标准，禁止添加对人体有害的添加剂。这包括在种植、养殖过程中严格控制农药、兽药的使用，以及在食品加工过程中严格控制添加剂的使用量。

2. 食品生产与加工安全

食品生产加工过程必须符合卫生要求，不得使用劣质原料或添加有害物质。无论是肉制品还是其他食品，生产加工环境都应干净卫生，以防止食品受到微生物污染。

3. 食品储存与运输安全

食品在储存运输过程中必须保持适宜的温度和湿度，以防止食品变质和污染。对于易腐食品，应采用冷链物流，保持低温储存。

4. 食品销售安全

在食品销售环节，应建立严格的食品进货和销售管理制度，确保不销售过期、变质或劣质食品，保障消费者能够购买到安全的食品。

5. 食品卫生与质量安全

食品卫生是食品安全的基本要求，强调在食品的整个供应链中防止污染，以避免食源性疾病。食品质量安全则包括食品的功用性、卫生性、营养性、稳定性和经济性，要求食品不仅要卫生，还要有良好的营养价值和合理的价格。

6. 食品营养与数量安全

食品营养安全要求食品的营养成分符合标准，以促进人体健康。食品数量安全则确保食品数量能满足人民的基本需求，使人们能够买得到、买得起需要的基本食品。

7. 食品生物与可持续性安全

食品生物安全关注现代生物技术的研究、开发和应用可能带来的风险。食品可持续性安全则要求食品的生产和获取过程中注重生态环境保护和资源利用的可持续性。

五、食品安全检测技术

食品安全检测技术是确保食品在种植、生产、加工、储存、运输和销售环节都没有遭受污染，以保证食品从生产到消费各个环节安全的重要检测手段。随着科技的发展，检测技术不断进步，主要包括微生物检测、生物毒素检测和化学污染物检测等。

1. 微生物检测

微生物检测是评估食品是否被有害微生物污染的关键步骤，这些微生物包括细菌、病毒和真菌，它们可能导致食源性疾病。微生物检测通常包括菌落总数测定、大肠菌群计数、特定病原体检测等，这些检测能够评估食品的卫生状况和安全风险。

传统的微生物检测依赖于实验室培养，通过观察菌落的生长情况来评估污染程度。然而，这种方法耗时较长，因此现代检测技术如 PCR 和核酸检测法被广泛应用，它们能够快速并准确地识别特定微生物的 DNA 或 RNA。此外，快速检测法如试纸和试剂盒的使用，为现场初步筛查提供了便利。

尽管微生物检测技术取得了显著进步，但仍面临挑战。例如，快速检测方法的灵敏度和特异性可能不如传统方法。此外，新的病原体和抗药性菌株的出现要求检测方法不断更新以适应这些变化。未来的发展趋势包括分子生物学技术的应用、生物传感器的开发、人工智能和机器学习的处理能力以及纳米技术的使用。

微生物检测在食品安全管理中发挥着至关重要的作用。通过定期检测，可以监控食品生产过程中的卫生状况，及时发现并消除污染源。检测的范围覆盖了整个食品生产链，从初级农产品到加工食品，再到储存、运输以及零售和餐饮服务。

随着技术的进步，检测方法越来越多样化，能够更快速、准确地识别和量化食品中的微生物污染。

2. 生物毒素检测

生物毒素是由生物体产生的有毒物质，它们可能存在于食品中，对人体健康构成威胁。这些毒素包括霉菌毒素、海洋生物毒素、植物性和动物性毒素等。例如，霉菌毒素如黄曲霉毒素 B_1，常污染粮食和坚果，是已知的强致癌物质；海洋生物毒素如河鲀毒素和贝类毒素，则可能通过食用受污染的海产品进入人体。

生物毒素检测的目的是确保食品中不含有这些有害的生物毒素。由于生物毒素可能对人体健康造成严重危害，包括急性中毒和慢性健康问题，因此，对食品中的生物毒素进行检测和管理是保护消费者健康的重要手段。有效的检测可以预防食源性疾病的发生，减少毒素对人体健康的影响。

检测方法有生物测定法、免疫分析法、色谱法等。生物测定法是一种传统的检测方法，通过生物个体对毒素的反应来评估毒素的存在和浓度。这种方法直观且易于理解，但可能缺乏灵敏度和准确性。免疫分析法利用抗原-抗体反应的特异性，免疫分析法可以检测特定毒素的存在。酶联免疫吸附测定（ELISA）是免疫分析法中的一种常用技术，它通过酶标记的抗体与毒素结合，产生可测量的信号，从而实现毒素的定量分析。色谱法是一种高效的分离技术，可以用于检测和鉴定食品中的生物毒素。高效液相色谱（HPLC）和气相色谱（GC）是两种常用的色谱技术，它们可以分离复杂的混合物并准确鉴定其中的毒素。可做霉菌毒素检测，包括黄曲霉毒素、赭曲霉毒素、脱氧雪腐镰刀菌烯醇等；海洋生物毒素检测，包括河鲀毒素、贝类毒素、藻类毒素等；植物性和动物性毒素检测，包括豆类、坚果类、动物内脏中的天然毒素。

3. 化学污染物检测

化学污染物包括重金属、农药残留、兽药残留以及非法添加剂等，它们可能对人体健康造成严重威胁。因此，开发和应用有效的检测技术对于保障消费者健康至关重要。

化学污染物检测的重要性在于确保食品中不含有对人体健康有害的化学物质。例如，重金属铅、汞和镉可在人体内积累，长期暴露可能导致严重的健康问题，包括神经系统损害和癌症；农药残留可能对孕妇和胎儿造成影响，而兽药残留则可能导致抗药性问题；非法添加剂（如三聚氰胺）则可能对婴儿和儿童造成严重伤害。

化学污染物检测同样包括色谱法、质谱法和免疫分析法等。检测项目包括重金属检测、农药残留检测、兽药残留检测和非法添加剂检测。这些检测项目覆盖了食品中可能存在的主要化学污染问题，通过这些检测可以确保食品的安全性。

通过使用先进的检测技术，可以确保食品中不含有对人体健康有害的化学物质。技术的不断进步使检测方法越来越快速、准确和便捷。有效的食品安全检测不仅需要科学的技术支持，还需要严格的法规和配套标准，以及持续的监管和教育。通过这些措施，可以最大限度地减少食品污染，保护消费者免受食源性疾病的威胁。

第二节　食品污染与预防

食品污染是指食品在生产、加工、储存、运输、销售等过程中，受到各种有害物质的污染，对人体健康造成危害。食品污染主要包括生物性污染、化学性污染和物理性污染。

一、生物性污染

生物性污染是指的是食品在生产、加工、储存或销售过程中受到细菌、病毒、寄生虫等微生物的污染。这些微生物可能对人体健康造成严重威胁，导致食物中毒或其他食源性疾病。

1. 生物性污染的来源

生物性污染的来源多样，包括但不限于以下 4 类。

①动物源性食品。肉类、禽类、蛋类和乳制品等动物源性食品是生物性污染的常见来源。例如，沙门菌和大肠埃希菌常通过肉类和禽类传播，而李斯特菌则可能污染即食肉制品和乳制品。

②植物源性食品。蔬菜和水果等植物源性食品也可能受到生物性污染，如由粪便污染的水源灌溉农田，可能导致蔬菜和水果表面携带致病微生物。

③水产品。鱼类、贝类和其他水产品可能携带寄生虫和病毒，如诺如病毒和副溶血性弧菌。

④交叉污染。在食品加工过程中，生熟食品的交叉污染也是生物性污染的一个重要途径。

2. 生物性污染的危害

生物性污染可能导致多种食源性疾病，包括以下 3 种。

①食物中毒。由细菌、病毒或毒素引起的急性疾病，症状包括恶心、呕吐、腹泻、腹痛等。

②寄生虫病。由寄生虫引起的疾病，如弓形虫病、旋毛虫病等，可能导致长期健康问题。

③传染病。某些病毒和细菌可通过食品传播，引起传染病的暴发。

3. 预防生物性污染的措施

①加强卫生管理。在食品生产加工过程中，应严格执行卫生操作规程，定期对工作环境进行清洁和消毒。

②个人卫生。食品加工人员应保持良好的个人卫生习惯，如穿戴干净的工作服、工作帽和手套，定期洗手和消毒。

③温度控制。妥善控制食品的储存和运输温度，冷藏食品应保持在 4 ℃以下，冷冻食品应保持在 −18 ℃以下，以抑制微生物的生长。

④食品处理。在处理生食和熟食时，应使用不同的刀具和砧板，避免交叉污染。

⑤安全烹饪。确保食品彻底煮熟，特别是肉类、禽类和海鲜，以杀死可能存在的病原体。

⑥水质安全。确保食品加工和清洗用水的安全性，避免使用可能被污染的水源。

⑦食品检测。定期对食品进行微生物检测，确保食品中微生物含量符合食品安全标准。

⑧消费者教育。提高消费者对食品安全的认识，教育他们掌握正确的食品处理和储存方法。

二、化学性污染

化学性污染是指食品受到农药、兽药、重金属、工业废物等化学物质的污染。这些化学物质可能在农业生产、加工、包装或储存过程中进入食品，对人体健康造成危害。例如，农药残留、兽药残留、重金属超标等，都可能导致食物中毒或其他食源性疾病。

1. 化学污染的来源和危害

（1）农药残留

农药残留是化学性污染的主要来源之一。农业生产中使用的农药，如杀虫剂、杀菌剂、除草剂等，可能会在作物上残留，并最终通过食物链进入人体。长期摄入含有农药残留的食品，可能会对人体造成慢性危害，如致癌、致畸等。

（2）兽药残留

兽药残留同样是一个重要的化学性污染问题。在畜牧业中，为了预防和治疗动物疾病，可能会使用抗生素、激素等兽药。这些兽药或其代谢产物可能在动物体内残留，并通过肉类、蛋类、奶类等动物源性食品进入人体。

（3）重金属污染

重金属如铅、汞、镉等，是自然环境中存在的元素，但工业活动和不合理的废弃物处理可能导致它们在环境中的浓度增加，进而通过土壤和水体进入农作物和水产品，造成食品的重金属污染。

（4）工业污染物

工业生产过程中排放的废水、废气和废渣，可能含有多种有毒有害化学物质，如多氯联苯、二噁英等。这些物质可能通过环境和食物链的传递，最终污染食品。

2. 化学污染预防措施

①严格执行食品添加剂的使用标准。不使用禁止使用的添加剂，合理使用允许的添加剂，并严格控制使用量。

②加强农业生产的监管。严格按照国家规定的使用标准进行施药,避免农药、兽药残留超标。

③提高食品加工和储存的卫生标准。使用无毒无害的包装材料,避免食品与化学物质接触。

④加强食品安全检测。对食品中的农药残留、兽药残留、重金属等进行定期检测,确保食品的安全性。

⑤开展公众教育。提高消费者对食品安全的认识,教育他们掌握正确的食品处理和储存方法。

⑥加强环境保护。通过工业污染治理,减少污染物排放,保护农业生态环境。

三、物理性污染

物理性污染是指食品在生产、加工、储存或运输过程中受到非化学性、非生物性的物理因素污染。这类污染可能包括灰尘、异物、放射性物质等,它们可能对人体健康造成不同程度的危害。物理性污染的预防和控制是确保食品安全的重要环节。

1. 物理性污染的来源和危害

①异物污染。食品中可能混入的各种异物,如金属碎片、玻璃碴、塑料片等,这些异物可能在食品加工过程中由于设备故障或操作不当而混入食品中,对消费者造成物理伤害。

②放射性物质污染。放射性物质可能通过土壤、水体等环境介质进入食品链,如核事故后的放射性泄漏,可能导致周边地区的农产品受到放射性污染。

③灰尘和杂质。在食品生产和储存过程中,灰尘和杂质可能通过空气传播或直接接触而污染食品,影响食品的卫生质量。

2. 预防物理性污染的措施

①加强食品储存和运输监管。在食品的储存和运输过程中,应使用干净的容器和包装材料,避免食品与外界环境直接接触。同时,应保持适宜的温度和湿度,防止食品变质和污染。

②使用安全的包装材料。选择符合食品安全标准的包装材料,避免使用可能释放有害物质的包装材料。

③定期检查生产设备。定期对食品加工设备进行检查和维护,确保设备的正常运行,防止因设备故障导致的异物污染。

④加强食品销售环节监管。在食品销售环节,应建立严格的食品进货和销售管理制度,对销售的食品进行质量检验,确保食品新鲜、无污染。

⑤建立食品追溯体系。通过建立食品追溯体系,可以追踪食品的来源和流向,一旦发现物理性污染问题,能够迅速采取措施,减少对消费者的影响。

⑥提高从业人员卫生意识。加强对食品从业人员的卫生教育和培训,提高他们的卫生意识和操作规范,减少因人为因素导致的物理性污染。

⑦严格原料检验检疫。在食品原料采购过程中,应选择信誉良好的供应商,并对原料进行严格的检验检疫,确保原料无污染、无害。

⑧环境监测。对食品生产和加工环境进行定期监测,确保环境符合食品安全要求,特别是对放射性物质的监测,以防止放射性污染。

第三节 食品添加剂

食品添加剂是指在食品生产、加工、制备、处理、包装、运输或储存过程中,为实现特定目的而添加的物质。它们用于改善食品的色、香、味,调整食品的口感,延长保质期,以及增加食品的营养成分。食品添加剂的使用必须符合国家食品安全标准,以确保公众健康不受损害。

一、食品添加剂的分类

食品添加剂可以分为天然食品添加剂和人工合成食品添加剂两大类。

天然食品添加剂,通常从动植物中提取,有香料和香精类,如香草精、柠檬油等,用于增加食品的香气;有色素类如辣椒红素、胡萝卜素等,用于赋予食品特定的颜色;有酶制剂类如木瓜蛋白酶、α-淀粉酶等,用于食品加工过程中的催化反应。它们被认为对人体更为安全,因为它们存在于自然食物中。

人工合成食品添加剂是通过化学合成方法制得,这些添加剂在延长食品保质期、改善食品稳定性方面发挥重要作用,但必须严格控制使用量,以防止潜在的健康风险。常见的食品添加剂及其用途见表6-1。

表6-1 常见食品添加剂及其用途表

类别	食品添加剂名称	用途
抗氧化剂	丁基羟基茴香醚、抗坏血酸(维生素C)、茶多酚等	防止食品氧化,延长保质期
防腐剂	苯甲酸、山梨酸、丙酸盐类等	抑制微生物生长,延长食品保质期
乳化剂	甘油脂肪酸酯、磷脂、改性大豆磷脂等	改善食品的稳定性和质地,常用于乳制品和面包
着色剂	胭脂红、柠檬黄、靛蓝等	赋予或改善食品的颜色
增味剂	谷氨酸钠(味精)、5'-肌苷酸二钠、5'-鸟苷酸二钠等	增强食品的味道,常用于肉类和汤料
甜味剂	糖精钠、甜蜜素、阿斯巴甜等	赋予甜味,常用于低热量或无糖食品

（续表）

类别	食品添加剂名称	用途
膨松剂	碳酸氢钠、碳酸氢铵、复合膨松剂等	使面团膨胀，常用于烘焙食品
护色剂	亚硝酸钠、硝酸钠、硝酸钾等	保持肉类的红色，常用于肉类加工
酸度调节剂	柠檬酸、乳酸、酒石酸等	调整食品的pH值，改善口感
增稠剂	黄原胶、瓜尔胶、果胶等	增加食品的黏稠度，常用于酱料和甜点
面粉处理剂	过氧化苯甲酰、偶氮甲酰胺等	改善面粉的加工性能，常用于面粉制品
被膜剂	巴西棕榈蜡、蜂蜡、虫胶等	形成保护层，常用于水果和糖果
抗结剂	二氧化硅、硅酸钙、微晶纤维素等	预防食品颗粒结块，常用于粉末食品
凝固剂	氯化钙、硫酸钙、葡萄糖酸-δ-内酯等	促进食品凝固，常用于豆腐和果冻
水分保持剂	甘油、山梨糖醇、磷酸盐类等	保持食品中的水分，常用于冷冻食品和肉类
消泡剂	聚氧乙烯山梨醇酐单月桂酸酯等	减少食品加工过程中的泡沫，常用于饮料和果汁
胶姆糖基础剂	胶基	用于制作口香糖和泡泡糖
其他	碳酸钙、氯化镁、乳糖酶等	各种特定用途，如补钙、改善食品结构等

二、食品添加剂的使用标准

为了确保食品添加剂的安全使用，各国都制定了严格的食品添加剂使用标准。在我国，食品添加剂的使用必须遵守 GB 2760—2024《食品安全国家标准 食品添加剂使用标准》，这一标准规定了食品添加剂的使用原则、允许使用的食品添加剂品种、使用范围及最大使用量或残留量。食品添加剂的生产和使用必须遵守国家法律和行业标准，确保其安全性和合规性。除了遵循标准，政府相关部门还需加强对食品添加剂生产、销售和使用的监管，包括对生产企业的原料采购、生产过程、产品检验等环节的监督检查。

为了进一步确保食品安全，食品添加剂在生产和使用过程中需要定期进行检验检疫。这包括对添加剂的化学成分、微生物污染等进行检测，以及监控食品中的添加剂残留量。通过这些检测，可以及时发现潜在的风险，并采取措施以防止不安全食品进入市场。

通过教育和宣传活动，也可提高公众对食品添加剂的认识，可以帮助消费者了解食品添加剂的用途、安全性，以及如何识别和选择安全的食品。这不仅包括媒体宣传和公共讲座，也涵盖了在学校中对年轻一代进行的营养教育。

建立食品添加剂的追溯体系对于监管工作同样重要。这要求生产企业记录物料来源、加工过程和产品去向等信息,确保在出现问题时能够迅速定位并采取相应措施。通过这些综合性的监管措施,可以有效地确保食品添加剂的合理使用,保障食品安全,保护消费者的健康。

三、食品添加剂的安全性

安全性是食品添加剂使用的前提条件,虽然许多食品添加剂在适量使用时被认为是安全的,但过量摄入或长期摄入某些食品添加剂可能对健康造成影响。因此,各种食品添加剂能否使用、使用范围和使用量,各国都有严格的规定,而这些规定必须建立在一整套科学严密的毒理学评价基础上。食品添加剂的生产和使用必须遵循严格的安全评估和风险管理程序。这包括对添加剂进行毒理学研究、代谢研究、暴露评估和风险沟通,以确保其安全性。

随着消费者对健康和天然食品的需求增加,天然来源的食品添加剂越来越受到市场的欢迎。同时,功能性食品添加剂,如益生元、膳食纤维等,因其对健康的潜在益处而受到关注。未来,食品添加剂的研发和应用将朝着更加安全、天然和功能性的方向发展,以满足消费者的需求。

食品添加剂安全性评价的技术参数有很多种,主要有每日允许摄入量、理论每日最大摄入量等。

1. 每日允许摄入量(Acceptable Daily Intake,ADI)

每日允许摄入量是指在不产生显见的健康风险的前提下,人们每天可以摄入的某种物质的最大量,通常以每千克体重摄入的量来表示,单位是 mg/(kg 体重·d)。ADI 是评估食品添加剂安全性的重要技术参数,它基于动物实验中确定的"无观察到有害作用的剂量(No Observed Adverse Effect Level,NOAEL)"来计算,并通过引入安全系数来考虑从动物实验结果外推到人类时的不确定性。安全系数通常设定为 100,意味着假设人类比实验动物对受试物敏感 10 倍,同时考虑人群中敏感性差异为 10 倍。

ADI 的确定是一个科学严谨的过程,涉及食品毒理学的评估,包括急性、亚急性、慢性、过敏性和瘾性试验等多种实验。这些实验旨在评估食品添加剂对人体健康的潜在影响,并确定其安全限量。ADI 的计算公式为:

$$\text{ADI} \ [\text{mg}/(\text{kg 体重}\cdot\text{d})] = \text{NOAEL} \ [\text{mg}/(\text{kg 动物体重}\cdot\text{d})] / 安全系数$$

ADI 是制定最大残留限量(Maximum Residue Level,MRL)的基础,但在应用 ADI 时需要考虑其局限性,例如 ADI 是单项评定参数,没有考虑多种食品添加剂在人体中可能产生的增效或拮抗作用;它主要针对健康成人,未细分不同年龄、性别、营养水平、生活习惯、种族等人群差异;也未对有不同疾病史的人群作区别对待。

因为存在地区和个体差异,超过 ADI 的食品添加剂摄取可能导致健康风险,因此,在计算 MRL 时会考虑这些因素,甚至包括政治和贸易壁垒因素,导致全球 ADI 一致而

MRL 各异的局面。此外，食品添加剂的安全性评估还包括对食品中农药最大残留限量的考虑，以确保食品对消费者的安全性，并尽可能将其控制在最低水平。

2. 理论每日最大摄入量（Theoretical Maximum Daily Intake，TMDI）

理论每日最大摄入量是一种评估食品添加剂摄入水平的方法，它通过将每种食品的人均每日消费量乘以食品添加剂的最大使用量（ML），然后求和得出总的食品暴露风险。TMDI 提供了一个理论上的每日摄入极限值，但它基于一些假设，包括所有含添加剂的食品都被消费，且添加剂含量达到最大允许水平，同时在食品的储存、烹饪或加工过程中含量不变，并且全部被人体吸收。

尽管 TMDI 提供了一个直观的日摄入量极限值，但它有以下局限性。

①假设所有含添加剂的食品都含有该添加剂，且含量达到最大残留限量（MRL）。

②假设人们每天消费含有该添加剂的食品，且消费量为人均水平。

③假设食品中添加剂的含量不会因为储存、烹饪或加工方式而改变。

④假设所有含添加剂的食品都被摄入，没有任何部分被丢弃。

⑤没有考虑特殊人群的食品消费差异。

因此，实际在人体中的积累往往低于 TMDI，这是因为上述假设在现实生活中很少完全成立。TMDI 是一个保守的估计，通常用于初步筛选性评估，以确定需要进一步开展精确评估的物质。如果 TMDI 的值低于 ADI，则可以认为食品添加剂的摄入是安全的。如果 TMDI 超过了 ADI，则需要进行更精细的评估，以获得更接近实际摄入量的数据。

3. 估算每日摄入量（Estimated Daily Intake，EDI）

估算因子主要包括食品中实际含量、良好生产规程（GMP）规定添加量、食品生产中实际添加量。EDI 比 ADI 和 TMDI 更具实用性，但计算时需做大量实验和社会调查。

4. 半数致死量（median lethal dose，LD_{50}）

毒性的定量测定是把不同剂量的被试验物质导入实验动物（如老鼠）体内，足以使占全体数量 50% 的个体在试验条件下致死的剂量称为 LD_{50}（致死量 50%），一般用每千克体重所使用的毒物质量（mg）表示。如果大量老鼠试验数据的统计分析表明 1 mg/kg 的剂量可使 50% 试验老鼠致死，对实验老鼠而言，这种毒物的 LD_{50} 就是 1 mg/kg。显然某种毒物的毒性对于不同种类的动物是不同的。所以 LD_{50} 只能作为参考值，是急性毒性试验的指标，其价值远低于 ADI 值。

5. 公认安全性（Generally Recognized As Safe，GRAS）

公认安全性（GRAS）的概念起源于美国，这一体系因其操作的简便性而被全球多个国家采纳。在美国，如果一种食品添加剂在 1958 年之前已有安全使用的历史，或已有至少 20 年或更长时间的使用历史且无副作用报道，或现有的科学论据足以证明其安全性，那么这种食品添加剂就被认为是具有公认安全性的。GRAS 名单上的物质，或者那些通过专家安全评估的新物质，不需要美国食品药品监督管理局（FDA）的预先批准就可以进入市场。

GRAS 体系的建立，在于确保食品添加剂的安全性，同时简化那些被广泛认为是安全物质的监管流程。这种自我认证的体系允许食品生产商和添加剂制造商在确保产品安全的前提下，更加灵活地将新产品推向市场。然而，GRAS 体系的成功实施，依赖于科学界对于添加剂安全性的持续研究，以及食品行业对于 GRAS 标准的严格遵守。

值得注意的是，GRAS 状态并非一成不变。随着科学研究的深入，先前被认为是 GRAS 的物质可能会因为新的研究发现而失去 GRAS 地位。因此，FDA 鼓励食品行业持续监测科学研究的进展，并在必要时更新其产品的 GRAS 状态。此外，GRAS 体系的透明度也在不断提高，FDA 现在会在官方网站上公开 GRAS 通知，包括物质名称、通知文件编号、FDA 的回复等信息，以便公众可以查询和监督。这种公开透明的监管方式有助于增强消费者对食品添加剂安全性的信心。

第四节　食品中毒的预防与应急处理

食品中毒是一个涉及食品安全的重要问题，它通常发生在人们食用了被污染或变质的食品后。这种情况下，人体可能会出现恶心、呕吐、腹泻、腹痛等一系列不适症状，严重时甚至可能危及生命。这意味着食物中毒与通过食物传播的传染病不同，它是由食品中的有害物质直接引起的。食物中毒可以定义为摄入了含有生物性、化学性有毒有害的食品，或者错误地将有害物质当作食品摄入后，所出现的非传染性的急性及亚急性疾病。食物中毒通常都是在不知情的情况下发生的。引起食物中毒的因素很复杂，主要有细菌性食物中毒、化学性食物中毒、真菌性食物中毒、动物性食物中毒、植物性食物中毒、毒素性食物中毒等类型。

一、细菌性食物中毒

细菌性食物中毒是指人们摄入含有细菌或细菌毒素的食品而引起的食物中毒。食品在加工、运输、储存、销售过程中，由于温度、湿度原因，可使细菌生长繁殖，产生毒素，造成食物腐败变质。人食用后可引起食物中毒。常见的致病菌有沙门菌、葡萄球菌、肉毒杆菌、大肠埃希菌、肝炎病毒等。在各类食物中毒中，细菌性食物中毒最多见，占食物中毒总数的一半左右。细菌性食物中毒发病率高，但病死率较低。细菌性食物中毒的发生与不同区域人群的饮食习惯有密切关系。美国多食肉、蛋和糕点，葡萄球菌食物中毒最多；日本喜食生鱼片，副溶血性弧菌食物中毒最多；我国食用畜禽肉、禽蛋类较多，以沙门菌食物中毒居首位。细菌性食物中毒具有明显的季节性，多发生在气候炎热的夏季。食品中常见的致病性细菌见表6-2。

表6-2　食品中常见的致病性细菌

病原名	易污染食品	污染来源
沙门菌	肉、蛋、奶类、鱼及其熟制品	感染的动物及其粪便，被污染的水源
葡萄球菌	奶类、糕点、熟肉类	人或动物的化脓性病灶
蜡样芽孢杆菌	剩米饭、奶、肉、豆制品	土壤、空气、尘埃、昆虫
副溶血性弧菌	生食鱼贝类，腌制咸菜	海水、海产品
志贺菌	含水量高的食品、熟制品	患者排泄物、水源
肉毒梭菌	自制发酵豆制品、肉制品	土壤、动物粪便
产气荚膜梭菌	肉类、水产品、熟食、牛奶	人畜粪便、土壤、污水
大肠埃希菌	肉、牛奶及其制品、蔬菜、水果、饮料	病禽畜、污水、土壤、粪便
椰毒假单胞菌酵米面亚种	自制发酵淀粉类制品、变质银耳	土壤、环境
单增李斯特菌	禽蛋类、奶、肉及其制品	土壤、污水、粪便、蔬菜、储存饲料
耶尔森菌	牛奶、肉类、豆类、蔬菜	外界环境及多种动物体内
空肠弯曲菌	肉及肉制品、奶类	鸟、禽类及哺乳动物

人不是吃了被细菌污染的食物就马上发生食物中毒。细菌在食物上繁殖达到可致病的数量或繁殖产生致病的毒素后，人吃了这种食物才会发生食物中毒。食品中的水分及营养为致病菌的生长繁殖提供了适宜条件，如果食用前彻底加热，杀死病原菌，可以有效预防食物中毒。

为了预防细菌性食物中毒，应采取以下措施。

一是加强食品生产加工过程的卫生管理，确保食品生产加工环境符合卫生要求。例如，在肉类加工厂，应定期对工作环境进行消毒，工作人员应穿戴干净的工作服和工作帽，以减少细菌的传播。购买生肉时，要注意识别有卫生检疫部门的检疫图章。做好食具、炊具的清洗消毒工作，生熟炊具分开使用，避免交叉污染。沙门菌食物中毒比较多见，容易污染的食品主要是肉、鱼、禽、奶、蛋类。中毒原因主要由于食用了病死牲畜肉或屠宰后被污染的牲畜肉；加工食品用具、容器或食品储存场所生熟不分、交叉污染；食前未加热处理或加热不彻底造成的。

二是加强对食品储存运输环节的监管，保持适宜的温度、湿度，防止食品变质、污染。例如，肉类、海鲜等易腐食品在储存运输过程中，应采用冷链物流，保持低温储存，控制细菌的繁殖。但对存在于海产品上的副溶血性弧菌无效，它耐低温，在低温冰箱中能存活几个月，因此，在食用海产品时，建议对海产品进行充分加热，以达到杀灭病原体和破坏毒素的目的。

三是加强对食品销售环节的监管，不销售过期、变质、劣质食品。例如，超市、菜市场等销售场所应建立严格的食品进货和销售管理制度，对销售的食品进行质量检验，确保食品新鲜、无污染，不销售过期、变质、劣质食品。

四是在食用环节，对肉类食品充分加热，煮熟、煮透，可有效防止沙门菌和副溶血性弧菌等食物中毒；熟食应及时食用，剩饭剩菜要低温或高温后密闭存放，食用前应重新加热。到饭店就餐时要选择有《食品卫生许可证》的餐饮单位，不在无证排档就餐，尤其是卫生条件较差的小摊食品。不吃腐败变质的食物。千万不要食用已变形的罐头食品（例如罐身生锈、膨胀或凹陷的罐头食物），特别是肉制罐头，一旦发现有肉毒杆菌中毒症状应立即住院治疗，否则有可能危及生命。家庭自制的发酵豆、谷类制品（面酱、臭豆腐），常因被污染肉毒毒素（肉毒梭状芽孢杆菌）而引起中毒。家庭自制发酵酱类时，应注意盐量要达到14%以上，并提高发酵温度，要经常日晒，充分搅拌，使氧气供应充足。注意不要吃生酱。

二、化学性食物中毒

化学性食物中毒是由食品中残留的农药、兽药、重金属等化学物质引起的，这类中毒事件对人体健康构成严重威胁。造成化学性污染的原因包括农用化学物质的广泛应用和使用不当、使用不符合卫生要求的食品添加剂，使用质量不符合卫生要求的包装容器，以及工业的不合理排放造成的环境污染。这些因素可能导致有害物质如铅、氯乙烯单体、苯并芘、多氯联苯等进入食品，特别是富含油脂的食物。表6-3是常见的导致化学性食物中毒的主要有害物质。

表6-3 常见的导致化学性食物中毒的主要有害物质

主要有害物质	常见来源	预防措施	备注
重金属（如铅、汞、砷）	被污染的土壤、水源、空气	严格控制农药使用，避免食用含重金属的食品	重金属可在体内积累，导致慢性中毒
农药（如有机磷、有机氯）	农作物残留	彻底清洗水果和蔬菜，选择有机食品	有机磷类农药可导致急性中毒
亚硝酸盐	误食或食品加工中滥用	避免食用腌制、熏制食品，正确使用食品添加剂	亚硝酸盐可导致高铁血红蛋白症
工业用有毒物质（如甲醇、甲醛）	非法添加或误食	加强食品生产监管，避免使用非食品级化学物质	甲醇可导致失明或死亡
兽药残留（如盐酸克伦特罗，即瘦肉精）	非法添加于动物饲料	加强兽药监管，确保肉类产品安全	长期食用可导致慢性健康问题

误食被这些有毒化学物质污染的食品，或因添加非食品级的或禁止使用的食品添

加剂、营养强化剂的食品以及超量使用食品添加剂，或因储藏等原因造成营养素发生化学变化的食品，如油脂酸败，都可能引起中毒。化学性食物中毒的主要症状包括恶心、呕吐、腹泻、腹痛等，严重者可能导致中毒性肝病、肾衰竭等。这些症状通常在进食后不久出现，且常有群体性发病，病人有相同的临床表现。诊断化学性食物中毒可以通过检测剩余食品、呕吐物、血液和尿液等样品中的化学毒物。

为了预防化学性食物中毒，应采取以下措施。

一是严格执行食品添加剂的使用标准，不使用禁止使用的添加剂。例如，在农业生产中，应严格按照国家规定的农药使用标准进行施药，避免农药残留超标。

二是加强对食品储存运输环节的监管，保持适宜的温度、湿度，防止食品变质、污染。例如，在食品储存和运输过程中，应使用干净的容器和包装材料，避免食品与外界环境直接接触。

三是加强对食品销售环节的监管，不销售过期、变质、劣质食品。例如，超市、菜市场等销售场所应建立严格的食品进货和销售管理制度，对销售的食品进行质量检验，确保食品新鲜、无污染，不销售过期、变质、劣质食品。

四是妥善保管有毒有害物品和农药。杀虫剂、杀鼠剂和消毒剂等不要存放在食品加工经营场所，避免被误食、误用。严禁采摘和食用刚喷洒过农药的瓜、果、蔬菜。

有机磷农药是当前使用最广、品种最多的农药之一，国内每年因此发生中毒和死亡者居各种化学物中毒之首。食用喷洒有机磷农药不久的水果、蔬菜，用装过有机磷农药的容器盛装食品，食用了有机磷农药拌过的种子，用受到有机磷农药污染的车辆运输粮食等都可能造成中毒。

五是少吃成品熟食，防止有毒添加剂的危害。不法厂商为了各自的商业利益，违规或过量使用食品添加剂，增加了食品急性或慢性中毒的危险性。

以下几种添加剂或相关食品我们尤其要提高警惕。

①苏丹红。苏丹红是一种人造化学制剂，用于溶剂、油、蜡、鞋、地板等的增色及染色。全球多数国家都禁止将其用于食品生产。可能受"苏丹红"污染的食品主要有泡面、熟肉、馅饼点心、辣椒粉、调味酱等。科学家通过实验发现，"苏丹红"会导致鼠类患癌，人类肝细胞研究中也显现出可能致癌的特性。我国目前已经禁止使用。

②吊白块。化学名称为甲醛次硫酸氢钠，人体直接摄入 10 g 就可导致死亡。不法分子将其加入食糖、豆制品、面粉及其制品中，这种行为对消费者的身体健康构成严重威胁。

③甲醛（水溶液俗称福尔马林）。甲醛对人体有毒性，进入人体后可引起肺水肿，肝、肾充血及血管周围水肿。同时，甲醛在体内可转变为甲醇，有麻醉作用，并对视神经有一定影响。不法商贩使用工业甲醛对食品进行杀菌防腐，比如一些水发后的虾仁、海参等，会对人体造成伤害，引起中毒。

④铝。铝的毒性主要表现为对中枢神经系统的损害。动物实验证明,将氯化铝注入猫脑内,一周后会产生明显的脑功能障碍,记忆力减退,行为紊乱。科学家们发现老年痴呆病(又称阿尔茨海默病)患者的大脑内铝含量显著高于正常值。研究表明,脑中铝含量增加,其学习能力、记忆力呈降低表现。

铝没有急性中毒反应,常常被人们忽视。它的污染是在不知不觉中进行的,例如,医药中用氢氧化铝作止酸剂;用磷酸铝钠、硫酸铝胺做化学发酵剂;明矾用作净水剂等,都增加了铝进人体内的机会。

膨松剂("泡打粉"是用明矾和小苏打及少量香料配制成的)加入面粉中,加热时会产生大量气泡,使面食更加松软适口,如蛋糕、油条、焦圈、薄脆等;为数不少的膨化食品铝也超标,如虾条、芝士条、龙卷果和豌豆脆等;粉条、粉丝、粉皮、米粉等也以明矾为添加剂;铝制品或铝箔包装袋盛装酸性或碱性食物可使其腐蚀溶解,增加了人体对铝的吸收。

世界卫生组织提出人体每天摄铝量不应超过 60 mg(铝的每日允许摄入量约为 1 mg/kg)。如果一天吃 50~100 g 油条,铝的摄入量就会超标。长期高铝饮食会导致记忆力下降,思维能力迟钝。因此,要少吃含铝食品。

六是有煤油味的鱼虾不能吃,含煤油味的水产品是酚污染的结果。酚污染主要来源有煤气、炼焦、冶金、石油化工等工业排放的工业废水,另外,粪便等含氮有机物分解也产生酚类物质。如果摄入的酚超过人体的解毒能力时,就会引起中毒。有呕吐、腹泻头痛、头晕、精神不安等症状。

七是警惕甲醇中毒。不法商贩用工业酒精勾兑白酒,使甲醇超标的中毒事件时有发生,来源不明的散装白酒不要买。

八是警惕铅中毒。铅属于亲神经毒物,对中枢神经系统和周围神经均有毒性。能引起各种行为和神经效应的改变,严重中毒会引起神经细胞退行性改变,使神经传导速度减慢。特别是儿童,摄铅量过高会损伤大脑并引起智力低下。

预防铅中毒应该少吃或不吃高铅饮食,如松花蛋、爆米花(铅罐)、劣质的罐头(焊缝含铅)等,同时也要不用锡壶烫酒,不饮用隔夜第一段自来水,清晨先打开自来水放 1~5 min,因这段水含铅量较高。另外,汽车尾气是最严重的铅污染源,汽车防爆剂四乙基铅的毒性是无机铅的 100 倍,居住在马路边或工业区附近的居民,应经常用湿布抹去桌椅表面灰尘,食品不要长时间暴露在环境中,不要让孩子在马路边玩耍或长时间停留。因为铅的化合物颜色漂亮,常用于颜料。所以在微波炉中加热食物用专用器皿,不要用颜色鲜艳或有图案的瓷碗、碟;避免食品袋上的彩色印刷、商标与食品直接接触;还要防止家庭墙壁的油漆装饰,或儿童玩具彩色油漆污染食品或误食。

多吃含钙、铁、锌的食物。在肠道里,钙、铁、锌与铅进入体内是通过同一运载蛋白，所以存在相互竞争抑制，通过竞争可解除铅的毒性。豆制品、肉类、蛋类和动物肝脏中含钙、铁、锌丰富。

如果家长怀疑孩子铅中毒，可以去综合性大医院或职业病医院进行发铅或血铅检查，确诊以后再进行治疗，不要滥用排铅制剂。

九是饮用水的安全。饮用水是最重要的生活保证，所以要保证水质卫生安全，防止化学污染。对化工厂、电镀厂、冶炼厂、造纸厂周围的水源要时时监控，还要做好饮用水的防护。2020年7月，在浙江省杭州市西湖区双浦镇湖埠村发生了自来水异常事件。由于易腐垃圾处置点设备调试不规范，污水进入市政供水管道，影响了446户用水安全。2021年1月，嘉陵江"1·20"甘陕川交界断面发生了铊浓度异常事件。这是一起跨省级行政区域影响的重大突发环境事件，造成四川省广元市西湾水厂取水口铊浓度超标，水厂供水安全受到威胁。以上事件告诫我们，要随时关注公共卫生事件，及时采取卫生防护措施。

三、真菌性食物中毒

真菌性食物中毒是由真菌及其毒素引起的，如黄曲霉毒素、赭曲霉毒素等。真菌性食物中毒的主要症状包括恶心、呕吐、腹泻、腹痛等，严重者可能导致中毒性肝病、肾衰竭等。食物中真菌毒素及产毒真菌的相关信息见表6-4。

表6-4 食物中真菌毒素及其产毒真菌

毒素分类	毒素名称	产毒真菌	侵染食物	主要毒性
曲霉属真菌毒素	黄曲霉毒素（aflatoxin）	黄曲霉、寄生曲霉	花生米、花生油、玉米	大鼠肝毒并致肝癌
曲霉属真菌毒素	杂色曲霉毒素（sterigmatocystin）	杂色曲霉、构巢曲霉	谷物种子	大鼠肝毒并致肝癌
曲霉属真菌毒素	棕曲霉毒素（ochratoxin）	棕曲霉	谷物种子、咖啡豆	大鼠肾毒
青霉菌属真菌毒素	展青霉素（patulin）	展青霉	苹果制品	大鼠水肿肾毒
青霉菌属真菌毒素	黄米毒素（luteoskyrin）	岛青霉	大米	大鼠肝癌
镰刀菌毒素	赤霉烯酮（zearalenone）	玉米赤霉	玉米、燕麦、小麦、大麦等	猪及实验动物雌激素亢进
食物中毒性白细胞缺乏症（ATA）	食物中毒性白细胞缺乏症（alimentarytoxic aleukia, ATA）	梨孢镰刀菌、拟枝孢镰刀菌	小米及其他谷物	骨髓损伤性白细胞缺乏症，在流行时（人）死亡率达60%

(续表)

毒素分类	毒素名称	产毒真菌	侵染食物	主要毒性
1213-环氧单端孢真菌毒素	1213-环氧单端孢真菌毒素（1213-eperythrothecones）	禾谷镰刀菌、单端孢霉菌等	玉米、小麦、燕麦、大麦	心血管萎缩、凝血时间增加、白细胞缺乏症（可能包括在ATA内）

为了预防真菌性食物中毒，应采取以下措施。

一是加强食品生产加工过程的卫生管理，确保食品生产加工环境符合卫生要求。例如，在粮食加工厂，应定期对工作环境进行消毒，工作人员应穿戴干净的工作服和工作帽，以减少真菌的传播。

二是加强对食品储存运输环节的监管，保持适宜的温度、湿度，防止食品变质、污染。例如，粮食、坚果等易受真菌污染的食品在储存运输过程中，应采用干燥、通风的储存条件，以防止食品受潮、发霉。

三是加强对食品销售环节的监管，不销售过期、变质、劣质食品。例如，超市、菜市场等销售场所应建立严格的食品进货和销售管理制度，对销售的食品进行质量检验，确保食品新鲜、无污染，不销售过期、变质、劣质食品。

四、动物性食物中毒

动物性食物中毒包括食用天然有毒成分的动物或动物组织的某一部分引起的中毒反应。如河鲀鱼（河鲀毒素）、鱼胆、有毒贝类所引起的食物中毒；家养猫、狗等宠物，共食共饮亲密无间造成的寄生虫、病菌感染（如旋毛虫、弓形体病感染）；在一定条件下产生了大量有毒成分的可食用动物性食品引起的中毒。

为了预防动物性食物中毒，应采取以下措施。

①禁止食用病死禽畜肉或其他变质肉类。

②避免食用毛蚶、泥蚶、魁蚶、炝虾等违禁生食水产品，容易引起细菌或寄生虫感染。

③禁止食用河鲀鱼等有毒动物。食用了含有河鲀毒素的鱼类可引起食物中毒。河鲀鱼的卵巢和肝脏毒性最强，肌肉和血液中也含有毒素。河鲀鱼中毒的病死率为40%~60%，死亡通常发生在发病后4~6 h，最快的可在发病后10 min死亡。河豚毒素可引起中枢神经麻痹，导致外周血管扩张及动脉压急剧降低。早期有手指、舌、唇刺痛感，然后出现恶心、呕吐、腹痛、腹泻等胃肠症状。四肢无力、发冷、口唇和肢端知觉麻痹。重症患者瞳孔与角膜反射消失，四肢肌肉麻痹，以致发展到全身麻痹、瘫痪，最后死于呼吸衰竭。目前对此尚无特效解毒剂，对患者应尽快排出毒物和给予对症处理。

④不吃被病毒污染的禽类。购买活鸡时，羽毛要光滑、丰润，眼睛有神，鸡冠呈红色、胸骨不突出的质量为好。相反，鸡如果打瞌睡，羽毛松弛，眼睛无神，肛门处有屎，则不宜购买。屠宰后的禽肉购买也有诀窍，禽的表皮紧缩，脂肪呈乳白色或淡黄色，鸡肉有光泽有弹性宜购买。而死禽宰杀后放血不尽，血液呈暗红或暗紫色，皮粗糙发暗红，并间有青紫色死斑，脂肪呈暗红色，肌肉无弹性。

⑤避免吃小龙虾。现在很多市民喜欢吃小龙虾，不过小龙虾易带有寄生虫，用烤、炒、腌、醉等加工方法不能将小龙虾体内可能携带的肺吸虫囊蚴全部杀死。因此烹煮温度须保持在100℃以上，时间不得少于10 min，以确保将肺吸虫囊蚴杀灭。虾头容易富集重金属，易潜伏细菌、寄生虫，所以虾头一般不吃。另外，食用其背部时，要剔除虾肉上的黑线。挑选个头大、表面明亮、虾身硬挺的小龙虾。烹调最好配以醋、蒜等具有消毒杀菌作用的作料。

五、植物性食物中毒

植物性食物中有毒成分主要有三种：其一是将天然含有有毒成分的植物或其加工制品当作食品，如桐油、大麻油等引起的食物中毒；其二是在食品的加工过程中，将未能破坏或除去有毒成分的植物当作食品食用，如木薯、苦杏仁等；其三是在一定条件下，不当食用大量有毒成分的植物性食品，如毒蘑菇（多种毒肽）、鲜黄花菜（秋水仙碱）、发芽马铃薯（龙葵素）、未腌制好的咸菜（亚硝酸盐）或未烧熟的扁豆、四季豆（红细胞凝集素和皂素）等造成中毒。表6-5中为常见有毒植物性食物。

表6-5 常见有毒植物性食物

植物名称	有毒部分	毒素类型	食用建议
毒蘑菇	全部	多种毒素	避免食用野生蘑菇
苦杏仁	种子	氰化物	需加工处理后食用
木薯	块根	氰化物	需加工处理后食用
未成熟西红柿和茄子	全部	龙葵碱	食用成熟果实
发芽马铃薯	芽眼、皮	龙葵碱	避免食用发芽马铃薯
生豆角	豆荚	植物凝集素	煮熟后食用
新鲜黄花菜	花蕾	秋水仙碱	加工处理后食用
野生芋头	块茎	毒素不明	确保可食用品种
苹果、樱桃、桃核	果核	氰化物	避免食用果核
银杏果	种子	白果酸、银杏醇	煮熟后适量食用
某些豆类	豆粒	植物凝集素	煮熟后食用
洋地黄	叶、种子、花朵	强心苷	药用，非食用

植物性中毒多数没有特效疗法，对一些能引起死亡的严重中毒，尽早排除毒物对中毒者的预后非常重要。

为了预防植物性食物中毒，应采取以下措施。

①不认识的植物不随便吃。不随意采摘、捡拾、食用不熟悉、不认识的植物（如毒堇、野果、野菜、蓖麻籽等），以保证食品卫生安全。我国毒蘑菇约有100种，据资料记载可致人死亡的至少有10种。毒蘑菇中毒多发生在夏秋阴雨季节，以家庭散发为主。由于辨别毒蘑菇非常困难，所以在采集野生鲜蘑菇时，一定要掌握相关知识，避免误采毒蘑菇食用而中毒。食入干蘑菇也可中毒。

②不食用未熟透的西红柿。未熟透的西红柿里含有一种称为龙葵碱或茄碱的有毒物质，食用后可能引起中毒，大量食用可能会造成心脏骤停。

③不食用发芽的土豆。发芽的土豆芽含有有毒的龙葵碱，食用后可引起中毒。

④不食用带黑斑的红薯。存放温度不适或时间过长，外皮开始出现黑斑溃烂，这是黑斑病菌引起的，它在红薯内生长繁殖，产生毒素，食用后引起中毒。

⑤不食用未煮熟的鲜黄花菜。鲜黄花菜中含有秋水仙碱，在体内氧化生成二秋水仙碱，有剧毒。煮熟后秋水仙碱会被完全破坏，所以不会引起中毒。

⑥不食用腐烂的生姜。生姜腐烂可能是因为青枯假单胞杆菌侵袭所致，食用后可引起中毒。

⑦不食用未腌透的蔬菜。腌菜在腌制过程中可产生亚硝酸盐，其含量有一个明显增长的高峰期，高峰期过后亚硝酸盐含量降低。未腌透时亚硝酸盐浓度高，有危险。因为亚硝酸盐在体内可生成亚硝胺，是较强的致癌物。因此，蔬菜腌透后再食用比较安全。

⑧不食用未煮熟的扁豆和四季豆（又称芸豆、刀豆、豆角）。一些豆角中含有皂素和植物血凝素，对消化道有强烈的刺激作用，还有凝结和溶解红细胞的作用，但这两种有害物质在高温下可被分解，只有把豆角彻底煮熟或炒熟，使其失去原有的豆腥味，毒素才会被破坏，因此食用未熟的豆角会引起中毒。

⑨不食用久置的南瓜和过老的茄子。南瓜中含有葫芦巴碱、南瓜子碱，其含量随放置的时间延长而增高，过高含量的葫芦巴碱和南瓜子碱会引起人体中毒。茄子中含有茄碱，其含量随放置时间延长而增高，过老的茄子茄碱含量较高，大量食用后会引起中毒。

⑩不食用生豆浆、生黄豆芽等大豆制品。生豆浆和生黄豆芽中含有害物质胰蛋白酶抑制素和皂苷，对人体有害。一定要充分加热煮熟，以防其中的有害物造成食物中毒。值得注意的是，豆浆加热到一定程度时，会出现泡沫，此时豆浆还未煮开，应继续加热至泡沫消失，沸腾数分钟后方可食用。

⑪不食用发霉的甘蔗。甘蔗很容易霉变，变质的甘蔗呈黑色或红色（节菱孢菌），

毒性很大。霉变甘蔗中毒事件每年都有发生，毒素主要侵犯中枢神经系统，严重的可造成瘫痪或死亡。

六、应对食品中毒的应急处理

食物中毒可以预防。俗话说"病从口入"，预防食物中毒的关键在于搞好饮食卫生，把牢饮食关。为了应对食物中毒，应采取以下措施。

一是加强食品安全教育，提高公众食品安全意识。通过讲座、宣传册、在线课程、媒体宣传等方式，向公众普及食品安全知识，提高公众对食品中毒的认识和防范意识。

二是加强食品安全监管，及时发现和处理食品安全隐患。政府部门应加强对食品生产、加工、储存、运输、销售等环节的监管，对食品安全隐患进行及时发现和处理，防止食品中毒的发生。

三是加强食品中毒的应急处理，发现有人食物中毒，要及时送医院就诊，不要自行乱服药，医治越早越好，切莫延误时间。由于反复呕吐和腹泻是机体排泄毒物的途径，所以在出现食物中毒症状 24 h 内，不要擅用止吐药或止泻药。值得注意的是，人体水分大量散失可造成脱水，尤其是儿童及青年患者，必须及时补充丢失的液体，如喝水或通过静脉补液。

如果及时发现误食有毒食品，可用催吐的方法排出。如取食盐 20 g，加水 200 mL 一次喝下，如果不吐，可多喝几次；亦可取鲜姜 100 g，捣烂取汁用 200 mL 温水冲服催吐；也可用手指、筷子、鹅毛等刺激咽喉部引发呕吐。

前往医院就诊的同时应了解发病前有共同饮食史的其他同伴是否也出现类似症状，如有则立即向当地卫生监督机构报告，采集病人标本，以备送检。使卫生监督机构能尽早采取控制措施，防止事态扩大，同时有利于查明原因并及时处理。

要保护现场，封存中毒的食品或疑似中毒食品。待食品卫生监督人员采样结束后，再对中毒现场进行全面、彻底的清洗、消毒，进行无害化处理或销毁，以免扩大中毒范围。

消费者在餐饮单位就餐后发生疑似食物中毒的，千万不要与餐饮单位私下协商解决，应于第一时间报告卫生监督机构，以免延误调查时机，给确定事件性质和原因带来困难，从而贻误消费者依法向肇事单位索赔的时间。

思 考 题

1. 根据《中华人民共和国食品安全法》，安全的食品应该满足哪些条件？
2. 描述我国食品安全监管体系从计划经济时期到现在的演变过程，并讨论这种演变如何反映了社会经济发展和科技进步的影响。

3. 食品安全检测技术包括哪些类型？它们在确保食品安全中扮演着怎样的角色？
4. 食品添加剂可以分为哪两大类？它们在现代食品工业中各自扮演着怎样的角色？
5. 细菌性食物中毒和化学性食物中毒有何不同？请分别列举预防这两种食物中毒的措施。
6. 讨论重大食品安全事件对公众健康、社会稳定和经济发展可能产生的影响。

第七章 营养与健康案例分析

第一节 案例分析概述

在健康营养学的广阔领域中,案例分析作为一种深入剖析复杂问题、提炼普适规律的研究方法,扮演着不可或缺的角色。它不仅有助于我们揭开营养与健康之间错综复杂关系的神秘面纱,还为制定精准有效的营养政策和干预策略提供了坚实的实践基础。本节将详细阐述案例分析在健康营养学中的应用意义、具体方法与步骤,并通过一个虚构但贴近现实的案例,展示其如何助力我们更好地理解并改善人类的营养健康状况。

一、案例分析的重要性

1. 理论与实践的桥梁

案例分析是连接健康营养学理论与实际应用的重要桥梁。通过具体案例的深入剖析,理论知识的抽象概念得以具象化,使研究者能够直观感受到营养因素如何在实际生活中影响个体的健康状况。这种直观感受有助于形成更加生动、具体的理解,为后续的理论创新和实践应用提供丰富的素材和灵感。

2. 发现问题与解决问题

营养健康问题往往涉及多个层面,包括个人饮食习惯、社会环境、经济条件、文化背景等。案例分析能够聚焦于某一特定情境,深入挖掘隐藏其中的问题根源,进而提出针对性的解决方案。这种方法不仅有助于解决个别案例中的具体问题,还能通过归纳总结,提炼出具有普遍指导意义的规律和策略。

3. 推动政策制定与干预实施

政府部门在制定营养政策、医疗机构在设计健康干预方案时,往往需要基于大量实际案例的调研和分析。案例分析能够提供翔实的数据和深入的洞察,为政策制定者和干预实施者提供科学依据,确保政策和方案的针对性和有效性。

二、案例分析的方法与步骤

1. 案例选择

案例选择是案例分析的第一步，也是至关重要的一步。选择的案例应具有以下特点。

①典型性。案例应能代表某一类营养健康问题的典型特征，便于从中提炼出普遍规律。

②普遍性。案例所涉及的问题应具有一定的普遍性，能够引起广泛关注，对提升公众营养健康水平具有重要意义。

③可复制性。案例的解决方案应具有可复制性，以便在其他类似情境下推广应用。

例如，我们可以选择"某城市儿童肥胖率上升案例"作为分析对象。这一案例既具有典型性，反映了现代社会儿童营养过剩、缺乏运动等普遍问题；又具有普遍性，因为儿童肥胖已成为全球性的公共卫生挑战；同时，其解决方案（如改善学校餐饮、增加体育活动等）也具有较高的可复制性。

2. 数据收集

数据收集是案例分析的核心环节之一。为了确保分析的全面性和准确性，需要广泛收集与案例相关的各类数据。

①个案资料。包括案例主体的基本信息、饮食习惯、生活方式、健康状况等。

②流行病学调查数据。通过问卷调查、访谈等方式收集大样本数据，用于分析群体营养健康状况及其影响因素。

③实验室检测结果。如血液生化指标、体脂率等生理参数，用于评估个体的营养状态和健康状况。

④政策文件与文献资料。收集相关领域的政策文件、研究报告、学术论文等，为分析提供理论支撑和背景信息。

3. 数据分析

数据分析是将收集到的原始数据转化为有价值信息的关键步骤。在健康营养学案例分析中，常用的数据分析方法包括以下几种。

①描述性统计分析。用于描述案例主体的基本特征和营养健康状况。

②相关性分析。探讨营养因素（如能量摄入、营养素比例等）与健康指标（如体重、血糖水平等）之间的相关性。

③回归分析。进一步量化营养因素对健康指标的影响程度，预测在特定营养条件下健康指标的变化趋势。

④质性分析。对于非量化数据（如访谈记录、观察笔记等），采用质性分析方法，

提炼出其中的主题、模式和意义。

4. 结论与建议

基于数据分析的结果，研究者可以得出关于营养与健康关系的明确结论，并提出针对性的建议。这些建议应具体、可行，并考虑到不同利益相关者（如政府、医疗机构、学校、家庭等）的需求和利益。

以"某城市儿童肥胖率上升案例"为例，通过分析可知，城市儿童肥胖率上升的主要原因是高热量食物摄入过多、体育活动不足以及不良的生活习惯。针对这些问题，一是加强学校健康教育，普及健康饮食和适量运动的知识；二是改善学校餐饮，提供营养均衡的餐食；三是增加体育活动时间和种类，鼓励学生积极参与体育活动；四是家庭应树立正确的饮食观念，为孩子营造良好的家庭环境。

三、案例分析的实践应用

案例分析的实践应用在健康营养学领域发挥着至关重要的作用。通过深入探究个体或群体的营养状况与健康结果之间的关系，案例分析有助于揭示营养摄入、饮食习惯与特定健康结果之间的关联，为营养干预措施的制定提供依据。例如，在探讨膳食营养与慢性非传染性疾病（NCDs）的关联时，通过案例分析，研究人员能够识别出不合理的饮食习惯与疾病如心血管疾病、糖尿病、恶性肿瘤和呼吸系统疾病等之间的联系。

然而，案例分析的过程并非没有挑战。首先，数据收集的难度较大，尤其是涉及长期追踪和大量样本时。其次，分析方法的选择也存在局限性，不同的统计模型和分析手段可能会导致不同的结论。最后，案例分析的结论往往局限于特定的研究样本，其推广性受到限制，这就需要在不同人群和不同环境下重复验证。

为了克服这些挑战，未来的健康营养学研究需要探索更加科学、高效、全面的案例分析方法，包括采用新的数据收集技术、提高样本的代表性、运用先进的统计方法和机器学习算法来挖掘数据背后的深层次联系。例如，利用机器学习算法根据肠道菌群的组成预测个体对特定食物干预的反应，从而实现精准营养干预。

此外，案例分析方法的改进也需要多学科的融合，包括营养学、流行病学、数据科学和生物信息学等。通过跨学科合作，可以更全面地理解营养与健康之间的复杂关系，并为解决实际问题提供更有效的策略。

在实践应用中，案例分析还可以帮助制定和优化营养健康政策。例如，《国民营养计划（2017—2030年）》的制定就参考了大量案例分析的结果，旨在通过科学的方法提高全民营养健康水平。

第二节 营养缺乏与过量案例分析

在健康营养学的广阔领域中,营养素的平衡摄入是维持人体健康状态的关键。然而,在现实生活中,由于多种因素的影响,营养缺乏与过量的问题时有发生,对个体的生长发育、生理功能乃至整个社会的健康水平都构成了严重威胁。本节将通过四个具体的案例分析,深入探讨维生素 A 缺乏症、缺铁性贫血、钙缺乏与骨质疏松症以及能量摄入过量与肥胖症等营养失衡问题的成因、表现及解决方案。

一、维生素 A 缺乏症案例分析

1. 案例背景

维生素 A,作为脂溶性维生素的重要成员,在维持视觉功能、促进免疫系统发育及保护上皮细胞完整性等方面发挥着不可替代的作用。然而,在许多贫困地区,尤其是以植物性食物为主的饮食结构中,维生素 A 的摄入往往不足,导致维生素 A 缺乏症频发,尤其对儿童健康构成重大威胁。

2. 临床表现

维生素 A 缺乏症最典型的临床表现是夜盲症,即患者在暗环境下视力明显下降,甚至完全丧失。此外,角膜干燥、结膜角化、皮肤干燥粗糙、毛囊角化过度等症状也常见于维生素 A 缺乏的患者。长期严重的维生素 A 缺乏还可能影响儿童的生长发育,导致生长迟缓、免疫功能下降等严重后果。

3. 成因分析

通过调查发现,这些地区儿童饮食中普遍缺乏富含维生素 A 的食物,如动物肝脏、鱼肝油、鸡蛋黄、牛奶等。同时,由于经济条件限制,许多家庭无法为孩子提供多样化的饮食,进一步加剧了维生素 A 缺乏的状况。

4. 解决方案

针对维生素 A 缺乏症,营养学家建议一是应增加富含维生素 A 的食物摄入,如每周至少食用一次动物肝脏或鱼肝油,保证鸡蛋和牛奶的充足供应;二是对于经济条件较差的家庭,可以通过政府补贴或社会捐赠等方式,提供维生素 A 强化食品或补充剂,以确保儿童获得足够的维生素 A;三是加强健康教育,提高公众对维生素 A 重要性的认识,也是预防维生素 A 缺乏症的有效手段。

二、缺铁性贫血案例分析

1. 案例背景

铁是合成血红蛋白的关键元素,缺铁会导致血红蛋白合成不足,进而引发贫血。

缺铁性贫血是全球范围内最常见的营养缺乏症之一，尤其多见于孕妇、青少年和老年人等特定人群。

2. 临床表现

缺铁性贫血患者常表现为面色苍白、乏力、头晕、心悸等症状。严重贫血者还可能出现呼吸困难、心脏扩大等危及生命的并发症。此外，孕妇缺铁还可能影响胎儿的生长发育，导致早产、低出生体重等不良后果。

3. 成因分析

缺铁性贫血的主要原因在于饮食中铁的摄入不足。孕妇由于孕期血容量增加和胎儿生长发育的需要，对铁的需求量显著增加；青少年和老年人则可能因生长发育或消化吸收功能下降而导致铁吸收不良。此外，某些慢性疾病和药物也可能影响铁的吸收和利用。

4. 解决方案

为了预防和治疗缺铁性贫血，一是增加富含铁的食物摄入，如红肉（如牛肉、猪肉）、禽类、鱼类以及绿叶蔬菜（如菠菜、芥蓝）等；二是注意食物的搭配和烹饪方式，以提高铁的吸收率；三是对于缺铁严重或无法通过饮食调整改善的患者，应在医生指导下补充铁制剂；四是加强健康教育，提高公众对缺铁性贫血的认识和重视程度，也是预防该病的重要措施。

三、钙缺乏与骨质疏松症案例分析

1. 案例背景

钙是人体内含量最丰富的矿物质之一，主要存在于骨骼和牙齿中，对维持骨骼健康至关重要。然而，随着年龄的增长和饮食习惯的改变，钙缺乏现象日益普遍，尤其是老年人中骨质疏松症的发病率逐年上升。

2. 临床表现

骨质疏松症患者的骨骼变得脆弱易碎，容易发生骨折。初期可能无明显症状，但随着病情的发展，患者可能出现腰背部疼痛、身高缩短、驼背等症状。严重的骨质疏松症还可能导致脊柱变形、压迫脊髓等严重后果。

3. 成因分析

钙缺乏是骨质疏松症的主要原因之一。老年人消化吸收功能下降、户外活动减少等因素，导致钙吸收减少、流失增加。此外，长期高盐饮食、缺乏运动等不良生活习惯也可能加剧钙的流失。

4. 解决方案

为了预防和治疗骨质疏松症，一是增加富含钙的食物摄入，如牛奶、酸奶、奶酪等乳制品以及豆腐、绿叶蔬菜等植物性食物；二是注意适量补充维生素 D 和维生素 K

等有助于钙吸收的营养素；三是加强运动锻炼，尤其是负重运动，如散步、慢跑、太极拳等，有助于刺激骨骼生长和维持骨密度。此外，对于钙缺乏严重或已患有骨质疏松症的人群，应在医生指导下补充钙制剂和维生素 D 等营养素。

四、能量摄入过量与肥胖症案例分析

1. 案例背景

随着生活水平的显著提高，人们的饮食结构和生活方式发生了翻天覆地的变化。从过去的粗茶淡饭到如今的高热量、高脂肪、高糖分的快餐文化，再到日益便捷的交通和日益减少的体力劳动，这些因素共同导致了全球范围内肥胖症的流行。肥胖症不仅影响个体的外貌美观，更对身体健康构成了严重威胁，成为心血管疾病、糖尿病、高血压等多种慢性病的重要诱因。

2. 临床表现

肥胖症的临床表现直观而显著，主要表现为体重超标，体脂肪比例过高。患者常出现行动不便、呼吸困难、易疲劳等症状。此外，肥胖还可能引发一系列的心理问题，如自卑、抑郁等，严重影响患者的生活质量。更为严重的是，肥胖症患者罹患心血管疾病、糖尿病、高血压等慢性病的风险显著增加，这些疾病往往需要长期治疗，给患者及家庭带来沉重的经济和心理负担。

3. 成因分析

能量摄入过量是导致肥胖症的主要原因。现代社会中，高能量、高脂肪、高糖分的食品比比皆是，如快餐、零食、含糖饮料等，这些食品往往口感诱人，但营养价值低，长期大量摄入极易导致能量过剩。同时，随着科技的发展，人们的工作和生活方式逐渐趋于静态化，缺乏足够的体力活动，使得能量消耗不足。当能量摄入超过能量消耗时，多余的能量就会以脂肪的形式储存在体内，导致体重增加，最终形成肥胖。

此外，遗传因素、环境因素、心理因素等也可能对肥胖症的发生和发展产生影响。例如，遗传因素可以影响个体的代谢率、食欲调节等，从而增加肥胖的风险；环境因素则包括社会环境、文化习俗、经济条件等，这些因素可以影响人们的饮食习惯和生活方式；心理因素如压力、情绪波动等也可能通过影响食欲和能量消耗来影响体重。

4. 解决方案

针对能量摄入过量与肥胖症的问题，营养学家提出了以下解决方案。

①调整饮食结构。减少高能量、高脂肪、高糖食物的摄入，增加蔬菜、水果、全谷物等富含纤维的食物的摄入。这些食物不仅热量低，而且富含维生素、矿物质和膳食纤维等营养素，有助于控制体重和改善健康状况。

②增加体力活动。鼓励人们进行适量的体力活动，如散步、慢跑、游泳、骑自行车等。这些活动可以消耗体内多余的能量，促进脂肪分解和代谢，有助于减轻体重和

改善身体形态。

③改善生活方式。建立健康的生活方式，包括保证充足的睡眠、减少压力、戒烟限酒等。这些措施有助于调节身体机能，提高代谢率，从而有助于控制体重和预防肥胖症。

④加强健康教育。通过宣传和教育，提高公众对肥胖症危害性的认识，增强人们的健康意识和自我保健能力。同时，倡导科学合理的饮食和运动习惯，引导人们形成健康的生活方式。

⑤个体化干预。对于已经患有肥胖症的患者，应根据其具体情况制定个性化的干预方案。这包括制定合理的饮食计划、制定运动处方、进行心理疏导等。必要时，还应在医生指导下使用药物治疗或手术治疗等方法来控制体重。

综上所述，能量摄入过量与肥胖症是当前社会面临的严峻挑战之一。通过调整饮食结构、增加体力活动、改善生活方式、加强健康教育和实施个体化干预等综合措施，我们可以有效地预防和控制肥胖症的发生和发展，从而维护人们的身体健康和生活质量。

第三节 慢性病营养干预案例分析

在健康营养学的广阔领域中，慢性病的管理与预防是至关重要的一环。通过科学合理的营养干预，可以有效控制病情进展，提高患者生活质量。本节将深入探讨糖尿病、高血压、冠心病及肿瘤患者的营养干预策略，结合具体案例分析，阐述营养在慢性病管理中的作用。

一、糖尿病营养治疗案例分析

1. 案例背景

糖尿病作为一种全球性的慢性疾病，其发病率逐年上升，已成为影响人类健康的重要问题。糖尿病的核心在于血糖调节失衡，长期高血糖状态会对全身多个系统造成损害。因此，通过饮食控制来稳定血糖水平是糖尿病治疗的基础。

2. 病因与表现

调查显示，饮食中碳水化合物摄入过多是导致糖尿病患者血糖升高的主要原因之一。碳水化合物在消化过程中分解为葡萄糖，迅速进入血液，导致血糖急剧上升。此外，缺乏运动、遗传因素、肥胖等也是糖尿病的重要诱因。

3. 营养干预策略

针对糖尿病患者的营养治疗，营养学家提出了以下建议。

①控制碳水化合物摄入。选择低 GI（血糖生成指数）的食物，如燕麦、糙米、全

麦面包等，避免精制米面、高糖食品的摄入。同时，注意餐次分配，少量多餐，避免餐后血糖急剧升高。

②增加膳食纤维摄入。蔬菜、水果、全谷物等富含膳食纤维的食物有助于延缓胃排空，减缓葡萄糖吸收速度，从而稳定血糖。建议每日摄入足够的膳食纤维，如每天至少 5 份蔬菜和水果。

③适量摄入优质蛋白质。鱼、禽、蛋、奶及豆制品等富含优质蛋白质的食物，不仅能为身体提供必要的营养，还能增加饱腹感，减少总能量摄入。但需注意控制总量，避免过多摄入增加肾脏负担。

④健康脂肪的选择。选择富含单不饱和脂肪酸和多不饱和脂肪酸的食物，如橄榄油、坚果、鱼类等，减少饱和脂肪和反式脂肪的摄入，如动物内脏、肥肉、油炸食品等。

4. 案例分析

牛先生是一位新确诊的 2 型糖尿病患者，初诊时血糖控制不佳，伴有轻度肥胖。经过营养师的指导，他开始实施低 GI 饮食，增加蔬菜、水果和全谷物的摄入，减少精制米面和含糖饮料的摄入。同时，他坚持每天适量运动，如快走、游泳等。经过三个月的干预，牛先生的血糖水平明显下降，体重也有所减轻，生活质量得到了显著提升。

二、高血压患者的膳食管理案例分析

1. 案例背景

高血压是心血管疾病的重要危险因素，其发病率高、危害大。高盐饮食是导致血压升高的主要原因之一，因此，通过膳食管理来控制血压具有重要意义。

2. 病因与表现

高盐饮食会增加体内钠离子的浓度，导致水钠潴留，进而引起血压升高。此外，肥胖、缺乏运动、遗传因素等也是高血压的诱因。高血压患者常表现为头晕、头痛、心悸等症状，严重者可出现心脑血管并发症。

3. 营养干预策略

针对高血压患者的膳食管理，营养学家提出了以下建议。

①减少盐的摄入。每日食盐摄入量应控制在 6 g 以下，避免使用高盐调味品和腌制食品。可采用醋、柠檬汁等天然调味品替代部分食盐。

②增加钾的摄入。钾离子有助于促进钠离子的排出，从而降低血压。蔬菜、水果、全谷物等富含钾的食物应成为高血压患者饮食的重要组成部分。

③控制体重。肥胖是高血压的重要危险因素之一。通过合理膳食和适量运动来控制体重，有助于降低血压水平。

④限制饮酒。过量饮酒会导致血压升高,因此高血压患者应限制饮酒量,男性每日不超过 25 g 酒精,女性每日不超过 15 g。

4. 案例分析

李女士是一位长期高血压患者,血压控制不稳定,且伴有轻度肥胖。在营养师的指导下,她开始实施低盐饮食,减少食盐和腌制食品的摄入,增加蔬菜、水果和全谷物的摄入。同时,她坚持每天进行适量的有氧运动,如慢跑、瑜伽等。经过半年的干预,李女士的血压水平得到了有效控制,体重也有所下降,生活质量得到了显著提升。

三、冠心病患者的营养干预案例分析

1. 案例背景

冠心病,全称为冠状动脉粥样硬化性心脏病,是因冠状动脉管腔狭窄或闭塞所导致的心肌缺血、缺氧或坏死而引发的心脏病。其发病率高,严重威胁着人类健康。在众多致病因素中,不合理的饮食习惯,特别是高脂肪、高胆固醇饮食,是导致血脂异常,进而诱发冠心病的重要原因。

2. 病因与表现

高脂肪、高胆固醇食物的大量摄入会直接导致血液中低密度脂蛋白胆固醇(LDL-C)水平升高,这些多余的脂质会沉积在血管壁上,形成动脉粥样硬化斑块,逐渐阻塞冠状动脉,影响心肌供血。冠心病患者常表现为心绞痛、心肌梗死、心律失常等症状,严重者甚至可能出现心力衰竭和猝死。

3. 营养干预策略

针对冠心病患者的营养干预,营养学家提出了以下核心策略。

①减少高脂肪、高胆固醇食物摄入。避免食用过多的动物内脏、肥肉、油炸食品、奶油制品等高脂肪、高胆固醇食物。选择瘦肉、去皮禽肉、鱼类等低脂高蛋白食物作为替代。

②增加膳食纤维摄入。膳食纤维有助于降低血脂水平,促进肠道蠕动,预防便秘。冠心病患者应多吃蔬菜、水果、全谷物等富含膳食纤维的食物。这些食物不仅营养丰富,还能提供饱腹感,有助于控制体重。

③适量摄入优质蛋白质。鱼、禽、蛋、奶及豆制品等富含优质蛋白质的食物是冠心病患者的重要营养来源。它们不仅能提供身体所需的氨基酸,还能增强免疫力,促进组织修复。但需注意控制总量,避免过多摄入增加心脏负担。

④健康脂肪的选择。虽然要减少总脂肪摄入,但冠心病患者仍需适量摄入健康脂肪,如单不饱和脂肪酸和多不饱和脂肪酸。这些脂肪主要来源于橄榄油、坚果、鱼类等食物,有助于降低血脂水平,保护心血管健康。

4. 案例分析

陈先生是一位长期患有冠心病的退休教师，曾因心绞痛多次入院治疗。在营养师的指导下，他开始实施低脂、高纤维饮食计划，减少油腻食物的摄入，增加蔬菜、水果和全谷物的比例。同时，他坚持每天进行适量的散步和太极拳练习，保持心情愉悦。经过半年的干预，陈先生的血脂水平明显下降，心绞痛发作次数减少，生活质量得到了显著改善。

四、肿瘤患者的营养支持案例分析

1. 案例背景

肿瘤是一种严重消耗性疾病，患者在与病魔斗争的过程中，往往伴随着食欲下降、营养摄入不足等问题。这不仅会削弱患者的体质，还会降低其免疫力，影响治疗效果。因此，为肿瘤患者提供充足的营养支持至关重要。

2. 病因与表现

肿瘤本身及其治疗（如化疗、放疗）均会对患者的食欲和消化功能产生影响，导致营养摄入不足。患者常表现为体重下降、肌肉萎缩、贫血、免疫力低下等症状。长期营养不良会进一步加重病情，影响预后。

3. 营养支持策略

针对肿瘤患者的营养支持，营养学家提出了以下建议。

①增加食欲。通过改善食物的色香味形，采用少量多餐的方式，以及使用适当的调味品和香料来刺激患者的食欲。同时，关注患者的心理状态，缓解其焦虑、抑郁等负面情绪，也有助于提高食欲。

②提供充足的营养支持。确保患者摄入足够的蛋白质、碳水化合物、脂肪、维生素和矿物质等营养素。蛋白质是细胞修复和免疫功能的基础，应优先保证；碳水化合物是能量的主要来源，需适量摄入；脂肪虽需控制总量，但健康脂肪的摄入仍必不可少；维生素和矿物质则参与多种生理过程，对维持身体健康至关重要。

③个性化营养方案。根据患者的具体病情、治疗方案及营养状况，制定个性化的营养支持方案。对于严重营养不良的患者，可考虑使用肠内或肠外营养支持手段来快速改善其营养状况。

4. 案例分析

吴女士是一位乳腺癌患者，正在接受化疗。化疗期间，她出现了严重的食欲不振和体重下降。在营养师的指导下，她开始实施个性化营养支持方案。营养师为她设计了多种色香味俱佳的食谱，并鼓励她采用少量多餐的方式进食。同时，还为她补充了多种维生素和矿物质制剂。经过一个月的干预，吴女士的食欲逐渐恢复，体重也有所增加，身体状况得到了明显改善。

第四节 特殊人群营养案例分析

在健康营养学的广阔领域中,特殊人群的营养需求与干预策略是极为重要的一环。不同年龄段、生理状态的人群,其营养需求各异,科学合理的营养干预对于促进健康、预防疾病具有重要意义。本节将深入分析孕妇、婴幼儿及老年人的营养案例,探讨如何通过饮食调整与营养素补充来满足其特殊需求。

一、孕妇营养与胎儿发育案例分析

1. 案例背景

孕妇作为特殊生理时期的人群,其营养状况直接关系到胎儿的健康发育。胎儿在母体内生长发育迅速,对营养素的需求量大且种类多。然而,通过调查发现,许多孕妇在孕期存在铁、钙、叶酸等关键营养素摄入不足的问题,这可能对胎儿的神经系统发育、骨骼健康及造血功能造成不良影响。

2. 营养需求与干预策略

①铁。铁是合成血红蛋白的重要元素,对预防孕妇贫血及胎儿宫内缺氧至关重要。建议孕妇多吃富含铁的食物,如红肉、动物肝脏、黑木耳等,同时可适量补充铁剂。

②钙。钙是构成骨骼和牙齿的主要成分,对维持神经肌肉兴奋性也有重要作用。孕妇应增加乳制品、豆制品、绿叶蔬菜等富含钙的食物摄入,必要时可补充钙剂。

③叶酸。叶酸参与 DNA 合成,对预防胎儿神经管缺陷有重要意义。孕妇应在孕前及孕早期补充叶酸,可多吃菠菜、芦笋、柑橘类水果等富含叶酸的食物,或服用叶酸补充剂。

3. 案例分析

李女士是一位怀孕 6 个月的孕妇,产检时发现轻度贫血及血钙偏低。在营养师的指导下,她开始注重饮食调整,增加了红肉、猪肝、牛奶、豆腐等食物的摄入,并坚持每天服用铁剂和钙剂。经过 1 个月的干预,李女士的贫血症状得到改善,血钙水平也恢复正常,胎儿生长发育良好。

二、婴幼儿营养不良的预防与治疗案例分析

1. 案例背景

婴幼儿期是生长发育的关键时期,对营养素的需求尤为迫切。然而,由于喂养不当、辅食添加不合理等原因,婴幼儿营养不良的问题时有发生。营养不良不仅会影响婴幼儿的生长发育,还可能导致其免疫力下降,易患各种疾病。

2. 营养需求与干预策略

①蛋白质。蛋白质是构成人体组织的基本物质，对婴幼儿的生长发育至关重要。建议母乳喂养或选择适合婴幼儿的配方奶粉，并适时添加辅食，如蛋黄、肉泥、鱼泥等富含优质蛋白的食物。

②脂肪与碳水化合物。脂肪是婴幼儿能量的重要来源，同时参与细胞膜的构成和神经系统的发育。碳水化合物则是主要的能量供应者。应确保婴幼儿摄入足够的母乳、配方奶或辅食中的脂肪和碳水化合物。

③微量营养素。婴幼儿还需摄入足够的维生素、矿物质等微量营养素，以满足其生长发育的需要。可通过添加辅食或补充相应的营养素制剂来实现。

3. 案例分析

小明是一位1岁大的婴儿，因辅食添加不当导致营养不良，体重增长缓慢。在儿科医生和营养师的指导下，家长开始调整小明的饮食结构，增加了肉泥、鱼泥、蔬菜泥等辅食的摄入，并适当补充了维生素和矿物质制剂。经过2个月的干预，小明的体重开始稳步增长，各项发育指标均达到正常水平。

三、老年人营养与慢性病防控案例分析

1. 案例背景

随着年龄的增长，老年人的身体机能逐渐衰退，对营养素的吸收和利用能力下降，加之慢性病的影响，老年人营养不良和营养不均衡的问题日益突出。这不仅会影响老年人的生活质量，还可能加速慢性病的进展。

2. 营养需求与干预策略

①钙与维生素D。老年人骨质疏松的风险增加，需增加钙和维生素D的摄入，以维护骨骼健康。建议多吃乳制品、豆制品、海产品等富含钙的食物，并适当晒太阳以促进维生素D的合成。必要时可补充钙剂和维生素D制剂。

②优质蛋白质。老年人蛋白质合成能力下降，分解代谢增加，需增加优质蛋白质的摄入，以维持肌肉量和免疫功能。建议多吃鱼、禽、蛋、奶及豆制品等富含优质蛋白质的食物。

③膳食纤维与抗氧化物质。膳食纤维有助于改善肠道功能，预防便秘；抗氧化物质则能抵抗自由基的损害，延缓衰老。建议老年人多吃蔬菜、水果、全谷物等富含膳食纤维和抗氧化物质的食物。

3. 案例分析

张大爷是一位70岁的退休老人，患有轻度骨质疏松症和高血压。在营养师的指导下，他开始注重饮食调整，增加了牛奶、豆腐、鱼肉等富含钙和优质蛋白质的食物摄入，并多吃蔬菜和水果以补充膳食纤维和抗氧化物质。同时，他还坚持每天晒太阳以

促进维生素 D 的合成。经过半年的干预，张大爷的骨质疏松症状得到缓解，血压也控制在正常范围内，生活质量得到了显著提升。

第五节　营养与运动表现案例分析

在追求卓越运动表现的道路上，营养不仅是构建身体基石的砖石，更是推动运动员突破极限、实现梦想的强大动力。本节将深入探讨运动员的营养需求与膳食计划，以及极限运动中能量与营养的精准补充策略，通过实例分析，展现营养科学如何助力运动员在赛场上绽放光彩。

一、运动员的营养需求与膳食计划

运动员作为体力与技能并重的特殊群体，其营养需求远超一般人群。合理的膳食计划不仅能够满足日常能量消耗，还能促进肌肉修复、增强免疫力、提升运动表现，并有效预防运动损伤和疾病。

1. 能量需求的精准计算

运动员的能量需求因项目、训练强度、体重、性别及年龄等因素而异。以马拉松运动员为例，其训练量巨大，能量消耗极高，营养学家首先需通过公式（如 Harris-Benedict 公式结合运动系数）精准计算其每日总能量需求。在备战期间，这一数值可能会根据训练计划进行动态调整，以确保运动员获得足够的能量支持而不至于过度消耗。

2. 宏量营养素的优化配比

①碳水化合物。作为运动员最直接、高效的能量来源，碳水化合物在膳食中的比例尤为重要。马拉松运动员的膳食计划中会强调高碳水化合物摄入，特别是富含复合碳水化合物的食物，如全麦面包、糙米、燕麦等，这些食物能提供更持久的能量释放，有助于运动员在长时间训练中保持稳定的血糖水平和运动强度。

②蛋白质。蛋白质对于肌肉修复、生长及维持免疫功能至关重要。运动员需要摄入高质量蛋白质，如鸡胸肉、鱼、牛奶、鸡蛋及豆类等，以满足肌肉恢复和增长的需求。同时，蛋白质的摄入时机也需精心安排，如训练后即刻摄入，可加速肌肉蛋白合成，促进恢复。

③脂肪。虽然脂肪在运动员饮食中的比例相对较低，但其对维持正常生理功能、促进脂溶性维生素吸收及提供必要脂肪酸等方面仍不可或缺。运动员应选择健康脂肪来源，如橄榄油、坚果、鱼类等，避免饱和脂肪和反式脂肪的摄入。

3. 微量营养素与水分管理

维生素和矿物质作为辅酶或辅因子参与体内多种生化反应，对运动员的免疫功能、抗氧化能力、能量代谢等均有重要影响。膳食中应确保新鲜蔬果的充足摄入，以提供丰富的维生素 C、维生素 E、B 族维生素及矿物质如钙、镁、钾等。此外，水分管理是运动员膳食计划中不可忽视的一环，特别是在高温、高湿环境下训练或比赛时，及时补水、补盐（通过运动饮料或自制电解质水）对于预防脱水、维持电解质平衡至关重要。

4. 案例分析

李某，一名职业马拉松运动员，正积极备战即将到来的国际马拉松比赛。营养学家为其量身定制了以下膳食计划。

①早餐。燕麦粥配以坚果和蜂蜜，搭配一杯低脂牛奶和一个水煮蛋，提供丰富的碳水化合物、蛋白质和健康脂肪，为早晨的训练提供充足能量。

②上午加餐。一根香蕉和一小把杏仁，快速补充能量和优质脂肪。

③午餐。烤鸡胸肉搭配糙米和蔬菜沙拉，确保蛋白质、复合碳水化合物、维生素和矿物质的全面摄入。

④下午加餐。酸奶配蓝莓，既补充了钙质和益生菌，又提供了抗氧化物质。

⑤晚餐。清蒸鱼、红薯及多种蔬菜，轻量而均衡，有助于消化和夜间恢复。

⑥睡前。一杯低脂牛奶，帮助放松并促进睡眠。

此外，根据训练强度和天气情况，营养学家还建议李某在训练前、中、后适当补充能量棒、运动饮料或含有蛋白质的奶昔，以满足即时的能量和营养需求。

二、极限运动中的能量与营养补充

极限运动，如攀岩、滑雪等，以其独特的挑战性、高风险性和高强度的体力要求，成为了考验运动员身心极限的舞台。在这类运动中，运动员不仅需要具备出色的技巧、力量与耐力，还需依赖科学合理的能量与营养补充策略，精准匹配运动需求，以确保在极端环境下能够持续发挥最佳水平。下面以攀岩运动员为例。

攀岩，作为一项集力量、技巧与耐力于一身的运动，对运动员的能量管理提出了极高的要求。在攀岩过程中，运动员需不断克服重力，进行高强度的肌肉收缩与放松，这直接导致了能量的快速消耗。因此，为攀岩运动员设计能量补充方案时，需充分考虑其运动特点与能量需求。

①攀岩前的能量储备。攀岩前，运动员需要确保体内有充足的能量储备，以应对即将到来的高强度运动。营养学家通常会建议运动员在攀岩前几小时摄入一顿富含复合碳水化合物的餐食，如燕麦粥、全麦面包搭配瘦肉和蔬菜，这些食物能够缓慢释放能量，为攀岩过程提供持久的动力。同时，适量的蛋白质摄入也有助于肌肉修复和力量维持。

②攀岩中的即时能量补给。攀岩过程中，随着体力的不断消耗，运动员需要及时补充能量以维持运动表现。此时，携带轻便的能量棒、能量凝胶或含有高浓度碳水化

合物的运动饮料成为理想选择。这些食品易于携带，便于在攀爬间隙快速食用，能够迅速为身体提供能量，帮助运动员克服疲劳，保持专注与力量。

③攀岩后的能量恢复。攀岩结束后，运动员的身体处于极度疲劳状态，此时需要摄入足够的营养以促进肌肉恢复和能量再合成。营养学家会推荐摄入富含蛋白质、碳水化合物和少量健康脂肪的食物，如鸡胸肉、糙米、蔬菜和坚果，这些食物有助于加速肌肉修复，补充消耗的糖原，并为后续的恢复、训练或比赛做好准备。

④电解质与水分补充。在极限运动中，运动员会大量出汗，导致体内水分和电解质的迅速流失。需及时补充，维持体液平衡，不然可能引发脱水、电解质紊乱等严重后果，严重影响运动员的运动表现和身体健康。为了维持体液平衡，运动员在攀岩过程中应定时补充水分和电解质。电解质饮料因其含有适量的钠、钾等矿物质，能够迅速补充因出汗而流失的电解质，帮助运动员维持正常的生理功能。在选择电解质饮料时，运动员应根据个人口味、运动强度及出汗量等因素进行挑选，并遵循少量多次的补水原则，避免一次性大量饮水造成的胃部不适。

⑤个性化调整。值得注意的是，每位运动员的体能状况、运动习惯及代谢特点均有所不同，因此能量与营养补充方案也应因人而异。营养学家会根据运动员的具体情况，如攀岩强度、时间、体重、年龄及性别等因素，为其制定个性化的补充方案，并在实施过程中进行动态调整，以确保运动员在极限运动中始终保持最佳状态。

综上所述，极限运动中的能量与营养补充是一个复杂而精细的过程，需要营养学家与运动员紧密合作，根据运动特点和需求制定科学合理的补充方案。只有这样，才能确保运动员在极限挑战中充分发挥潜力，创造佳绩。

第六节　食品安全与卫生案例分析

一、食物中毒事件的调查与处理

食物中毒事件，作为食品安全问题的极端表现，往往在短时间内对大量人群造成健康威胁，甚至引发社会恐慌。因此，迅速、准确地调查与处理此类事件，是食品安全监管部门的首要任务。

下面以某市大型餐饮聚会食物中毒事件为例介绍食物中毒事件的调查与处理过程。

某市举办的一场大型餐饮聚会中，多位参与者在进食后短时间内出现恶心、呕吐、腹泻等症状，疑似食物中毒。事件迅速引起社会关注，食品安全监管部门立即介入调查。

1. 调查过程

①紧急响应。监管部门接到报告后，立即启动应急预案，组织医疗团队对患者进

行救治，同时封锁现场，防止疫情扩散。

②现场勘查。专业人员对聚餐地点进行全面勘查，收集剩余食品、餐具、厨房环境等样本并进行检测，寻找污染源。

③追溯源头。通过询问参与者、调查供应商、查看进货记录等方式，逐步锁定可疑食品及其来源。

④实验室检测。将收集到的样本送至专业实验室进行微生物、化学毒素等检测，最终确认是某种细菌污染导致的食物中毒。

2. 处理措施

①封查涉事餐厅。立即对涉事餐厅进行封查，禁止其继续营业，直至问题彻底解决。

②销毁受污染食品。对检测确认受污染的食品进行无害化处理，防止其再次流入市场。

③患者救治与安抚。继续跟进患者治疗情况，提供必要的医疗援助和心理安抚，同时公布调查进展，稳定社会情绪。

④责任追究。根据调查结果，依法对涉事餐厅及相关责任人进行处罚，公开通报，以儆效尤。

⑤预防措施。总结事件教训，加强对餐饮行业的监管力度，推广食品安全知识，提高公众自我防护意识。

本案例凸显了食品安全监管体系在应对突发事件中的重要性。快速响应、科学调查、严格处理是有效遏制食品安全危机蔓延的关键。同时，加强日常监管、提升行业自律水平也是预防类似事件再次发生的重要措施。

二、食品添加剂的安全使用案例

食品添加剂作为现代食品工业的重要组成部分，其在改善食品品质、延长保质期等方面发挥着重要作用。然而，不当使用或过量使用食品添加剂可能对人体健康造成潜在危害。因此，加强对食品添加剂的安全使用监管显得尤为重要。下面以某品牌饮料非法添加防腐剂事件为例介绍非法食品添加剂事件相关处理流程。

某知名饮料品牌因在产品中非法添加国家禁止使用的防腐剂而被曝光，引发社会广泛关注。

1. 调查与处理

①接报与初查。监管部门接到举报后，立即对该品牌饮料进行抽检，发现确实存在非法添加防腐剂的情况。

②深入调查。组织专业团队对涉事企业的生产线、原料库、成品库等进行全面检查，追溯问题源头。

③法律行动。依据相关法律法规，对该企业实施行政处罚，责令其立即停止生产销售问题产品，召回已售产品并进行无害化处理。

④信息公开。通过官方渠道及时发布调查处理结果，回应社会关切，保障公众知情权。

2. 监管措施

①完善法规标准。根据科学技术发展和消费者健康需求，不断完善食品添加剂的法规标准体系，明确适用范围、限量标准等要求。

②加强监管力度。建立健全食品添加剂生产、使用、销售全链条监管机制，加大对违法违规行为的查处力度。

③提升检测技术水平。加强食品安全检测技术研发和应用，提高检测灵敏度和准确性，为监管提供有力技术支撑。

④强化宣传教育。通过多种渠道普及食品添加剂知识，提高公众对食品添加剂的科学认识和安全意识。

本案例警示我们，食品添加剂的安全使用必须严格遵循法律法规和科学原则。监管部门应持续加强监管力度，确保食品添加剂的使用安全可控；同时，企业也应自觉遵守法律法规，强化自律意识，共同维护食品安全。

三、食品溯源与质量监控案例分析

在食品安全与健康的广阔舞台上，食品溯源与质量监控是确保食品从农田到餐桌全程安全的关键环节。随着科技的进步和消费者对食品安全的日益关注，构建高效、透明的食品溯源体系已成为行业共识和监管重点。下面对某食品生产企业的全链条食品溯源体系建设过程进行介绍。

面对日益激烈的市场竞争和消费者对食品安全的高要求，某知名食品生产企业决定率先垂范，建立了一套完善的全链条食品溯源体系。该企业深知，只有确保每一环节都符合高标准、严要求，才能赢得消费者的信任与市场的认可。

①源头把控，精选原料。该企业从原料采购环节入手，与优质供应商建立长期合作关系，对原料进行严格的筛选和检测。通过索证索票、批次管理等方式，确保原料来源可追溯、质量可控。

②生产加工，精细管理。在生产加工过程中，该企业引入了先进的生产管理系统，对生产环境、设备、人员等进行全面监控。每个生产批次都有详细的记录，包括原料使用情况、生产工艺参数、操作人员信息等，确保生产过程可追溯。

③仓储物流，温控保鲜。为了保持食品的新鲜度和安全性，该企业建立了现代化的仓储物流体系。通过温度控制、湿度调节、防虫防鼠等措施，确保食品在储存和运输过程中不受污染。同时，利用物联网技术，实现仓储物流信息的实时监控和追溯。

④销售环节，信息透明。在销售环节，该企业通过包装标识、二维码扫描等方式，向消费者提供详细的产品信息。消费者只需扫描包装上的二维码，即可了解该产品的生产批次、原料来源、生产日期、保质期等关键信息，实现信息透明化。

⑤监管合作，强化监督。为了进一步提升食品溯源体系的公信力，该企业主动与监管部门建立合作机制。监管部门定期对该企业进行现场检查和抽查，利用先进的检测技术和手段，确保食品质量符合国家标准。同时，企业也积极配合监管部门的监督检查工作，及时整改发现的问题。

通过实施全链条食品溯源体系，该企业不仅有效提升了自身的食品安全管理水平，还赢得了消费者的广泛赞誉和市场的认可。其产品因质量可靠、信息透明而备受青睐，销量逐年攀升。同时，该企业的做法也为整个食品行业树立了标杆和典范，推动了食品溯源与质量监控工作的深入开展。

思 考 题

1. 案例分析在健康营养学中扮演着怎样的角色？它如何帮助我们更好地理解营养与健康之间的关系？
2. 在进行营养缺乏与过量的案例分析时，哪些因素是必须考虑的？请结合文本中提到的维生素 A 缺乏症案例进行说明。
3. 慢性病患者如何通过营养干预来改善自己的健康状况？请以糖尿病或高血压患者的营养治疗案例为例进行分析。
4. 在孕妇营养与胎儿发育的案例中，哪些营养素是关键？它们如何影响胎儿的健康？请提出针对孕妇的营养建议。
5. 在食品安全与卫生案例分析中，食物中毒事件的调查与处理过程中哪些步骤是至关重要的？这些步骤如何有助于防止类似事件再次发生？
6. 食品添加剂的安全使用对公共卫生有何影响？请结合本书提到的非法添加防腐剂案例进行讨论。
7. 全链条食品溯源体系如何提升企业的食品安全管理水平？请根据本书中的案例分析其对消费者信任和市场认可的影响。

参考文献

蔡美琴，2007. 医学营养学 [M]. 上海：上海科学技术文献出版社.

常雅芬，2013. 膳食营养素参考摄入量的制定原理和应用方法 [J]. 中国保健营养，23（3）：596-597.

陈君石，2021. 甜味剂安全性及在食品中的应用 [M]. 北京：人民卫生出版社.

程义勇，郭长江，2021. 简介《美国居民膳食指南》2020—2025 [J]. 营养学报，43（1）：3-8.

丁心悦，于冬梅，赵丽云，2018. 婴幼儿喂养指数及与生长发育关系研究进展 [J]. 中国公共卫生，34（4）：613-615.

国家卫生健康委疾病预防控制局，2021. 中国居民营养与慢性病状况报告（2020年）[M]. 北京：人民卫生出版社.

何雄，2019. 食品营养与健康 [M]. 北京：人民卫生出版社.

何志谦，2008. 人类营养学 [M]. 3版. 北京：人民卫生出版社.

胡红芹，李翠翠，2019. 食品营养学 [M]. 郑州：郑州大学出版社.

胡雯，2021. 骨质疏松症营养与膳食指导 [M]. 长沙：湖南科技出版社.

季兰芳，陈灵娟，2016. 膳食营养与食品安全 [M]. 北京：化学工业出版社.

金英姿，赵贵红，安晶晶，2018. 食品营养与卫生 [M]. 北京：中国质检出版社.

李凤林，2024. 食品营养与卫生学 [M]. 北京：中国农业大学出版社.

李焕勇，颜秉霞，2023. 营养与膳食 [M]. 上海：上海交通大学出版社.

李宁，2021. 食品毒理学 [M]. 3版. 北京：中国农业大学出版社.

李宁，2023. 儿童长高食谱 [M]. 广州：广东人民出版社.

李胜利，2004. 营养与膳食 [M]. 北京：人民卫生出版社.

刘翠格，2017. 营养与健康 [M]. 3版. 北京：化学工业出版社.

罗伯特·泽姆布罗斯，2021. 健康重建：慢性疾病康复5步法 [M]. 罗玉敏，孙茂森，译. 北京：人民卫生出版社.

吕晓华，2018. 食品安全与健康 [M]. 北京：中国医药科技出版社.

彭强，2023. 营养与传统食疗学 [M]. 北京：中国轻工业出版社.

彭晓丽，赵光辉，2022. 食品免疫学 [M]. 北京：中国轻工业出版社.

琼·萨尔格·布莱克，2021. 营养与健康 [M]. 孙鲁英，陈伟，译. 5 版. 北京：电子工业出版社.

热孜万古丽·阿迪力，2016. 妊娠期糖尿病孕妇膳食营养素摄入量及膳食模式分析 [D]. 乌鲁木齐：新疆医科大学.

任志斌，徐培培，杨媞提，等，2022. 2019 年中国学生营养改善计划学校带量食谱使用情况 [J]. 中国学校卫生，43（12）：1791-1795.

沈秀华，2020. 食物营养学 [M]. 2 版. 上海：上海交通大学出版社.

宋春丽，任健，2018. 食品营养学 [M]. 哈尔滨：哈尔滨工程大学出版社.

孙建琴，张美芳，2018. 社区老年营养与慢性病管理 [M]. 上海：上海科学技术出版社.

孙长颢，2007. 营养与食品卫生学 [M]. 6 版. 北京：人民卫生出版社.

王陇德，2017. 掌握健康钥匙：好习惯与你相伴 [M]. 北京：人民卫生出版社.

王陇德，马冠生，2015. 营养与疾病预防：医护人员读本 [M]. 北京：人民卫生出版社.

王少康，王先瑜，2023. 老年营养与膳食 [M]. 南京：东南大学出版社.

王淑梅，张莉丽，孟利，2023. 食品营养与卫生 [M]. 北京：中国纺织出版社.

王兴国，2021. 中老年营养百科 [M]. 北京：化学工业出版社.

王兴国，2022. 少吃油 吃好油 [M]. 北京：中国轻工业出版社.

王玉英，司向，于冬梅，等，2021. 利用 2021 年世界卫生组织新指标评价中国婴幼儿喂养状况 [J]. 卫生研究，50（6）：882-886.

王玉英，于冬梅，段一凡，等，2023. 2016—2017 年中国 6~23 月龄婴幼儿喂养状况 [J]. 卫生研究，52（5）：691-697.

薛建平，盛玮，2009. 食物营养与健康 [M]. 2 版. 合肥：中国科学技术大学出版社.

杨琳，2023. 如何改善老年人营养不良 [J]. 家庭医学（下半月）（5）：60.

杨玉红，孙秀青，2015. 食品营养与健康 [M]. 武汉：武汉理工大学出版社.

杨月欣，葛可佑，2019. 中国营养科学全书 [M]. 北京：人民卫生出版社.

于珺美，2008. 营养学基础 [M]. 2 版. 北京：科学出版社.

曾果，2018. 公共营养学 [M]. 北京：科学出版社.

曾祥意，黄莹莹，张予弦，等，2023. 运动营养补充剂改善体能状况的应用研究进展 [J]. 营养学报，45（6）：619-624.

张立实，李宁，2022. 食品毒理学 [M]. 北京：科学出版社.

张立实，吕晓华，2022. 基础营养学 [M]. 北京：科学出版社.

张谦，王丹，2019. 食品营养与健康 [M]. 北京：中国医药科技出版社.

张晓军，2020. 营养与健康 [M]. 北京：中国劳动社会保障出版社.

赵文华，王京钟，2020. 中国居民营养与健康状况监测报告之六：2010—2013 年人群超

重肥胖及十年变化 [M]. 北京：人民卫生出版社.

甄少波，2023. 食品营养与卫生 [M]. 北京：科学技术文献出版社.

中国儿童中心，苑立新，2021. 儿童蓝皮书：中国儿童发展报告（2021）[M]. 北京：社会科学文献出版社.

中国发展研究基金会，2020. 中国老年人营养与健康报告 [M]. 北京：中国发展出版社.

中国营养学会，2023. 中国居民膳食营养素参考摄入量 [M]. 北京：科学出版社.

中国营养学会，2022. 中国居民膳食指南 [M]. 北京：人民卫生出版社.

周明，2019. 营养学导论 [M]. 北京：化学工业出版社.

周忠蜀，菅波，2018. 婴幼儿辅食添加与营养配餐 [M]. 北京：中国轻工业出版社.

TRUMBO P.R.，YATES A.A.，SCHLICKER S.，et al.，2003. Dietary Reference Intakes：Vitamin A，VITAMIN K，Arsenic，Boron，Chromium，Copper，Iodine，Iron，Manganese，Molybdenum，Nickel，Silicon，Vanadium，and Zinc [J]. Journal of the American Dietetic Association，101（3）：294-301.

附 录

附表1 中国居民膳食蛋白质、碳水化合物、脂肪和脂肪酸的参考摄入量

附表2 常见食物的标准份量（以可食用部分计）

附表3 中国居民膳食矿物质的推荐摄入量或适宜摄入量

附表4 中国居民膳食维生素的推荐摄入量或适宜摄入量

附表5 常见食物营养成分表

附表6 膳食营养素参考摄入表

附表7 中国成人BMI与健康体重对应关系表

附表8 男子标准体重对照表

附表9 女子标准体重对照表